MW01505178

C.E.J.
2008 dété il

HORMONES
AU FÉMININ

Infographie : Chantal Landry, Johanne Lemay
Révision et correction : Brigitte Lépine

DISTRIBUTEURS EXCLUSIFS :

• Pour le Canada et les États-Unis :
MESSAGERIES ADP*
2315, rue de la Province
Longueuil, Québec J4G 1G4
Tél. : 450 640-1237
Télécopieur : 450 674-6237
* filiale du Groupe Sogides inc.,
    filiale du Groupe Livre Quebecor Media inc.

• Pour la France et les autres pays :
INTERFORUM editis
Immeuble Paryseine, 3, Allée de la Seine
94854 Ivry CEDEX
Tél. : 33 (0) 1 49 59 11 56/91
Télécopieur : 33 (0) 1 49 59 11 33
Service commandes France Métropolitaine
Tél. : 33 (0) 2 38 32 71 00
Télécopieur : 33 (0) 2 38 32 71 28
Internet : www.interforum.fr
Service commandes Export – DOM-TOM
Télécopieur : 33 (0) 2 38 32 78 86
Internet : www.interforum.fr
Courriel : cdes-export@interforum.fr

• Pour la Suisse :
INTERFORUM editis SUISSE
Case postale 69 – CH 1701 Fribourg – Suisse
Tél. : 41 (0) 26 460 80 60
Télécopieur : 41 (0) 26 460 80 68
Internet : www.interforumsuisse.ch
Courriel : office@interforumsuisse.ch
Distributeur : OLF S.A.
ZI. 3, Corminboeuf
Case postale 1061 – CH 1701 Fribourg – Suisse
Commandes :   Tél. : 41 (0) 26 467 53 33
                        Télécopieur : 41 (0) 26 467 54 66
                        Internet : www.olf.ch
                        Courriel : information@olf.ch

• Pour la Belgique et le Luxembourg :
INTERFORUM editis BENELUX S.A.
Boulevard de l'Europe 117,
B-1301 Wavre – Belgique
Tél. : 32 (0) 10 42 03 20
Télécopieur : 32 (0) 10 41 20 24
Internet : www.interforum.be
Courriel : info@interforum.be

Catalogage avant publication de Bibliothèque et
Archives nationales du Québec et Bibliothèque et
Archives Canada

Demers, Sylvie

    Hormones au féminin : repensez votre santé

    1. Ménopause – Hormonothérapie.   2. Hormones
sexuelles.   3. Femmes – Santé et hygiène.   I. Titre.

RG129.H6D45   2008   618.1'7506   C2008-940651-6

Pour en savoir davantage sur nos publications,
visitez notre site : **www.edhomme.com**
Autres sites à visiter : www.edjour.com
www.edtypo.com • www.edvlb.com
www.edhexagone.com • www.edutilis.com

04-08

© 2008, Les Éditions de l'Homme,
division du Groupe Sogides inc.,
filiale du Groupe Livre Quebecor Media inc.
(Montréal, Québec)

Tous droits réservés

Dépôt légal : 2008
Bibliothèque et Archives nationales du Québec

ISBN 978-2-7619-2512-9

Gouvernement du Québec – Programme de crédit
d'impôt pour l'édition de livres – Gestion SODEC –
www.sodec.gouv.qc.ca

L'Éditeur bénéficie du soutien de la Société de
développement des entreprises culturelles du
Québec pour son programme d'édition.

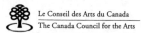
Le Conseil des Arts du Canada
The Canada Council for the Arts

Nous remercions le Conseil des Arts du Canada de
l'aide accordée à notre programme de publication.

Nous reconnaissons l'aide financière du gouvernement du Canada par l'entremise du Programme
d'aide au développement de l'industrie de l'édition
(PADIÉ) pour nos activités d'édition.

Dr Sylvie Demers

HORMONES AU FÉMININ

Repensez votre santé

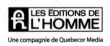

LES ÉDITIONS DE L'HOMME
Une compagnie de Quebecor Media

Un livre pour les femmes
et ceux qui les aiment.

Un jour, une femme souffrant de symptômes sévères
de ménopause et qui avait une grande peur des hormones
s'est mise à pleurer lorsque je lui ai dit :

« Comment en sommes-nous arrivés
à vous faire haïr vos propres hormones ? »

Ce livre est le fruit de mes nombreuses observations cliniques et de recherche. Les informations qui y sont rapportées s'appuient sur plus de 1000 articles scientifiques.

Par souci de rigueur scientifique et de transparence, et pour permettre au lecteur de les consulter facilement, toutes ces références se trouvent sur le site Internet des Éditions de l'Homme à l'adresse suivante :

http://www.edhomme.com/hormonesaufeminin.aspx

Les hormones sexuelles comprennent les estrogènes (dont l'estradiol-17β, le principal estrogène), la progestérone et la testostérone.

Dans ce livre, l'expression «hormonothérapie féminine bioidentique» fait référence à l'estradiol-17β (transdermique) et à la progestérone, les deux plus importantes hormones sexuelles féminines.

Remerciements

Mes premiers remerciements vont à Louise Gagné, infirmière depuis plus d'une trentaine d'années, qui a œuvré dans diverses spécialités, et avec laquelle je travaille depuis la fondation du Centre ménopause-andropause Outaouais. Louise a été ma toute première patiente, et je l'ai rapidement engagée, voyant son réel intérêt pour la ménopause et les défis que je m'étais donnés, ainsi que ses remarquables qualités. Ce fut l'une de mes meilleures décisions. Louise n'a apporté que du positif dans ma vie, elle m'a en quelque sorte « bonifiée ». Son écoute active, son jugement sûr, son professionnalisme, sa confiance, ses sages conseils et notre merveilleuse complicité sont pour moi un véritable cadeau du ciel. Infirmière clinicienne depuis plus de trois ans au Centre, elle est devenue une experte dans le domaine de l'hormonothérapie féminine bioidentique. Je la remercie sincèrement pour sa contribution passionnée à ce livre par ses critiques judicieuses et constructives.

Mes remerciements vont également à mon mari, Sylvain Poirier, statisticien, pour son amour, sa tendre complicité, ses encouragements, son soutien, sa fierté à mon égard, et ses conseils lors de ses lectures du livre. Merci Sylvain pour ton honnêteté, ton implication familiale et pour avoir toujours cru en moi.

Je suis très reconnaissante envers Claude Lévesque, le mari de Louise, qui, à l'instar de Sylvain, m'a fait des commentaires très appréciés et pertinents à la suite de ses lectures, et a apporté un soutien technique informatique considérable. Merci Claude pour ta fière implication et ta générosité.

Merci à François Lévesque, étudiant prometteur au doctorat en chimie organique, avec lequel j'ai eu de fructueuses discussions scientifiques, et qui a réalisé les schémas sur les hormones sexuelles.

Merci à mes enfants pour leur chaleureuse, réconfortante et essentielle présence dans ma vie. Mes trésors, je suis si fière de vous. Je veux aussi mentionner le soutien moral et la solidarité de mes frères et sœurs, beaux-frères et belles-sœurs, amis et collègues. Je désire particulièrement souligner le professionnalisme et l'intérêt pour la santé des femmes du Dr Carole Gervais, médecin psychiatre. Merci aussi à « Gabrielle », Madame Patricia, « Vicky », Josée Labelle, Élaine Sicotte, Sylvie Yelle, Lucie Cheff, Frédéric Labelle et Marie-France Cigna.

Je désire absolument remercier mes distinguées patientes, ces femmes qui ont stimulé ma passion par leurs interrogations, leurs encouragements, et, pour plusieurs d'entre elles, leur désir d'en finir avec la peur des hormones. Combien de fois ai-je entendu la phrase : « Docteur, j'ai hâte que votre livre soit publié, les femmes en ont tellement besoin ! » Eh bien, le voici ce bébé tout neuf, conçu avec bonne foi, porté dans mon âme et que je laisse maintenant grandir.

En terminant, je désire souligner l'excellent travail de mon agent, Daniel Séguin, producteur et animateur. Son soutien et sa confiance me sont précieux. Merci Daniel d'être l'homme que tu es, toujours prêt à encourager et à aider ceux en qui tu crois. Finalement, un merci spécial à la dynamique et professionnelle équipe des Éditions de l'Homme, particulièrement à Erwan Leseul, Brigitte Lépine, Ann-Sophie Caouette et Sylvie D. Archambault.

Préface

UN MANTEAU DE PLOMB

« Docteur, est-ce mieux de prendre des hormones ou de ne pas en prendre ? » Jour après jour, je constate avec désarroi toute la confusion qui entoure le sujet des hormones féminines. Avec le temps, mon désarroi est devenu une colère – une saine colère. C'est que, voyez-vous, il y a un tel écart entre les connaissances que j'ai acquises sur les hormones féminines et ce qui est véhiculé à leur propos ! L'écriture de ce livre est devenue pour moi une véritable catharsis : les femmes seront mieux informées, ce point étant si capital à mes yeux. Aujourd'hui, en dévoilant ces informations, c'est d'un manteau de plomb dont je me libère.

Depuis l'étude *WHI*, qui a suscité chez certains une réaction de panique, j'ai remarqué une nette régression en matière de traitements pour les symptômes de préménopause ou de ménopause. Les femmes n'ont jamais consommé autant d'antidépresseurs et de produits naturels. La peur des hormones fait souffrir inutilement plusieurs femmes.

Cette inutile souffrance a fait que j'ai décidé, à l'aube de ma cinquantaine, de me consacrer pleinement aux rôles qu'exercent les hormones sexuelles en santé humaine. Depuis longtemps, je suis convaincue des multiples bienfaits des hormones féminines pour le bien-être et la santé des femmes. Cependant, j'avais moi-même une peur à exorciser : la peur que les hormones féminines puissent favoriser un cancer du sein chez certaines de mes patientes.

En réalité, je n'ai jamais cru que les hormones féminines soient cancérigènes, mais étant donné leur réputation, j'ai littéralement dévoré les articles scientifiques sur le sujet afin de pratiquer la médecine de la façon la plus sécuritaire possible. À ma grande stupéfaction, mes lectures et plusieurs observations personnelles m'ont amenée à reconsidérer complètement le rôle des hormones dans le cancer du sein. J'en suis venue à me dire : « on pense tout faux » !

Le cœur de ce livre est donc consacré au cancer du sein que j'espère avoir réussi à démythifier. J'ai formulé plusieurs hypothèses dans l'espoir de remettre sérieusement en question le rôle des hormones féminines dans le cancer du sein, et de stimuler la recherche avec des études rigoureuses. Si certaines hypothèses ne s'avéraient pas entièrement exactes, cela ne remet pas en cause tous les bienfaits multisystémiques démontrés des hormones féminines. Et ces bienfaits sont si nombreux !

Vous constaterez que les histoires présentées dans ce livre sont un reflet de notre réalité contemporaine. D'ailleurs, les expressions utilisées dans ces témoignages proviennent de la bouche même de mes patientes. Bien que des éléments aient été changés pour ne pas permettre leur identification, je suis persuadée que plusieurs d'entre vous auront l'impression que c'est votre histoire que je raconte, ou encore celle de votre sœur, de votre amie, de votre mère, de votre conjointe… C'est que les symptômes vécus par ces femmes, et toutes les questions qu'elles me posent, pourraient très bien être les vôtres.

Veuillez prendre note que les conseils que je donne n'engagent pas ma responsabilité médicale. Évidemment, vous comprendrez que chaque acte médical nécessite une analyse complète du dossier, et que mes conseils ne remplacent pas ceux de votre médecin.

J'ose espérer qu'à la fin de ce livre, les femmes aimeront leurs hormones et en seront fières.

Bonne lecture !

Introduction

UN ÉTAT CONFUSIONNEL AIGU

*Il faut mettre fin à l'actuel état de confusion qui entoure l'utilisation des hormones
sexuelles féminines, un sujet controversé et devenu presque tabou.*

UNE SAINE COLÈRE

De nos jours, les mots « hormones » et « ménopause » évoquent toutes sortes
d'émotions. Il y a peu de sujets en médecine qui suscitent autant de passions
et de controverses.

Nous vivons une époque où une grande confusion règne en ce qui concerne
la meilleure façon de traiter les femmes lorsqu'elles éprouvent des symptômes de
ménopause ou encore de préménopause. En janvier 2005, j'ai fondé le Centre
ménopause-andropause Outaouais, car je trouvais difficile d'accepter que tant de
femmes soient aussi mal traitées.

Je n'ai jamais vu autant de femmes souffrir et consommer un aussi grand
nombre de médicaments et de produits naturels. Des chercheurs ont observé que
la consommation d'antidépresseurs chez les femmes a considérablement augmenté
ces dernières années.

En effet, depuis juillet 2002, à la suite de la publication des résultats de l'étude
WHI[1], qui jeta une douche froide dans la communauté médicale, un grand
nombre de femmes ont cessé leur hormonothérapie et plusieurs croient qu'elle est
très dangereuse. D'autres femmes ont dû abandonner à contrecœur leur hormonothérapie parce que leur médecin ne voulait plus leur represcrire. Ce simple mot,
« hormones », évoque chez plusieurs une peur irrationnelle.

Il règne actuellement une telle confusion que lorsque l'on parle d'hormones,
on ne sait même plus de quoi on parle. Peu de gens font la distinction entre les
hormones non bioidentiques, les hormones bioidentiques et les hormones ovariennes. Étonnamment, même les hormones ovariennes, associées à la féminité

---

1. L'étude *WHI* avait pour but d'analyser les bienfaits et les risques de l'hormonothérapie féminine
    et fera l'objet du chapitre 2.

même, ont tendance à être considérées de façon négative. Après la lecture de ce livre, vous aurez probablement le réflexe de dire : « Mais de quelles hormones parlez-vous au juste ? »

Généralement, on croit que les hormones sexuelles féminines causent plus d'ennuis que de bienfaits. Pensons au syndrome prémenstruel, aux menstruations abondantes, à l'endométriose, au cancer du sein. « Maudites hormones ! » me direz-vous. Après avoir lu ce livre, vous ne verrez plus les hormones produites par les ovaires de la même façon et vous ressentirez fort probablement, comme moi, une saine colère.

Plusieurs femmes m'avouent se sentir incomprises et même coupables lorsqu'elles ne veulent pas cesser leur hormonothérapie, seul traitement qui les soulage efficacement. Un médecin a même déjà comparé l'hormonothérapie féminine à de la morphine… Je constate avec tristesse, jour après jour, un injuste mépris envers les hormones féminines.

L'imbroglio vient du fait que l'on confond les différents types d'hormonothérapie, et que l'on ne reconnaît pas l'importance des hormones sexuelles en santé des femmes.

POURQUOI J'AI VOULU ÉCRIRE CE LIVRE

Plusieurs femmes me demandent : « Prendre des hormones, est-ce dangereux ? », ou encore : « Je suis ménopausée, est-ce mieux que je prenne des hormones ou pas ? » Elles veulent non seulement savoir ce qui risque de leur arriver si elles prennent des hormones, mais aussi ce qui risque de leur arriver si elles n'en prennent pas. En d'autres mots, elles me demandent de les aider à faire un choix éclairé.

L'un des objectifs de ce livre est de mieux faire connaître l'hormonothérapie bioidentique, hormonothérapie que je privilégie nettement. Vous verrez aussi, au fil de votre lecture, à quel point les hormones sexuelles sont importantes en santé des femmes, peu importe leur âge.

Souvent, les femmes me disent : « J'ai lu un bon livre sur la ménopause mais à la fin du livre, je ne savais pas plus quoi faire ! » Deux raisons principales expliquent ce manque de clarté.

La première, c'est que les livres sur la ménopause touchent souvent plusieurs aspects de la santé incluant l'alimentation, l'exercice, etc. Cela peut mener les femmes à penser à tort que leurs symptômes ne sont pas d'origine hormonale.

La ménopause, ce n'est pas un problème de *burnout* nutritionnel, d'épuisement des surrénales, de stress de la vie moderne, de mauvaise élimination intestinale ou de foie engorgé… La ménopause, c'est un problème d'ovaires !

Des femmes me consultent après avoir dépensé temps et argent pour essayer différents traitements qui ne leur ont pas procuré de bienfaits significatifs. Elles veulent à tout prix éviter les hormones féminines dont elles ont une grande peur, surtout depuis la publication des résultats de l'étude *WHI*.

La deuxième raison de cette confusion est la cruelle absence de bonnes informations. Présentement, plusieurs messages contradictoires à propos des hormones féminines circulent. De plus, pour compliquer à souhait le tableau, selon ce que les femmes vont lire sur les hormones, leurs opinions peuvent être vraiment différentes. Voici des exemples avec trois auteurs bien connus dans le domaine.

Dr Robert Greene

Si vous lisez le livre *Perfect Balance* du Dr Robert Greene, paru au printemps 2005, vous serez convaincu des bienfaits multiples de l'estradiol, le principal estrogène. Selon le Dr Greene, obstétricien-gynécologue californien, c'est l'hormone qui exerce le plus de fonctions dans le corps humain, leur nombre est estimé à 300.

Par contre, la progestérone, outre son rôle lors de la grossesse, a tendance à être considérée par le Dr Greene d'une manière limitée, voire négative. Selon lui, la progestérone peut causer de la fatigue, de la dépression, de l'irritabilité, un gain de poids, des problèmes de mémoire et des problèmes cognitifs. Il attribue – à tort – à la progestérone, certaines propriétés néfastes des progestines et affirme que des taux élevés de progestérone peuvent être responsables de symptômes associés au syndrome prémenstruel.

Malgré le fait qu'il soit « très estradiol », le Dr Greene semble ambivalent par rapport à la recommandation générale de prendre de l'estradiol à la ménopause, la ménopause étant naturelle. Si, comme le pense ce médecin, l'estradiol est bonne pour notre bien-être et qu'elle peut prévenir certains problèmes associés au vieillissement (telle la maladie d'Alzheimer), pourquoi ne pas la recommander ?

Dr John R. Lee

Si vous lisez les livres du Dr John R. Lee, médecin américain décédé en 2003, vous aurez tendance à être « très progestérone ». L'accent est nettement mis sur la progestérone, l'autre hormone féminine en importance.

Selon le Dr Lee, les femmes n'ont généralement pas besoin de prendre des estrogènes à la ménopause, car la majorité d'entre elles continueraient alors d'en produire suffisamment. Il avait tendance à percevoir l'estradiol de manière négative, particulièrement à la préménopause où la « dominance en estrogènes » serait responsable de plusieurs problèmes de santé. Son point de vue était fort divergent, presque à l'opposé de celui du Dr Greene.

Le Dr Lee a traité beaucoup de problèmes en santé des femmes avec de la progestérone, dont le syndrome prémenstruel et les seins fibrokystiques.

Dr Christiane Northrup

Paru en 2003, le livre *La sagesse de la ménopause* du Dr Christiane Northrup, gynécologue américaine, renferme une foule de renseignements utiles sur des aspects variés en santé des femmes.

Le Dr Northrup a une vision très positive de la ménopause. Pour elle, la ménopause est une étape dans la vie d'une femme qui lui permet d'évoluer, de devenir encore meilleure… une sagesse du corps.

Le Dr Northrup donne une information détaillée sur les différents types d'hormonothérapie, mais manque de rigueur scientifique en ce qui concerne les traitements de la ménopause. Par exemple, en matière de produits naturels, le lecteur peut être amené à penser qu'ils sont aussi efficaces que l'hormonothérapie féminine, et de plus, qu'ils sont sécuritaires.

Pourtant, l'efficacité des produits naturels utilisés à la préménopause ou à la ménopause n'est actuellement pas démontrée. Plusieurs femmes me disent qu'après avoir lu le livre du Dr Northrup, elles comprennent beaucoup mieux ce qu'est la ménopause, mais qu'elles ne savent toujours pas si elles doivent prendre des hormones.

Ce que j'en pense…

Je vous décevrai peut-être en vous disant que je n'ai pas une vision bucolique de la ménopause. Ce n'est pas parce que quelque chose est naturel que c'est nécessairement bon pour notre santé ou notre épanouissement. La ménopause est naturelle, bien évidemment, comme le sont la souffrance, le vieillissement et la mort.

Je ne parlerais pas d'une sagesse de la ménopause, mais d'une sagesse de la souffrance. On sait que la souffrance physique, comme la souffrance psychologique, peut nous amener à redéfinir nos priorités dans la vie, et ainsi nous rendre plus sages au sens philosophique du terme. Cette sagesse de la souffrance s'observe, par exemple, chez les enfants atteints de maladies graves qui ont tendance à avoir une maturité étonnante pour leur âge.

Cependant, la sagesse n'est pas toujours au rendez-vous. La souffrance peut aussi nous amener à poser des gestes regrettables. Je ne compte plus le nombre de femmes ménopausées et d'hommes andropausés aux prises avec des difficultés conjugales ou des problèmes au travail. L'irritabilité, la fatigue, le manque de sommeil et la perte de la libido n'ont que peu à voir avec la sagesse du corps !

Les points positifs de la ménopause, pour plusieurs femmes, sont la cessation de leurs menstruations et la fin de leur période reproductive. Elles n'ont plus à se soucier du risque de devenir enceinte. Cependant, des problèmes de santé sérieux (telles les maladies cardiaques et l'ostéoporose) sont causés par la baisse de production de leurs hormones ovariennes. Ces hormones, en particulier l'estradiol et la progestérone, sont très importantes en santé humaine.

La ménopause naturelle comme l'andropause naturelle s'inscrivent dans le processus intrinsèque du vieillissement humain. Selon moi, la ménopause en est même le premier signe révélateur chez les femmes. Ces dernières me confient souvent avoir l'impression de vieillir beaucoup plus rapidement à l'approche de leur ménopause. Je suis convaincue que la chute radicale des taux d'hormones sexuelles à la ménopause, en particulier de l'estradiol et de la progestérone, est un facteur important dans le processus du vieillissement.

La ménopause n'est évidemment pas le seul facteur jouant un rôle dans le vieillissement. Ce dernier est un processus d'une grande complexité. Cependant, l'état de ménopause en est probablement un facteur non négligeable. D'ailleurs, j'ai remarqué depuis longtemps que les femmes âgées de 60 ans et plus qui prennent des hormones depuis le début de leur ménopause se distinguent généralement des autres du même âge qui n'en prennent pas. Souvent, elles ont l'air plus jeunes!

Donner leurs lettres de noblesse aux hormones féminines

Il me tient à cœur que les femmes connaissent et aiment leurs propres hormones! Je suis bouleversée chaque fois que je vois dans les yeux d'une de mes patientes la peur de prendre des hormones féminines.

Pourtant, plusieurs de ces femmes souffrent d'un grand nombre de problèmes (insomnie, irritabilité, perte d'énergie…), leur souffrance est justifiée et elles veulent être soulagées. Elles sont souvent étonnées d'apprendre que toute cette souffrance peut être causée par un manque d'hormones féminines.

En fait, les hormones sexuelles féminines, en particulier l'estradiol-17β et la progestérone, sont les hormones qui exercent le plus de fonctions différentes dans le corps humain. De plus, elles agissent à peu près partout: système reproducteur, cerveau, nerfs, vaisseaux sanguins, muscles, os, peau, thyroïde, foie, pancréas, système digestif, vessie, etc.

Les hormones sexuelles sont essentielles à la vie,
tant chez l'homme que chez la femme.

Curieusement, l'importance des hormones sexuelles en santé humaine est largement sous-estimée.

De façon plus grave, les hormones sexuelles féminines sont souvent vues sous des angles négatifs. L'estradiol est la mal-aimée des hormones humaines et la progestérone est la méconnue, et ce, de façon tellement injustifiée! Mon souhait le plus cher est, qu'après avoir lu ce livre, les femmes soient convaincues des bienfaits de leurs hormones.

La testostérone, hormone «masculinisante», est associée à la force, l'énergie et la virilité. Une image très positive… et j'approuve!

Les femmes doivent avoir la même vision positive de leurs hormones féminines, qui sont associées, entre autres, à la protection du cœur, des os et du système nerveux, et qui tiennent un rôle majeur dans la reproduction grâce à un jeu savant et complexe de fluctuations hormonales.

Que dire aussi de la baisse du désir sexuel et de la baisse de la capacité orgasmique associées au déclin des taux d'hormones sexuelles à la préménopause et à la ménopause? Nous avons tendance à sous-estimer la sphère biologique dans le plaisir sexuel des femmes, alors que cet aspect est reconnu chez les hommes. La sexualité féminine n'est pas que d'ordre psychologique! Loin de là... Les ovaires sont aussi importants dans la vie des femmes que le sont les testicules dans la vie des hommes.

Vous verrez que mon message est clair: les hormones sexuelles féminines, en particulier l'estradiol-17β et la progestérone, sont de vraies bonnes hormones lorsqu'elles sont prises à doses adéquates. Ces derniers mots sont importants. Comme pour tout problème hormonal, tels l'hypothyroïdie ou le diabète, un excès d'hormones n'est pas mieux qu'un déficit. Selon moi, il est important de mesurer les taux d'hormones sexuelles, et cela est possible chez les utilisatrices d'hormonothérapie bioidentique (voir le chapitre 13).

Ce livre se veut aussi un vibrant plaidoyer pour la recherche sur les hormones féminines bioidentiques, afin d'optimaliser la façon de les prescrire dans le but d'en maximiser les bienfaits.

S'attaquer à la bête noire de l'hormonothérapie féminine: le cancer du sein

Jour après jour, je rencontre des femmes qui ont une peur bleue du cancer du sein. Plusieurs croient que la prise d'hormones féminines augmente de beaucoup les risques d'avoir un cancer du sein.

Une forte croyance, souvent considérée comme un fait scientifique établi, veut que les estrogènes donnent le cancer du sein. Vous serez probablement étonné à la lecture de ce livre de constater que cette croyance n'est nullement fondée. Au contraire, vous risquez d'apprendre des choses surprenantes, voire choquantes.

D'autres femmes ayant vécu un cancer du sein me consultent parce qu'elles ont des symptômes de préménopause ou de ménopause sévères que rien ne soulage efficacement. Ces femmes recherchent le sentiment de bien-être qu'elles ont perdu. Plusieurs d'entre elles désirent que je leur prescrive de l'hormonothérapie féminine, même si cela est considéré par plusieurs comme une contre-indication absolue[2]. Vous verrez que les bases scientifiques de cette contre-indication sont discutables. Je dédie le cœur de ce livre à ces femmes.

Je ne peux pas, et je ne veux pas rester
insensible à leur souffrance.

---

2. Des études sous-entendent qu'elle ne doit absolument pas être prescrite.

Chapitre 1

LA JOIE D'ÊTRE UNE FEMME

J'ai eu l'immense privilège d'avoir une mère qui avait le don du bonheur et une générosité du cœur, et qui m'aimait. Que dire de madame Janette Bertrand qui a été pour un nombre incalculable de femmes de ma génération un véritable modèle, et qui nous aime... Merci à toutes ces femmes inspirantes, brillantes et avant-gardistes qui nous rendent fières d'être des femmes.

LA JOIE D'ÊTRE UNE FILLE

Je me souviens d'un moment de douces confidences échangées avec ma mère, alors que j'avais 11 ans, presque 12. Ma mère commença à m'expliquer, avec une complicité bienveillante, que bientôt je deviendrais une jeune femme, et me remit un petit livre rose, *La joie d'être une fille*, écrit par madame Janette Bertrand, dans lequel les menstruations étaient bien expliquées. Ce tout petit livre, j'y pense encore, car il a été important dans ma vie.

Je me rappelle alors avoir eu hâte de vivre mes premières règles, parce que cela signifierait que je pourrais un jour avoir un bébé. J'ai toujours été fière d'être une fille, et je le suis encore profondément.

Plus d'un an avant mes premières règles, j'étais prête pour le grand jour: une boîte de «Kotex» (serviettes hygiéniques) et une ceinture à «Kotex» étaient bien rangées dans un de mes tiroirs, et j'avais commencé à porter un soutien-gorge qui n'avait pourtant encore rien à soutenir.

Le jour «M» venu, j'en ai parlé à ma mère et à mon père: ils m'ont félicitée! Leur petite fille Sylvie devenait une jeune femme.

Un jour que je parlais à Louise – une infirmière qui travaille avec moi et qui est aussi mon bras droit – du petit livre de madame Bertrand, elle me confia à son tour avoir été bien préparée par sa mère et avoir aussi reçu le fameux petit livre rose. Lorsque Louise a eu ses premières règles, ses parents lui ont même offert un pendentif sur lequel était gravée la date du jour de ses premières menstruations, son jour «M». Nous avons ri de bon cœur, réalisant la chance que nous avons eue de vivre cette étape avec fierté et reconnaissance.

Toute jeune fille, toute femme, devrait comprendre son cycle menstruel, cycle tellement important dans sa vie.

Comprendre le cycle menstruel, c'est comprendre de façon juste et subtile l'expression « femme varie ». Il ne faut jamais perdre de vue que les fluctuations hormonales ont pour but de rendre les êtres humains de sexe féminin aptes à donner la vie, ce qui mérite en soi égards et considération.

Lorsque des femmes me consultent pour un syndrome prémenstruel sévère, il m'arrive de leur dire : « Vous savez, les hommes ne vivront généralement pas au cours de leur vie entière les changements hormonaux que les femmes vivent chaque mois. Si cela était le cas, il y en aurait plusieurs aux soins intensifs ! »

J'essaie par cette blague rigolote de dédramatiser leur situation, de leur dire qu'elles ne sont pas folles et qu'effectivement, les changements hormonaux rapides et importants, survenant plus particulièrement après l'ovulation, peuvent être difficiles à vivre pour certaines.

Cependant, la majorité des femmes apprennent à vivre avec ces variations hormonales, et plusieurs réussissent à en tirer profit. Pour maintes femmes, les jours précédant l'ovulation sont associés à un sentiment de grand bien-être, une hausse de l'énergie, une augmentation des performances de toutes sortes et une hausse de la libido. Plusieurs se sentent bien pendant une grande partie du cycle menstruel, sauf les quelques jours autour de la période des règles – période associée à une chute rapide des taux d'estradiol et de progestérone dans le sang.

LES HORMONES SEXUELLES

Les hormones sexuelles comprennent les estrogènes, la progestérone et la testostérone.

Les estrogènes forment une famille, dont les trois représentants principaux sont l'estradiol-17β, l'estrone et l'estriol. L'estradiol-17β est la plus puissante et la plus importante.

Par contre, il n'existe qu'un seul type de progestérone et qu'un seul type de testostérone.

Le corps humain fabrique les hormones sexuelles à partir du cholestérol, et ce, en grande majorité dans les gonades (les ovaires et les testicules), et à un moindre degré dans les tissus périphériques (p. ex. : les surrénales et le cerveau).

Les deux hormones sexuelles qui ont le plus d'importance en santé des femmes sont l'estradiol-17β et la progestérone. Elles sont sécrétées en grande quantité par les ovaires lors d'un cycle menstruel normal.

Les trois principales hormones sexuelles

Cholestérol

Estradiol-17β   Progestérone   Testostérone

Qu'est-ce qu'un cycle menstruel normal ?

Le cycle menstruel est causé par les variations cycliques des concentrations des hormones produites par les ovaires, et principalement de l'estradiol et de la progestérone.

Le cycle menstruel est d'une longueur moyenne de 28 à 30 jours et est composé de deux phases : la phase folliculaire et la phase lutéale. Chacune dure environ deux semaines.

La phase folliculaire (1re phase) commence le premier jour des menstruations et se termine à l'ovulation. Durant cette phase, les ovaires sécrètent de l'estradiol-17β en quantité croissante jusqu'à peu de temps avant l'ovulation.

La phase lutéale (2e phase) débute après l'ovulation et se termine à l'arrivée des menstruations. Lors de l'ovulation, les membranes du follicule ovarien dominant se rompent pour libérer l'ovule, puis se transforment en un corps jaune qui sécrète de la progestérone et de l'estradiol-17β.

Ainsi, durant le cycle menstruel, l'estradiol-17β est sécrétée pendant la majeure partie du cycle, tandis que la progestérone n'est produite que durant la deuxième partie.

Les ovaires produisent aussi de la testostérone au cours du cycle menstruel. La testostérone a sûrement son importance en santé des femmes, et cette importance devra être analysée de façon rigoureuse, ce qui n'a pas encore été fait à ce jour.

« Femme varie » est principalement la signature biologique des taux fluctuants d'estradiol et de progestérone au cours du cycle menstruel.

LE DÉFICIT EN HORMONES SEXUELLES FÉMININES

L'insuffisance ovarienne

Lorsque les ovaires ne produisent pas en quantité adéquate les hormones sexuelles, nous parlons alors d'insuffisance ovarienne. Cette insuffisance ovarienne est responsable d'un déficit en hormones sexuelles féminines.

Plusieurs femmes dans la vingtaine ou la trentaine nous consultent au Centre pour des problèmes d'insuffisance ovarienne qui ne sont pas attribuables à la préménopause ou à la ménopause.

De nombreux problèmes de santé incluant, entre autres, des désordres endocriniens (p. ex. : hypercortisolémie, hyperprolactinémie, diabète de type 2, syndrome des ovaires polykystiques) ou encore l'anorexie peuvent causer une insuffisance ovarienne.

Il est aussi probable qu'un déficit en progestérone soit relativement fréquent chez les femmes jeunes. Selon moi, il peut être responsable d'un grand nombre de problèmes : saignements abondants avec caillots, endométriose, fibromes utérins, infertilité, syndrome prémenstruel, etc.

Qu'est-ce que la préménopause ?

La préménopause est due à une insuffisance ovarienne associée au vieillissement des ovaires. C'est la période de transition avant la ménopause et elle s'étale habituellement sur une période de deux à huit ans.

En règle générale, le premier déficit observé à la préménopause est un déficit en progestérone : les cycles menstruels peuvent être de longueur normale, et avec le temps, ils ont tendance à devenir plus courts (par exemple, des cycles de 23 jours). En l'absence de production de progestérone ovarienne (cycles anovulatoires), les cycles ont tendance à s'allonger (p. ex. : des cycles de 40 jours). Plus les femmes approchent de leur ménopause, plus leurs déficits en progestérone et en estradiol sont importants et fréquents. Les cycles s'allongent progressivement, et finalement, il y a cessation des cycles menstruels.

Lors de la préménopause, il y a une période plus ou moins longue de chaos hormonal où les femmes peuvent expérimenter des cycles irrégulièrement irréguliers, et plusieurs trouvent cette période particulièrement difficile.

Maryse

Maryse, 49 ans, nous consulte parce qu'elle a remarqué que son syndrome prémenstruel s'est intensifié au cours de la dernière année.

Jusqu'à il y a deux ans, Maryse avait des cycles menstruels réguliers (~ 29 jours). Maintenant, la longueur de ses cycles varie : ils sont souvent plus courts (~ 25 jours) avec des saignements plus abondants et des caillots. Elle a aussi eu quelques cycles longs d'environ 40 jours.

Une à deux semaines avant ses règles, Maryse éprouve toutes sortes de symptômes. Elle dort moins bien et se sent plus anxieuse. Elle me raconte : « Ce qui me dérange le plus Dr Demers, c'est que je me sens très irritable, et que chaque mois je veux laisser mon emploi et divorcer ! » Maryse éprouve aussi des douleurs musculo-squelettiques, surtout le matin. Elle se sent gonflée et prend du poids. Elle me dit : « J'ai l'impression de devenir une montgolfière ! » Elle veut comprendre ce qui lui arrive.

Maryse présente un déficit relatif en progestérone, alors que son taux d'estradiol est normal.

Notons que le mot « progestérone » vient du mot « gestation », parce que cette hormone est essentielle au maintien de la grossesse. Cependant, la progestérone joue des rôles multiples et son déficit peut causer plusieurs problèmes incluant de l'irritabilité, de l'anxiété, de l'enflure, des problèmes de sommeil, des douleurs musculo-squelettiques, de l'incontinence urinaire, des bouffées de chaleur et des saignements abondants avec caillots.

LES PRINCIPAUX SIGNES ET SYMPTÔMES DE LA PRÉMÉNOPAUSE ET DE LA MÉNOPAUSE

➤ Bouffées de chaleur et sueurs nocturnes
➤ Fatigue
➤ Insomnie
➤ Irritabilité
➤ Douleurs musculaires et articulaires
➤ Ostéopénie-ostéoporose
➤ Incontinence urinaire
➤ Anxiété
➤ Dépression
➤ Pertes de mémoire
➤ Sécheresse vaginale
➤ Baisse de la libido
➤ Irrégularités menstruelles (préménopause)
➤ Saignements abondants (préménopause)
➤ Augmentation du syndrome prémenstruel (préménopause)

Qu'est-ce que la ménopause ?

Alors que la préménopause est due à un déficit de production des hormones estradiol ou progestérone par les ovaires vieillissants, la ménopause se traduit par une cessation définitive de leur production.

À la ménopause, le principal estrogène n'est plus l'estradiol mais l'estrone. L'estrone est majoritairement fabriquée à partir de la DHEA (déhydroépiandrostérone) produite par les glandes surrénales. Malheureusement, l'estrone ne possède pas la majorité des propriétés bénéfiques de l'estradiol.

Cliniquement, une femme est considérée comme ménopausée quand ses règles se sont arrêtées depuis au moins une période de 12 mois consécutifs, et ce, avec un bilan sanguin compatible. L'âge moyen de la ménopause naturelle chez la femme québécoise est de 51 ½ ans.

Cependant, plusieurs femmes subissent une castration chirurgicale[1] et deviennent soudainement ménopausées, et ce, à un âge plus jeune. Ces femmes expérimentent généralement des symptômes plus sévères à cause d'une chute subite de leurs taux d'hormones sexuelles.

LA CASTRATION FÉMININE ET LA TESTOSTÉRONE

La castration féminine, contrairement à la ménopause naturelle, entraîne une ménopause soudaine responsable d'une chute subite non seulement des taux d'estradiol et de progestérone, mais aussi de testostérone.

À la ménopause, nous observons un déficit chronique en progestérone et en estradiol. La prochaine histoire, celle de Joanna, est typique des femmes ménopausées que nous rencontrons au Centre.

Joanna

Joanna, 51 ans, est une femme dynamique qui occupe un poste de cadre à la fonction publique, et est mère de deux jeunes adultes. Joanna vient nous consulter parce que depuis près de deux ans, elle ne se reconnaît plus. Elle a de plus en plus de difficulté à faire son travail, ce qui l'inquiète beaucoup. Sa vie conjugale ne va pas bien. C'est sa psychologue qui l'a envoyée.

Lorsque j'ai rencontré Joanna, elle était à bout de nerfs. Elle me confia avoir beaucoup de bouffées de chaleur depuis près de deux ans. Elle souffre d'insomnie et se sent souvent fatiguée. Elle est très irritable et a des sautes d'humeur, elle qui était réputée pour son bon caractère. Elle a fréquemment la larme à l'œil, sans trop savoir pourquoi. Elle raconte : « Tout m'énerve ! L'autre jour, je ne pouvais même plus endurer la respiration de mon mari ! » Depuis environ

---

1.   Acte d'enlever les ovaires chirurgicalement.

huit ans, Joanna se lève le matin avec des raideurs musculaires : « J'ai parfois l'impression qu'un camion m'est passé sur le corps ! J'ai mal partout. »

Sa vie sexuelle avec Pierre n'est plus ce qu'elle était. Depuis plus d'un an, Joanna éprouve de la sécheresse vaginale rendant les relations sexuelles douloureuses, et m'avoue que sa libido est au plus bas. Joanna a peur de perdre son conjoint. Elle a l'impression que sa qualité de vie est réduite presque à zéro, elle me dit : « Je survis, alors que j'ai pourtant tout pour être heureuse. »

Joanna a une hygiène de vie à peu près impeccable. Elle ne vit pas de stresseurs particuliers. Depuis quelques années, elle essaie toutes sortes de produits naturels. Elle a l'impression qu'ils l'ont aidée au début, mais ils sont maintenant inefficaces.

Joanna n'a pas d'antécédents médicaux hormis une hystérectomie[2], il y a six ans, pour des saignements abondants. Depuis huit mois, Joanna prend du Paxil®, un antidépresseur. Elle se sent moins irritable, mais pour le reste, ça ne va pas mieux. Elle a même pris du poids. Elle consulte parce qu'elle désire cesser son antidépresseur, et pour que je lui prescrive enfin un traitement vraiment efficace. Elle a entendu parler des hormones bioidentiques et veut en prendre. Cependant, elle m'avoue avoir peur de développer un cancer du sein si elle prend des hormones.

La préménopause et la ménopause : « C'est biologique et non psychologique »

Il n'est pas rare que les femmes pleurent dans mon bureau lorsqu'elles constatent que la kyrielle de symptômes apparus vers la mi-quarantaine sont dus au manque d'hormones produites par leurs ovaires. « Je sais que je ne suis pas folle ! » disent-elles, et se sentent soulagées d'être enfin comprises.

La ménopause n'est pas une vue de l'esprit : on y observe un véritable *crash* hormonal, en particulier des taux d'estradiol et de progestérone.

LA FSH, LA LH ET LA PRÉMÉNOPAUSE

La FSH (hormone folliculo-stimulante) et la LH (hormone lutéinisante) sont sécrétées par l'hypophyse. Elles ont pour but de stimuler les ovaires à produire un follicule ovarien dominant ainsi que des hormones sexuelles.

Lors de la préménopause, les taux de FSH et de LH s'élèvent progressivement en association avec des taux abaissés de progestérone ou d'estradiol. L'hypophyse, par l'entremise de ces hormones, essaie désespérément de stimuler les ovaires à produire la ou les hormones déficitaires.

J'ai remarqué qu'il existe une certaine association entre des taux élevés de FSH et de LH et l'intensité des bouffées de chaleur.

---

2.   Acte d'enlever l'utérus chirurgicalement.

L'encadré ci-dessous illustre les taux d'hormones sexuelles de France et de Jean, mariés depuis 35 ans, qui souffrent de symptômes similaires : bouffées de chaleur, insomnie, irritabilité, douleurs musculo-squelettiques, problèmes sexuels, etc.

Les bilans sanguins de France et de Jean présentent des taux typiques d'hormones sexuelles de personnes de leur âge nous consultant pour des symptômes de ménopause et d'andropause.

LA MÉNOPAUSE ET L'ANDROPAUSE BILAN SANGUIN	
France (56 ans)	Jean (58 ans)
FSH : 65 UI/l	FSH : 4 UI/l
LH : 31 UI/l	LH : 3 UI/l
Estradiol : 68 pmol/l	Estradiol : 80 pmol/l
Progestérone : 1,0 nmol/l	Progestérone : 1,8 nmol/l
Testostérone : 0,9 nmol/l	Testostérone : 7,9 nmol/l

Vous avez probablement remarqué que France a une moins grande quantité d'hormones sexuelles (estradiol, progestérone et testostérone) que Jean. Généralement, j'observe que les femmes ménopausées ont des taux plus faibles d'estradiol et de progestérone que les hommes.

Ce n'est pas le cas avant la ménopause : les femmes ont des taux moyens d'estradiol et de progestérone plus élevés que les hommes[3]. Par exemple, lors d'un cycle menstruel normal, le taux d'estradiol peut s'élever à l'ovulation à près de 2000 pmol/l, et lors de la grossesse, le taux d'estradiol peut atteindre 50 000 pmol/l au dernier trimestre !

Nous sommes très loin des 68 pmol/l de France. Ce qui est vraiment étonnant, c'est que France a un taux d'estradiol, hormone associée à la féminité, moindre que Jean (68 pmol/l par rapport à 80 pmol/l).

France a aussi moins de progestérone que Jean (1,0 nmol/l par rapport à 1,8 nmol/l). À titre comparatif, lors d'un cycle menstruel normal, le taux de progestérone peut monter à 100 nmol/l, et lors d'une grossesse, ce taux peut s'élever jusqu'à 800 nmol/l au dernier trimestre.

---

3. Concernant la testostérone, les femmes en ont, en moyenne, environ dix fois moins que les hommes.

LORS DE L'ANDROPAUSE...

Les taux de la FSH et de la LH sont souvent normaux et les taux de testostérone sont abaissés. Chez l'homme, la baisse du taux de testostérone est généralement lente et graduelle.

Comme il s'agit d'une baisse, et non d'un arrêt de production de testostérone par les testicules, les symptômes sont moins évidents, mais sont néanmoins semblables à ceux de la ménopause.

La préménopause et la ménopause font partie du vieillissement normal

Le vieillissement est un processus normal et complexe dans lequel notre environnement (alimentation, mode de vie, etc.) et notre bagage génétique jouent des rôles importants.

Les principales modifications hormonales liées au vieillissement normal sont la ménopause (andropause pour les hommes), l'adrénopause et la somatopause.

La ménopause et l'andropause sont beaucoup mieux connues que l'adrénopause et la somatopause. De plus, l'hormonothérapie féminine ou masculine permet de traiter adéquatement la ménopause ou l'andropause.

L'adrénopause se définit comme l'affaiblissement de la fonction surrénalienne avec l'âge (en général après l'âge de 60 ans), et se caractérise par une diminution progressive des taux sanguins de la déhydroépiandrostérone (DHEA) et de son sulfate (DHEA-S). Par exemple, vers l'âge de 70 ans et de 85 ans, les taux de DHEA-S sériques sont beaucoup plus faibles que ceux mesurés vers l'âge de 20 ans (environ 5 fois et 20 fois moins respectivement).

Quant à la somatopause, elle est due à une baisse de la production de l'hormone de croissance avec le vieillissement.

L'adrénopause et la somatopause ne seront pas discutés dans ce livre. Je dirais seulement que, dans le cadre du vieillissement normal, l'efficacité et l'innocuité d'une éventuelle administration de la DHEA ou de l'hormone de croissance restent à être démontrées.

Le vieillissement peut être considéré, à certains égards, comme une insuffisance progressive des organes du corps humain. La ménopause naturelle est la conséquence d'une insuffisance ovarienne associée au vieillissement. À la ménopause, les taux d'hormones sexuelles (estrogènes, progestérone et testostérone) continuent de décliner graduellement avec l'âge.

La baisse de la production des hormones sexuelles
est étroitement associée au vieillissement.

Quand la ménopause se termine-t-elle ?

Les femmes me demandent souvent : « Docteur, quand va finir ma ménopause ? » en faisant référence à leurs bouffées de chaleur. Elles sont généralement surprises lorsque je leur réponds du tact au tact : « Jamais ! »

Il est important de comprendre que ménopause n'égale pas bouffées de chaleur. La ménopause, c'est beaucoup plus que les bouffées de chaleur. Les symptômes et les signes sont multiples, traduisant l'importance et la diversité des fonctions des hormones sexuelles dans le corps des femmes.

Tout le monde fait l'association entre la préménopause ou la ménopause et les bouffées de chaleur. D'ailleurs, environ 75 % des femmes s'en plaignent. Les bouffées de chaleur ont tendance à s'atténuer avec le temps. Après deux à cinq ans, elles disparaissent même chez plusieurs. Cependant, chez environ 30 % des femmes, elles persistent encore sept ans après l'arrêt des règles.

La ménopause naturelle étant due à l'insuffisance ovarienne survenant avec l'âge, il est évident que les ovaires ne se remettront pas à fonctionner à 75 ans !

La ménopause naturelle, ou chirurgicale, est un état permanent.

Les bouffées de chaleur vont peut-être cesser d'elles-mêmes, mais avec la privation hormonale, beaucoup de problèmes de santé vont apparaître progressivement (p. ex. : athérosclérose, ostéoporose, etc.).

LE BESOIN D'ÊTRE BIEN TRAITÉE

Les produits naturels

L'efficacité des produits naturels n'est pas démontrée pour le soulagement des symptômes de préménopause ou de ménopause.

La mode est aux produits naturels et biologiques. Les gens veulent des « produits santé » en harmonie avec leur corps. Ce désir tout à fait justifié crée un préjugé en faveur des produits naturels.

Plusieurs produits naturels peuvent être pris pour le soulagement des symptômes de préménopause ou de ménopause. Les principaux produits utilisés sont l'actée à grappes noires, les phytoestrogènes (graines de lin, isoflavones de soya ou trèfle rouge…) et l'huile d'onagre.

De plus en plus de données montrent que les produits naturels peuvent présenter des effets indésirables importants. Par exemple, une fréquence accrue de crises d'épilepsie est associée avec l'utilisation de l'huile d'onagre, de la sauge et du ginkgo biloba. Le ginseng, le millepertuis et la réglisse peuvent entraîner divers symptômes du système nerveux central tels céphalées, tremblements et manie.

Une lecture des articles publiés de 1966 à 2001 sur les produits naturels utilisés à la préménopause et à la ménopause a montré que le trèfle rouge, le *dong quai* (angélique), l'huile de primevère, la vitamine E et un mélange d'herbes chinoises ne semblaient pas efficaces pour réduire les bouffées de chaleur.

Des articles scientifiques publiés récemment ont porté sur l'évaluation de l'efficacité des produits non hormonaux, incluant les produits naturels, pour le soulagement des symptômes de préménopause ou de ménopause. La majorité des études ont des faiblesses méthodologiques notables qui rendent les résultats difficiles à généraliser, et chacune des thérapies utilisées comporte des effets secondaires. La lecture systématique des études bien faites, ou relativement bien faites, a montré que dans presque tous les cas, l'efficacité des produits naturels pour le soulagement des symptômes de préménopause ou de ménopause n'est pas supérieure à celle d'un placebo.

QU'EST-CE QU'UN PLACEBO ?

Un placebo est un produit de même apparence que le produit testé, mais qui ne contient pas l'ingrédient actif.

L'effet placebo peut être dû à l'évolution naturelle du problème de santé ou au sentiment de confiance (ou de méfiance) envers le produit, qui exerce une influence sur l'évolution du problème de santé ou la perception de cette évolution.

L'effet placebo contre les bouffées de chaleur est en moyenne de 30 à 35 %, c'est-à-dire qu'environ le tiers des personnes qui reçoivent un placebo (produit sans ingrédient actif) se sentent soulagées de leurs bouffées de chaleur.

Jusqu'à récemment, les produits naturels qui semblaient les plus prometteurs pour soulager les bouffées de chaleur étaient l'actée à grappes noires et les phytoestrogènes. Malheureusement, les évidences scientifiques veulent que ces produits soient loin d'être la panacée pour les femmes.

L'actée à grappes noires

Une étude a porté sur l'efficacité de l'actée à grappes noires chez 351 femmes, âgées de 45 à 55 ans, qui avaient deux symptômes vasomoteurs[4] ou plus par jour. Ces femmes ont reçu au hasard l'un des cinq traitements suivants :

---

4. Bouffées de chaleur et sudations nocturnes.

Groupe	Traitement
1	160 mg/jour d'actée à grappes noires.
2	200 mg/jour d'actée à grappes noires avec extraits de plantes[5] utilisées à la préménopause ou à la ménopause.
3	Même traitement que le groupe 2, mais avec des conseils en nutrition (p. ex. : utilisation de produits dérivés du soya).
4	Hormonothérapie féminine (Premarin® 0,625 mg/jour avec ou sans Provera® 2,5 mg/jour).
5	Placebo.

Lors des suivis à 3 mois, à 6 mois et à 12 mois, les résultats n'ont montré aucune différence pour le soulagement des symptômes vasomoteurs entre les femmes des groupes utilisant les produits naturels et celles du groupe utilisant un placebo. Les femmes du groupe 3 ont même présenté davantage de symptômes vasomoteurs que celles du groupe placebo après un an de suivi.

Au contraire, les femmes avec hormonothérapie féminine ont été soulagées de façon importante comparativement à celles avec placebo (diminution moyenne de 4,06 symptômes vasomoteurs par jour).

De plus, il est maintenant connu que l'actée à grappes noires peut présenter certains effets secondaires tels que l'hypotension, la dyspepsie (maux d'estomac), des nausées et vomissements, une interaction avec les antihypertenseurs et un risque d'avortement spontané si grossesse.

Les phytoestrogènes

Les phytoestrogènes sont des composés présents dans de nombreux végétaux. Les deux principaux groupes de phytoestrogènes sont les isoflavones et les lignanes.

Les phytoestrogènes[6] ont une structure et une fonction qui ressemblent à celles des estrogènes. Cependant, les phytoestrogènes ont des propriétés estrogéniques faibles : ils sont de 100 à 1000 fois moins puissants que l'estradiol-17β. De plus, à la suite d'une ingestion orale, la majorité des phytoestrogènes sont dégradés par le foie avant même d'être disponibles dans la circulation générale.

---

5. Luzerne (Medicago sativa), bore organique, gattilier (Vitex agnus-castus), dong quai (racine de l'Angelica sinensis), fausse-licorne (Chamaelirium luteum), réglisse glabre (Glycyrrhiza glabra), avoine cultivée (Avena sativa), grenadier commun (Punica granatum), ginseng de Sibérie (Eleutherococcus senticosus).
6. Substances retrouvées dans les plantes qui ont des propriétés estrogéniques.

Les études scientifiques effectuées avec les isoflavones du trèfle rouge (p. ex.: Promensil) montrent qu'ils ne réduisent pas les bouffées de chaleur.

Concernant les isoflavones de soya, dans 11 des 14 études randomisées effectuées, aucune différence n'a été observée entre le produit actif et le placebo.

Une de ces études sur l'efficacité des suppléments d'isoflavones de soya mérite d'être soulignée parce qu'elle correspond à des critères de bonnes études cliniques (critères définis au prochain chapitre). Cette étude randomisée et avec placebo d'une durée de deux ans a porté sur 393 femmes âgées de 40 à 60 ans.

Groupe	Traitement
1	80 mg/jour d'isoflavones de soya.
2	120 mg/jour d'isoflavones de soya.
3	Placebo.

Différents paramètres régissant la qualité de vie des femmes ont été mesurés, incluant, entre autres, les bouffées de chaleur et la sexualité. Les résultats ont montré que les suppléments d'isoflavones de soya n'amélioraient pas la qualité de vie des femmes préménopausées ou ménopausées.

Notons que les personnes consommant du soya peuvent avoir des flatulences, et que les protéines de soya peuvent constiper. Quant aux lignanes, dont la graine de lin est l'aliment vedette, ils peuvent provoquer des allergies ainsi qu'une accélération du transit intestinal (p. ex.: crampes, diarrhée).

Je ne suis ni pour ni contre les produits naturels. Je suis pour le meilleur choix possible pour la santé, ce qui nécessite un choix éclairé.

Cependant, les femmes qui prennent des produits naturels pour le soulagement des symptômes de préménopause ou de ménopause doivent savoir que leurs bienfaits ne sont pas démontrés et que leurs risques ne sont pas bien connus.

Les médicaments non hormonaux

Les médicaments non hormonaux présentent une faible efficacité contre les bouffées de chaleur, et leurs effets secondaires peuvent être importants.

Les médicaments non hormonaux pour le soulagement des bouffées de chaleur incluent les antidépresseurs, la clonidine (un alpha-bloquant) et la gabapentine (un anti-épileptique).

Récemment, deux méta-analyses des essais cliniques randomisés, à double insu et avec placebo, ont montré que les thérapies orales non hormonales ne sont que de valeur modeste pour le traitement des bouffées de chaleur. La plupart des études sont courtes, ne durent pas plus de 12 semaines, et présentent des faiblesses méthodologiques.

Les antidépresseurs de type ISRS[7] et les antidépresseurs de type IRSN[8] réduiraient la fréquence des bouffées de chaleur d'environ une bouffée par jour.

La clonidine (Dixarit®) et la gabapentine (Neurontin[MC]) réduisent de façon modérée la fréquence des bouffées de chaleur. Ces deux médicaments ont des profils d'effets secondaires non négligeables.

Plusieurs autres médicaments peuvent être utilisés pour traiter les divers symptômes et signes associés à la préménopause et à la ménopause.

Par exemple, les antidépresseurs peuvent être efficaces contre les troubles de l'humeur et sont couramment prescrits aux femmes (voir chapitre 4). Les antidépresseurs peuvent cependant présenter plusieurs effets secondaires dont le gain de poids et la baisse de la libido, problèmes déjà associés à la préménopause et à la ménopause. Ces deux aspects diminuent la qualité de vie des femmes de manière importante, et d'ailleurs, elles s'en plaignent.

L'insomnie peut être traitée avec un anxiolytique, un hypnotique, un antidépresseur, ou un antipsychotique à faible dose. La qualité du sommeil réparateur est généralement non satisfaisante avec ces médicaments, et ce, sans compter leurs effets secondaires non négligeables lorsque pris sur une base régulière.

Contre l'incontinence urinaire, les médicaments généralement utilisés sont des anticholinergiques antispasmodiques (p. ex.: Detrol®, Ditropan®) qui permettent une relaxation de la vessie[9]. Ces médicaments peuvent avoir plusieurs effets secondaires comme la sécheresse de la bouche, la xérophtalmie (yeux secs), les anomalies de la vision (accommodation), la rétention urinaire et la constipation.

Pour la prévention de l'ostéoporose, les biphosphonates (p. ex.: Fosamax®, Actonel®) sont le plus souvent donnés en première ligne. Il faut prendre certaines précautions lors de la prise de biphosphonates, car ils peuvent causer une irritation locale de la muqueuse des voies digestives supérieures. Leurs effets à long terme ne sont pas bien connus (voir chapitre 5).

Contre les douleurs musculo-squelettiques, les médicaments prescrits peuvent être des relaxants musculaires (p. ex.: Flexeril®), des antidépresseurs (p. ex.: Elavil®) et divers analgésiques (acétaminophène, anti-inflammatoire, opiacé). Les résultats sont souvent mitigés, voire décevants, et les effets secondaires peuvent être nombreux, surtout lorsque pris à long terme.

---

7. Inhibiteurs sélectifs du recaptage de la sérotonine (p. ex.: paroxétine (Paxil®), fluoxétine (Prozac®) et citalopram (Celexa®)).
8. Inhibiteurs du recaptage de la sérotonine et de la noradrénaline (p. ex.: venlafaxine (Effexor® XR)).
9. Inhibent les contractions du détrusor (muscle de la vessie).

Une polymédication n'est pas rare à la préménopause ou à la ménopause. À cause de la mauvaise presse faite aux hormones, les femmes sont traitées selon leurs symptômes et leurs signes. « À la pièce. » Avec quels résultats?

- Médication contre les bouffées de chaleur.
- Médication contre l'anxiété.
- Médication contre la dépression.
- Médication pour dormir.
- Médication contre les douleurs musculo-squelettiques.
- Médication contre l'incontinence urinaire.
- Médication pour prévenir l'ostéoporose.
- Sans compter une panoplie de produits naturels.

Et souvent, les femmes ne sont même pas soulagées adéquatement! Quels sont les effets secondaires et les interactions médicamenteuses de tous ces produits? Pour la majorité, leur innocuité à long terme est inconnue.

Il faut s'assurer de mettre les choses en perspective, ce qui ne me semble pas le cas à l'heure actuelle. La peur des hormones prévaut et aveugle.

Les hormones féminines

Actuellement, l'hormonothérapie féminine est le seul traitement reconnu comme efficace.

La Société des obstétriciens et gynécologues du Canada (SOGC) a reconnu dans ses nouvelles directives que l'hormonothérapie est le meilleur traitement pour le soulagement des symptômes de la ménopause. Par exemple, environ 90 % des bouffées de chaleur répondent adéquatement aux estrogènes. La SOGC ne fait toutefois pas de distinction entre l'hormonothérapie bioidentique et celle non bioidentique.

Les symptômes de préménopause ou de ménopause étant causés par la diminution ou l'arrêt de production d'estradiol-17β et de progestérone par les ovaires, il est tout à fait logique de penser que l'hormonothérapie féminine bioidentique, composée de ces mêmes hormones, traite encore plus efficacement ces symptômes. Mon expérience montre que c'est le cas.

Les hormones féminines bioidentiques

Les hormones féminines bioidentiques sont identiques aux hormones produites par les ovaires et se comportent comme elles dans le corps des femmes. Les hormones bioidentiques présentement sur le marché sont généralement synthétisées à partir des analogues stérols trouvés dans plusieurs variétés de plantes, surtout dans la fève de soya et dans l'igname sauvage.

Les deux principales hormones produites par les ovaires étant l'estradiol-17β et la progestérone, ce sont ces deux hormones que je prescris. Ces hormones exercent les mêmes actions dans les cellules, et se transforment en d'autres hormones selon un équilibre physiologique, à l'image de ce que font nos hormones endogènes.

Les hormones contenues dans les contraceptifs oraux (p. ex.: Alesse®, Yasmin®) et dans l'hormonothérapie non bioidentique (p. ex.: Premarin®, Provera®) sont différentes des hormones produites par les ovaires.

Des médecins, dont je suis, croient que les hormones bioidentiques ne peuvent être que supérieures aux hormones non bioidentiques, parce qu'elles sont des copies exactes de ce que le corps produit.

À quoi sert la ménopause ?

Les humains – comme tous les êtres vivants – vieillissent et meurent. La ménopause et l'andropause font partie intégrante du vieillissement humain.

On peut trouver injuste la ménopause par rapport à l'andropause. En effet, avec le vieillissement, les femmes vivent une cessation de production des hormones féminines par leurs ovaires, tandis que les hommes vivent une diminution de production de testostérone par leurs testicules, et non une cessation.

Le corps des femmes est-il moins bien fait ? Je vous réponds : « non ! »

D'abord, la grossesse étant un événement physiologique majeur, elle peut représenter un risque non négligeable pour la santé des femmes plus âgées. L'arrêt de la fonction reproductrice à la ménopause permet d'éviter des risques pour la santé des femmes vieillissantes et pour celle des enfants à naître.

Néanmoins, les femmes ne sont pas désavantagées. En effet, malgré la ménopause, les femmes ont une espérance de vie plus longue que les hommes. Par exemple, en 2003, aux États-Unis, elle était de 80,1 ans pour les femmes et de 74,8 ans pour les hommes.

Selon moi, cette espérance de vie plus grande des femmes est possible, du moins en partie, grâce aux quantités élevées d'hormones sexuelles circulant dans leur corps durant leur vie reproductive (~ 35 à 40 années). Nous verrons, par exemple, que l'estradiol-17β exerce un rôle puissant dans la prévention de l'athérosclérose. Ses bienfaits se font sentir même plusieurs années après le début de la ménopause.

Cependant, malgré une longévité accrue, le déficit chronique en hormones sexuelles chez les femmes ménopausées en empêche plusieurs d'être en santé et de se sentir bien pendant une partie importante de leur vie.

On n'a qu'à penser à l'insomnie chronique, à la sécheresse vaginale et cutanée, aux douleurs musculo-squelettiques, aux maladies cardiovasculaires, aux fractures ostéoporotiques, aux démences, etc.

N'oublions pas qu'au début des années 1900, l'espérance de vie des femmes américaines à la naissance était d'environ 48,3 ans. Une majorité de femmes ne vivaient pas la ménopause tout simplement parce qu'elles décédaient avant. L'existence d'un aussi grand nombre de femmes ménopausées est un phénomène récent dans l'histoire de l'humanité.

Dans les pays occidentaux, les femmes passeront près de 40 % de leur vie en ménopause.

Il serait temps que les femmes ménopausées puissent profiter des bienfaits de leurs hormones féminines naturelles, hormones qui leur procurent davantage de santé et de bien-être.

Pourquoi ne pas profiter de la joie d'être une femme plus longtemps ?

Une de mes patientes, infirmière en soins palliatifs, m'a confié que certaines femmes ne veulent pas cesser de prendre leurs hormones, contrairement à leurs autres médications habituelles. Une femme lui a d'ailleurs déjà dit : « Vous allez m'enterrer avec mes hormones ! » Cette phrase, à elle seule, est révélatrice du rôle important que les femmes accordent à l'hormonothérapie féminine dans leur bien-être.

J'aime que les femmes soient bien informées et qu'elles puissent participer à la prise en charge de leur propre santé. Je n'aime pas l'approche qui consiste à penser que la patiente ou le patient n'est pas en mesure de savoir ce qui est bon pour elle ou pour lui.

Il faut savoir donner les bonnes informations pour que les patientes puissent faire un choix éclairé, particulièrement dans ce domaine des plus actuels en santé : les hormones.

Chapitre 2

L'ÉTUDE *WHI* A CHANGÉ LES RECOMMANDATIONS CONCERNANT L'HORMONOTHÉRAPIE FÉMININE

La publication des résultats de l'étude WHI *aurait dû nous permettre d'aller plus loin dans notre raisonnement concernant l'hormonothérapie féminine, et ainsi, de mieux traiter les femmes. Hélas, c'est loin d'être ce qui s'est passé.*

POURQUOI UTILISER SURTOUT DES HORMONES FÉMININES NON BIOIDENTIQUES ?

Le 20 juillet 2001, confortablement installée à la maison avec un bon expresso, je lisais une revue, *Les sélections de médecine/sciences*, quand un article attira mon attention : « Enjeux et perspectives du traitement de la ménopause ».

Comme c'est le cas pour la majorité des médecins de famille, une partie importante de ma clientèle se composait de femmes présentant divers symptômes de ménopause. L'article en question m'a tout de suite captivée, car il s'agissait d'un article scientifique de synthèse qui me semblait de qualité, portant sur un sujet qui me passionnait.

À l'époque, il faut savoir qu'une étude d'envergure sur l'hormonothérapie féminine très attendue de la communauté médicale était en cours. Cette étude, la *Women's Health Initiative (WHI)* avait pour but d'analyser les bienfaits (et les risques) de l'hormonothérapie de type estrogènes conjugués équins (ECE) avec ou sans acétate de médroxyprogestérone (AMP).

Je fus stupéfaite de constater, au fil de ma lecture, que les ECE et l'AMP pouvaient présenter certains risques pour la santé des femmes. J'ai ressenti un malaise : pourquoi dans l'étude *WHI*, ces hormones avaient-elles été utilisées plutôt que des hormones bioidentiques ?

Pour la première fois, je prenais conscience du fait que ces hormones sont très différentes des vraies hormones sexuelles féminines, et que la prise d'estrogènes par voie orale n'était certainement pas la voie à privilégier pour l'hormonothérapie féminine.

Curieusement, l'hormonothérapie qui paraissait la plus sécuritaire – l'hormono-thérapie bioidentique (estradiol-17β transdermique et progestérone) – était moins prescrite. En fait, elle semblait surtout réservée aux femmes à risque. Je me suis alors demandé : pourquoi ne pas donner ce qui semble le meilleur à toutes les femmes ? Pourquoi leur faire prendre des risques inutiles ?

Après la lecture de cet article, je fus à la fois bouleversée et ambivalente, moi qui, comme beaucoup de médecins de famille et de gynécologues québécois, pres-crivais régulièrement les ECE (Premarin®) et l'AMP (Provera®). Devais-je modi-fier ma pratique ? Une question s'imposait : pourquoi prescrivions-nous surtout des hormones non bioidentiques ?

Il faut dire qu'à l'époque, les ECE et l'AMP semblaient comporter plus de bienfaits que de risques, et c'était l'hormonothérapie la plus connue et la plus étudiée chez les femmes. Beaucoup d'investissements avaient été faits, tant en publicité qu'en recherche, vantant les mérites de ces hormones, de telle sorte que la plupart des recherches cliniques sur l'hormonothérapie ont été effectuées avec ces produits.

L'expression « hormonothérapie de remplacement » ou « hormonothérapie de substitution » devint presque synonyme d'ECE et d'AMP, si bien que plusieurs les confondaient (et les confondent encore aujourd'hui) avec les véritables hormones féminines.

J'étais, comme beaucoup de médecins, en faveur de l'hormonothérapie fémi-nine, et je le suis toujours. Cependant, depuis 2001, une nuance importante s'im-pose : pas n'importe quelle hormonothérapie, et pas n'importe comment.

Au cours des mois qui ont suivi, j'ai commencé à changer ma pratique au fil de mes lectures et de mes recherches personnelles, pour en venir progressivement à prescrire de l'hormonothérapie féminine bioidentique. Cette dernière semblait présenter non seulement un profil plus sécuritaire, mais s'imposait aussi logique-ment comme premier choix, les hormones qui la constituent étant identiques aux vraies hormones féminines.

À l'époque, l'expression « hormonothérapie bioidentique » était absente du discours médical. D'ailleurs, la situation a peu évolué. Encore aujourd'hui, peu de professionnels de la santé connaissent l'hormonothérapie bioidentique. D'autres, qui en ont vaguement entendu parler, pensent que cette hormonothérapie n'a pas été étudiée ; ils se trompent.

J'ajouterais même que, contrairement à ce qui est affirmé, les recherches sur les hormones bioidentiques sont peu controversées, leurs conclusions montrant de façon constante leurs bienfaits, lorsque prescrites à doses adéquates.

D'ailleurs, l'estradiol-17β transdermique et la progestérone ont été davantage étudiées que la plupart des médicaments et des produits naturels. Il est intéressant de se demander pourquoi ce type d'hormonothérapie est si peu et si mal connu de la communauté médicale (voir le chapitre 6).

Une autre question importante : pourquoi les hormones féminines ont-elles si mauvaise presse et suscitent-elles la peur ?

Nous n'avons pas une telle image négative des autres hormones humaines, dont les hormones thyroïdiennes et l'insuline, qui sont communément prescrites pour traiter l'insuffisance thyroïdienne et l'insuffisance pancréatique.

QUE SONT LES ECE ET L'AMP, CES HORMONES MAJORITAIREMENT PRESCRITES ?

Les ECE ne sont pas de l'estradiol-17β

Les ECE (estrogènes conjugués équins) sont extraits de l'urine de jument gravide. La jument en gestation est une source puissante d'estrogènes conjugués, car elle peut en excréter plus de 100 mg/jour dans son urine. Au Canada, les ECE (p. ex. : Premarin®) sont offerts depuis les années 1940.

Un bon nombre de mes patientes sont surprises et même déçues d'apprendre que les ECE sont des estrogènes provenant de l'urine de jument. Plusieurs croient que les ECE contiennent des estrogènes identiques à ceux présents dans leur corps. C'est loin d'être le cas.

J'ai maintes fois entendu, lorsque nous comparons les hormones féminines bioidentiques avec les non bioidentiques, la phrase : « Une hormone est une hormone. » Cette remarque est inexacte.

Dans les ECE, environ la moitié des estrogènes sont sous forme de sulfate d'estrone. L'autre moitié se compose de plusieurs estrogènes différents[1] dont la majorité sont étrangers au corps féminin. Soulignons que l'estrone et le sulfate d'estrone ne sont pas les estrogènes démontrés bénéfiques pour le cœur et le cerveau (voir les chapitres 3 et 4).

Nous verrons au prochain chapitre que les ECE par voie orale peuvent faire augmenter les risques inflammatoire et thromboembolique (caillots), et que l'inflammation joue un rôle dans un grand nombre de maladies humaines.

Au contraire, non seulement l'estradiol-17β par voie transdermique utilisée dans l'hormonothérapie bioidentique n'augmenterait ni le risque inflammatoire ni le risque thromboembolique, mais elle peut même faire diminuer ces risques.

D'ailleurs, bien avant la publication des résultats de l'étude *WHI*, l'estradiol-17β par voie transdermique était privilégiée pour les femmes obèses, hypertendues, diabétiques ou dyslipidémiques[2]. À la ménopause, plusieurs femmes présentent au moins un de ces problèmes de santé.

---

1. P. ex. : equilin, dihydroequilin-17α, dihydroequilin-17ß, estradiol-17α, estradiol-17ß, equilenin, dihydroequilenin-17α, dihydroequilenin-17ß, dehydroestrone-Δ 8,9.
2. Femmes avec un taux de mauvais cholestérol élevé ou un taux de triglycérides élevé.

L'AMP n'est pas de la progestérone

L'AMP (acétate de médroxyprogestérone) est une progestine qui exerce dans l'utérus certaines fonctions semblables à la progestérone.

Le terme progestine réfère à toute substance synthétique qui transforme un endomètre[3] prolifératif (endomètre de la 1re phase du cycle menstruel) en un endomètre sécrétoire (endomètre normal de la 2e phase). Les progestines ne se trouvent pas dans la nature : ce sont des substances artificielles, c'est-à-dire synthétiques.

Au cours de l'hormonothérapie féminine, l'AMP est prescrit aux femmes qui ont leur utérus afin de prévenir les saignements utérins dysfonctionnels et le cancer de l'endomètre. Il n'est pas donné aux femmes hystérectomisées (qui n'ont plus d'utérus), et ne doit pas l'être, car il peut avoir des effets néfastes pour leur santé. Au contraire, la progestérone devrait être prescrite à toutes les femmes prenant de l'hormonothérapie, et ce, pour ses bienfaits multiples.

En effet, les données scientifiques montrent que l'AMP peut être dommageable pour le cœur et le système nerveux et pourrait faire augmenter le risque de cancer du sein, tandis que la progestérone serait protectrice.

J'aime la progestérone, mais je n'aime pas l'AMP.

Les femmes méritent mieux.

L'ÉTUDE *WHI* : L'ÉTAT DE PANIQUE !

Le 10 juillet 2002, une journée de bureau comme les autres (un peu trop occupée), Patricia, ma secrétaire, vint me remettre une télécopie m'avisant de l'arrêt de l'étude *WHI* chez les femmes prenant le PremPro™ (un médicament combinant les ECE et l'AMP). Après en avoir pris connaissance, j'ai levé les yeux vers elle et lui ai simplement dit : « Et puis après ? »

Je me suis remise à travailler. Il faut dire que les résultats de l'étude *WHI* ne m'étonnaient pas vraiment. Je me suis même surprise à penser : « Je suis contente, cette étude va être une belle occasion de progresser en hormonothérapie féminine. » Jamais je n'aurais imaginé une suite aussi déroutante et décevante que celle qui s'ensuivit, et qui se poursuit encore près de six ans plus tard.

En effet, j'étais déjà persuadée que nous faisions fausse route avec l'utilisation d'une hormonothérapie féminine différente des véritables hormones féminines.

Le lendemain, la nouvelle se retrouva dans tous les médias, et comme il fallait s'y attendre, plusieurs de mes patientes avec hormonothérapie se sont mises à m'appeler, inquiètes, pour me demander : « Dr Demers, dois-je cesser mes hormones ? »

---

3. Couche de cellules qui tapissent l'intérieur de l'utérus.

« Que pensez-vous de l'étude qui vient de sortir et qui dit que les hormones augmentent les risques de développer un cancer du sein et de faire une crise cardiaque ? »

Afin d'être en mesure de bien les conseiller, j'ai d'abord lu l'article scientifique de base qui a rapporté les résultats de l'étude *WHI*. Sans que j'en comprenne toutes les raisons, une colère sourde commença tout doucement à s'emparer de moi.

Vous savez, ma motivation première à la base de l'écriture de ce livre est de faire comprendre aux femmes, ainsi qu'à ceux qui les aiment, que nous avons erré dans l'interprétation de l'étude *WHI* et fort mal compris le rôle des hormones sexuelles féminines.

Qu'est-ce que l'étude *WHI* ?

L'étude *WHI* (*Women's Health Initiative*) est une étude américaine d'envergure qui avait pour but principal de confirmer les bienfaits des ECE et de l'AMP pour les maladies cardiovasculaires.

Elle avait aussi pour objectif d'évaluer les bienfaits par rapport aux risques pour différents problèmes de santé majeurs (p. ex.: ostéoporose, thromboembolie, cancer du sein). Quarante cliniques médicales aux États-Unis ont collaboré à cette étude.

AVANT LA PUBLICATION DES RÉSULTATS DE L'ÉTUDE *WHI*...

Les médecins s'entendaient pour dire que l'hormonothérapie féminine semblait présenter plus de bienfaits que de risques.

Parmi ces bienfaits, il y avait le soulagement efficace des symptômes de ménopause ainsi que la prévention de l'ostéoporose, et cela est toujours vrai.

Plusieurs autres bienfaits étaient aussi fortement soupçonnés telle la prévention des maladies cardiaques et de la maladie d'Alzheimer.

La grande majorité des études cliniques sur l'hormonothérapie ont été faites avec les ECE seuls, ou les ECE et l'AMP, mais la plupart des observations provenaient d'études de cas témoins, de cohortes ainsi que de méta-analyses[4].

L'étude *WHI* répondait aux exigences des meilleures études scientifiques :
- étude en prévention primaire (le médicament prévient-il la maladie ?) ;
- étude d'envergure (très grand nombre de participantes) ;
- étude randomisée (les deux groupes étudiés doivent être similaires, comparables) ;
- étude avec placebo (produit de même apparence que le produit testé, mais sans les ingrédients actifs) ;

---

4. Analyse de plusieurs études pondérées selon leur valeur scientifique.

- étude à double insu (ni le médecin ni le patient ne savent qui prend ou non l'hormonothérapie).

Ce type d'étude est considéré comme le *gold standard* en médecine expérimentale.

L'étude a été financée majoritairement par le gouvernement américain et en partie par la compagnie pharmaceutique Wyett qui fabrique le Premarin® et le PremPro™. La confirmation des bienfaits de ces hormones pour la prévention des maladies cardiovasculaires représentait un enjeu financier majeur; les maladies cardiovasculaires étant la principale cause de mortalité dans les pays occidentaux.

L'étude *WHI* comportait deux volets. Le premier concernait l'utilisation des ECE *avec* l'AMP (PremPro™), tandis que le deuxième concernait les ECE *sans* l'AMP (Premarin®).

Le premier volet de l'étude *WHI* : les ECE et l'AMP (PremPro™)

Le premier volet comprenait un groupe de 16 608 femmes ménopausées non hystérectomisées, âgées de 50 à 79 ans, dont un peu plus de la moitié prenait le PremPro™ (ECE - 0,625 mg et AMP - 2,5 mg), et l'autre moitié un placebo.

En mai 2002, ce volet a été cessé prématurément étant donné que les risques potentiels associés à l'hormonothérapie ont été trouvés supérieurs aux bienfaits. En effet, les chercheurs, par le biais d'un comité de surveillance, avaient prévu cesser l'étude si la fréquence de certains événements négatifs (tel le cancer du sein) dépassait un certain seuil chez les femmes avec hormonothérapie. C'est ce qui arriva.

Voici la première divulgation des résultats. Nous verrons que ces résultats ont été analysés à nouveau, en tenant compte de certains paramètres (p. ex. : âge des participantes).

LES RÉSULTATS ONT MONTRÉ CHEZ LES UTILISATRICES d'ECE – 0,625 mg et d'AMP – 2,5 mg d'âge moyen de 63,2 ans (début) et de 68,4 ans (fin) :
Deux points positifs
➤ Diminution du risque de fractures (1,2 cas de moins sur 1000 femmes/an). ➤ Diminution du risque de cancer colorectal (0,6 cas de moins sur 1000 femmes/an).
Trois points négatifs
➤ Augmentation du risque de thromboembolie veineuse (1,8 cas de plus sur 1000 femmes/an). ➤ Augmentation des risques d'infarctus et d'AVC (1,5 cas de plus sur 1000 femmes/an). ➤ Augmentation du risque de cancer du sein (0,8 cas de plus sur 1000 femmes/an).

BILAN GLOBAL

Dans cette étude, le risque global associé avec l'utilisation d'ECE et d'AMP est une augmentation de 1,9 événement négatif sur 1000 femmes/an.

Cependant, il n'y a pas eu d'augmentation de la mortalité dans le groupe de femmes traitées avec l'hormonothérapie.

Diane

Diane, 58 ans, prend des ECE et de l'AMP depuis l'âge de 50 ans. Récemment, son médecin lui a suggéré de cesser son hormonothérapie, parce qu'elle en prend depuis plus de cinq ans.

Diane n'a surtout pas oublié les désagréments causés par ses symptômes de préménopause et de ménopause. Elle est inquiète. Son père est décédé d'un infarctus du myocarde à 59 ans et deux de ses cinq frères font de l'angine. Elle me demande : « Docteur, est-ce que le fait d'avoir pris des hormones a augmenté mon risque de faire un infarctus ? »

Ma réponse :

« Non, Diane. Selon l'étude *WHI*, vous n'avez pas augmenté votre risque de faire un infarctus.

« À mon sens, il reste néanmoins que les ECE et l'AMP présentent des risques inutiles. Alors je vous propose de continuer votre hormonothérapie féminine, mais avec celle bioidentique, pour conjuguer santé et bien-être. »

En fait, les résultats détaillés dans le tableau précédent ont été obtenus chez des femmes dont l'âge moyen était de 63,2 ans au début de l'étude, et dont la majorité n'avait jamais pris d'hormones[5]. Ces résultats ne reflètent donc pas la réalité clinique, puisque les femmes qui commencent une hormonothérapie sont habituellement vers la fin de la quarantaine ou le début de la cinquantaine.

Une analyse des résultats observés chez le sous-groupe de participantes âgées de 50 à 59 ans a montré que celles qui prenaient des hormones ont eu moins d'événements cardiovasculaires que celles qui n'en prenaient pas. Cependant, la diminution du risque est attribuable aux ECE. La prise d'AMP semble annuler certains bienfaits des ECE.

Plus spécifiquement, les femmes de 50 à 59 ans qui ont pris des ECE ont vu leur risque de faire un infarctus diminuer de 27 %[6] par rapport à celles n'en prenant pas. Par contre, les femmes qui prenaient conjointement des ECE et de l'AMP ont présenté un risque neutre d'infarctus.

Il est intéressant de noter que les femmes qui ont commencé l'hormonothérapie avant l'âge de 60 ans (ECE avec ou sans AMP) ont eu une diminution du taux de mortalité de 30 %[7] (toutes causes confondues) par rapport à celles qui ne prenaient pas d'hormones. Cette diminution de la mortalité est statistiquement significative. Il est étonnant que cette observation n'ait pas été médiatisée.

La signification clinique du premier volet (ECE et AMP)

Dès les premiers jours qui ont suivi la médiatisation des résultats, l'impression dans la population a été que l'hormonothérapie féminine causait une forte augmentation des risques d'infarctus et de cancer du sein. Les maladies cardiaques et le cancer du sein étant des causes importantes de mortalité, un état de panique s'est rapidement installé.

Trois points importants sont maintenant à considérer pour ce premier volet :

- d'abord, le risque observé d'infarctus avec les ECE et l'AMP donnés à des femmes d'un âge moyen de 63,2 ans est moindre que celui attribuable à tout autre facteur de risque connu de maladie cardiovasculaire (p. ex. : antécédents familiaux, tabac, hypertension artérielle, obésité, sédentarité, etc.) ;
- ensuite, il est important de savoir que les résultats de ce premier volet ont été analysés à nouveau[8]. Les chercheurs ont trouvé que le seul risque négatif statistiquement significatif est celui de thromboembolie veineuse. (Les thromboembolies veineuses comprennent la thrombophlébite veineuse profonde et l'embolie pulmonaire.) ;

---

5. Environ 74 % des femmes n'avaient jamais pris d'hormonothérapie féminine avant le début de l'étude.
6. Risque diminué à 0,63 (intervalle de confiance à 95 % : 0,36 et 1,09).
7. Risque diminué à 0,70 (intervalle de confiance à 95 % : 0,51 à 0,96).
8. En tenant compte des intervalles de confiance ajustés.

- finalement, commencer l'hormonothérapie féminine avant l'âge de 60 ans augmenterait l'espérance de vie.

EN D'AUTRES MOTS...

Les risques d'infarctus et de cancer du sein – causes de l'arrêt du premier volet de l'étude et de l'état de panique – ainsi que le risque d'AVC n'ont pas été trouvés statistiquement différents entre les femmes qui prenaient des hormones et celles qui n'en prenaient pas.

Le seul risque statistiquement significatif chez des femmes d'âge moyen de 63,2 ans qui ont utilisé les ECE/AMP pendant une moyenne de 5,2 ans est l'augmentation du risque thromboembolique veineux.

Le deuxième volet de l'étude *WHI* : les ECE (Premarin® seul)

Lise

Lise, 60 ans, hystérectomisée (pour saignements utérins) prend des ECE depuis sept ans. Ses amies lui disent d'arrêter ses hormones à cause du risque de cancer du sein.

Elle veut connaître mon avis : « Dois-je arrêter mes hormones ? Qu'est-ce que je dois privilégier : ma santé ou mon bien-être ? » Je lui réponds qu'elle n'a pas à sacrifier ni l'un ni l'autre. La question que Lise me pose est la suivante : « Quel est mon risque de faire un cancer du sein avec la prise d'estrogènes ? »

Ma réponse :

« Lise, selon l'étude *WHI*, vous pourriez avoir diminué votre risque de faire un cancer du sein.

« En effet, les chercheurs ont observé une diminution de 23 % du risque de cancer du sein avec la prise d'estrogènes de type ECE pendant une période moyenne de 6,8 ans. Êtes-vous surprise ? »

Peu de gens sont au courant qu'un autre volet de l'étude *WHI* a porté sur les effets des ECE seuls, c'est-à-dire non prescrits avec de l'AMP. Dans cette étude, 10 739 femmes, âgées de 50 à 79 ans et qui avaient subi une hystérectomie, ont été réparties aléatoirement en deux groupes : un groupe avec ECE et un groupe avec placebo. Cette étude a pris fin en février 2004.

LES RÉSULTATS ONT MONTRÉ CHEZ LES UTILISATRICES d'ECE – 0,625 mg (Premarin®) d'un âge moyen de 63,6 ans (début) et 70,4 ans (fin) :
Trois points positifs
➤ Diminution du risque de fractures (5,6 cas de moins sur 1000 femmes/an). ➤ Diminution du risque de cancer du sein (0,7 cas de moins sur 1000 femmes/an). ➤ Diminution du risque d'infarctus (0,5 cas de moins sur 1000 femmes/an).
Deux points négatifs
➤ Augmentation du risque d'AVC (1, 2 cas de plus sur 1000 femmes/an). ➤ Augmentation du risque de thromboembolie veineuse (0,7 cas de plus sur 1000 femmes/an).

Ce deuxième volet a comporté un taux élevé d'abandon (~ 54 %) tout comme le premier volet (~ 50 %). Même si cela n'est pas discuté dans ce chapitre, ces taux importants d'abandon suscitent des questionnements.

Parmi les points positifs, l'effet protecteur des hormones pour les os est démontré. De plus, il y a eu une diminution presque statistiquement significative du risque de cancer du sein. Il s'agit donc d'une excellente nouvelle. Quant au risque d'infarctus, il est diminué, quoique cette diminution ne soit pas statistiquement significative.

Parmi les points négatifs, le risque d'AVC a été trouvé statistiquement augmenté, mais non le risque thromboembolique veineux.

La signification clinique du deuxième volet (ECE)

Les résultats du deuxième volet de l'étude *WHI*, qui ne concernait que la prise d'estrogènes de type ECE (sans AMP), sont peu connus du public.

En fait, le seul point négatif trouvé significatif chez des femmes d'un âge moyen de 63,6 ans (au début de l'étude) – qui ont utilisé les ECE pendant une durée moyenne de 6,8 ans – est l'augmentation du risque d'AVC.

Il faut se rappeler qu'en juillet 2002, lors de la divulgation des résultats du premier volet, ce qui a surtout fait peur, c'est l'augmentation des risques de maladie cardiaque et de cancer du sein. Curieusement, les estrogènes ont tout de suite été désignés coupables.

Pourtant, lors de ce deuxième volet, les chercheurs ont observé que chez les femmes (âge moyen de 63 ans) qui ont pris des ECE pendant environ 6,8 ans, il n'y a pas eu davantage de cas d'infarctus ou de cancer du sein que chez les femmes qui n'en ont pas pris. C'est plutôt le contraire : il y a eu moins de cas d'infarctus et de cancer du sein !

Pourquoi n'avons-nous pas rassuré les femmes à ce sujet ?

Pourquoi beaucoup de professionnels de la santé et de femmes ont-ils encore l'impression que l'hormonothérapie féminine, sans nuance aucune, est prouvée dangereuse pour le cœur et les estrogènes cancérigènes ?

Nous observons pourtant que chez les femmes âgées de 50 à 59 ans (groupe d'âge où les femmes sont les plus susceptibles de commencer l'hormonothérapie), les ECE semblent présenter plus de bienfaits pour la santé que de risques :

- **Risque :** Avec la prise d'ECE, le risque de faire des caillots (thromboembolie) est augmenté, quoique cette augmentation n'ait pas été trouvée statistiquement significative. Cependant, selon les chercheurs, cela est probablement attribuable à un nombre insuffisamment élevé de participantes.
- **Bienfaits :** La prise d'ECE joue probablement un rôle dans la prévention de plusieurs problèmes de santé. Les chercheurs ont observé une diminution des risques de maladies coronariennes, de cancer du sein, de cancer colorectal, de fractures et de décès chez les femmes prenant des ECE comparativement à celles n'en prenant pas.

BILAN GLOBAL CHEZ LES FEMMES ÂGÉES DE 50 À 59 ANS

Une diminution de 20 % du risque de maladies (toutes causes confondues) a été observée chez les femmes prenant des ECE après un suivi moyen de 6,8 ans, comparativement à celles n'en prenant pas.

Cette diminution est presque statistiquement significative[9].

---

9. Risque diminué à 0,80 (IC 95 %, 0,62 – 1,03).

L'ÉTUDE *WHI* :
L'INUTILE ÉTAT DE PANIQUE !

Cette étude n'a utilisé qu'un seul type d'hormonothérapie,
dont les événements négatifs étaient prévisibles.

Les répercussions de l'étude *WHI*

L'étude *WHI* jeta une douche froide dans la communauté médicale et une campagne anti-hormones – en particulier anti-estrogènes – venait de naître. D'ailleurs, cette campagne dure toujours ! C'est une situation inexplicable. Il y a tant d'illogismes.

SAVIEZ-VOUS QUE...

À la suite de cette étude, plusieurs femmes ont cessé, ou ont dû cesser, leur hormonothérapie. La recommandation de cesser l'hormonothérapie après cinq ans est principalement basée sur les résultats du premier volet de l'étude.

Plusieurs croient qu'il est maintenant prouvé scientifiquement qu'à la ménopause, l'hormonothérapie féminine est dangereuse.

Dans une déclaration faite en janvier 2004, la Société canadienne du cancer recommandait d'éviter l'hormonothérapie féminine, sauf pour le traitement des symptômes graves de la ménopause qu'aucun autre traitement ne peut soulager. Vous serez peut-être surpris d'apprendre qu'en 2005, la Société canadienne du cancer a classé les estrogènes dans la liste des produits cancérigènes !

La Société des obstétriciens et des gynécologues du Canada est moins catégorique et reconnaît que l'hormonothérapie demeure le traitement le plus efficace contre les symptômes de ménopause. Cependant, elle recommande de cesser l'hormonothérapie féminine après cinq ans d'utilisation et de ne la reprendre que si les symptômes persistent.

Nous pouvons nous demander quels symptômes de ménopause doivent être considérés comme persistants, car ceux-ci peuvent être multiples et d'intensité variable. Et que doit-on penser du profil préventif de l'hormonothérapie féminine ?

Actuellement, un message fort ambivalent persiste.

L'étude *WHI* a été d'une si grande importance qu'elle a changé la façon, pour plusieurs médecins, de considérer et de traiter la ménopause. Depuis 2002, l'hormonothérapie féminine, au sens large, fait souvent peur.

LES CONSÉQUENCES SONT IMPORTANTES

➤ Des femmes souffrant inutilement.

➤ Des symptômes et signes traités « à la pièce ».

➤ Des coûts financiers engendrés par une surconsommation de médicaments et de produits naturels.

➤ Une innocuité et des interactions souvent inconnues de tous ces produits.

Peu d'études en médecine ont eu un tel impact sur la santé et le bien-être des femmes.

Qu'a-t-on vraiment appris de cette étude qui a changé les recommandations ?

Les effets à court terme : l'étude n'apporte pas de réponses

L'étude *WHI* n'a pas analysé les bienfaits de l'hormonothérapie à court terme, c'est-à-dire pour les symptômes associés à la préménopause ou à la ménopause tels les bouffées de chaleur, les troubles de l'humeur (anxiété et dépression), la fatigue, l'insomnie, les douleurs musculo-squelettiques, la sécheresse vaginale et la diminution de la libido.

En effet, non seulement très peu de femmes nouvellement ménopausées ont fait partie de l'étude[10], mais le protocole de recherche a exclu les femmes qui, pendant une période d'arrêt de trois mois de leur hormonothérapie, présentaient des symptômes vasomoteurs importants (bouffées de chaleur et sudations).

De plus, étant donné que la majorité des femmes étaient ménopausées depuis plusieurs années et n'avaient jamais pris d'hormonothérapie, elles risquaient de présenter des effets secondaires au début de la prise de l'hormonothérapie (p. ex. : douleur aux seins, ballonnement abdominal et pertes sanguines utérines). Ces effets secondaires pouvaient masquer certains bienfaits de l'hormonothérapie.

---

10. Seulement un très faible pourcentage des femmes (1,5 %) étaient âgées de 50 à 54 ans, et aucune n'avait moins de 50 ans.

---

*Les effets à moyen terme : l'étude suggère une augmentation
du risque de thrombose (caillot)*

Le tableau suivant résume les conclusions des deux volets de l'étude *WHI*.

ÉVÉNEMENTS MAJEURS STATISTIQUEMENT SIGNIFICATIFS CHEZ LES UTILISATRICES	
ECE – 0,625 mg et AMP – 2,5 mg Âge moyen : 63,2 ans (début) et 68,4 ans (fin)	**ECE – 0,625 mg** Âge moyen : 63,6 ans (début) et 70,4 ans (fin)
Points positifs	
➤ Diminution du risque de fractures. *Si début précoce :* * À confirmer vu le faible nombre. ➤ Diminution de la mortalité.	➤ Diminution du risque de fractures. ➤ Diminution du risque de cancer du sein (presque significative). *Si début précoce :* * À confirmer vu le faible nombre. ➤ Diminution du risque d'infarctus. ➤ Diminution du risque de cancer colorectal. ➤ Diminution de la mortalité.
Points négatifs	
➤ Augmentation du risque de thromboembolie veineuse.	➤ Augmentation du risque d'AVC. * Non significative avec les intervalles de confiance ajustés.

Ces observations sont en accord avec les données scientifiques antérieures qui signalaient déjà que les estrogènes donnés par voie orale augmentent le risque thromboembolique.

Les chercheurs ont observé que l'ajout d'AMP aux ECE entraîne une augmentation, quoique non significative, des cas d'infarctus et de cancer du sein. Au cours des prochains chapitres, nous verrons que l'AMP semble avoir plusieurs effets néfastes (mais non la progestérone), dont notamment pour les systèmes cardiovasculaire et cérébral, et qu'il augmente probablement le risque de cancer du sein.

Rappelons qu'au contraire, chez les femmes qui prenaient seulement des estrogènes (ECE), il y a eu moins de cas d'infarctus et de cancer du sein que chez les femmes qui ne prenaient pas d'estrogènes.

Les effets à long terme : l'étude WHI n'apporte pas de réponses

Les effets à long terme n'ont pas été étudiés, puisque les suivis moyens ont été de 5,2 ans (ECE avec AMP) et de 6,8 ans (ECE seuls).

Nous ne connaissons pas l'impact sur la morbidité et la mortalité de ces types d'hormonothérapie pris à long terme. Par exemple, sans la prise d'hormonothérapie féminine, combien de femmes présenteront une perte d'autonomie ou décéderont de complications secondaires à des fractures (p. ex. : fracture de la hanche) ?

Il est pertinent de savoir que le nombre de femmes qui décéderont à la suite de complications de fractures ostéoporotiques est plus élevé que le nombre de femmes qui décéderont de cancers du sein et des ovaires. En d'autres termes, si vous êtes une femme, vous risquez plus de mourir des conséquences de l'ostéoporose que d'un cancer du sein. Étiez-vous au courant ?

L'étude *WHI* n'est pas une étude en prévention primaire

Un point très important à considérer est que dans l'étude *WHI*, la majorité des participantes étaient ménopausées depuis plusieurs années et n'avaient jamais pris d'hormonothérapie.

Ces femmes avaient été soumises de façon prolongée à une privation hormonale. Des dommages irréversibles liés au déficit en hormones sexuelles ont pu se développer bien avant le début de l'hormonothérapie. En fait, 40 % des femmes étaient ménopausées depuis plus de 15 ans !

Pour être une étude en prévention primaire, il aurait fallu que les femmes commencent l'hormonothérapie précocement, avant l'apparition de problèmes liés au déficit en hormones sexuelles féminines. Quand on sait que ce déficit survient généralement à la quarantaine, nous sommes très loin du compte…

QU'EN PENSEZ-VOUS ?

L'étude *WHI* est-elle une étude randomisée ?

Avec un taux d'abandon des participantes d'environ 50 %, nous pouvons nous poser la question suivante : à la fin, les femmes avec hormonothérapie présentaient-elles les mêmes facteurs de risque de maladies que celles avec placebo ? L'âge, l'obésité et la sédentarité, entre autres, sont des facteurs très importants dont il faut rigoureusement tenir compte.

Par exemple, le risque d'AVC chez les femmes qui ne prenaient pas d'hormones dans l'étude *WHI* est de 1,0 sur 1000 femmes/an dans le groupe des 50 à 59 ans, et de 4,8 sur 1000 femmes/an dans le groupe des 70 à 79 ans – soit une augmentation du risque de 480 % simplement imputable au fait de vieillir !

Ce taux élevé d'abandon du protocole de recherche nous permet plus difficilement de tirer des conclusions scientifiquement valables, d'autant plus qu'il s'agit ici de petites différences entre les deux groupes (p. ex. : 0,8 cas de plus de cancer du sein sur 1000 femmes/an).

L'étude *WHI* est-elle une étude à double insu ?

Il pouvait être facile pour un grand nombre de femmes de reconnaître les effets secondaires de l'hormonothérapie (sensibilité des seins, ballonnement abdominal...).

Ensuite, lors du premier volet de l'étude, plusieurs participantes ont dû consulter des gynécologues pour des saignements utérins (3444 femmes du groupe avec hormonothérapie), ce qui a eu pour conséquence de lever l'insu.

L'ÉTUDE *WHI*... ET PUIS APRÈS ?
LES HORMONES FÉMININES BIOIDENTIQUES... ÉVIDEMMENT !

Malgré les failles de l'étude, dès le 10 juillet 2002, jour de la divulgation des premiers résultats, je n'ai pas été surprise. J'ai souvent dit à mes patientes : l'étude *WHI* ne fait qu'appuyer ce que les données scientifiques suggéraient déjà.

DEUX POINTS MAJEURS SONT À CONSIDÉRER

Dans l'étude *WHI*, les hormones utilisées sont différentes de celles que le corps des femmes produit.

Avant juillet 2002, il était connu que les ECE (administrés par voie orale) semblaient présenter certains facteurs de risque thromboembolique et inflammatoire.

Il est important de comprendre que les résultats négatifs étaient prévisibles, à la lumière des données scientifiques déjà disponibles à l'époque, à cause du type d'hormonothérapie utilisé et de la voie d'administration des estrogènes. Par exemple, l'augmentation du risque thromboembolique avec les estrogènes par voie orale était connue, ou du moins, fortement soupçonnée.

Rappelons que dans l'étude *WHI*, le risque de faire des caillots a été le seul effet négatif statistiquement significatif.

Nous aurions dû apprendre de l'étude *WHI* et mieux traiter les femmes. Au lieu de cela, un état de panique s'est installé. Ce qui m'a le plus troublée, et me trouble encore, c'est l'association entre hormones féminines et danger pour la santé ! Quelle image déplorable envoyée aux femmes !

Avant juillet 2002, lors de conférences (p. ex. : sur la rhumatologie, la cardiologie, etc.), les bienfaits des hormones féminines étaient reconnus pour les os et le cœur. Maintenant, les côtés positifs de ces hormones sont ombragés par l'état de confusion qui règne.

Pour moi, il est clair que les hormones féminines, les vraies, sont de bonnes hormones à doses adéquates. Nous savons que :

- Les femmes vivent, en moyenne, plus longtemps que les hommes ;
- Leurs ovaires ont produit de grandes quantités d'hormones sexuelles pendant plusieurs années et durant cette période, elles étaient moins à risque que les hommes de maladies cardiovasculaires et d'AVC ;
- Les hormones sexuelles féminines exercent un rôle essentiel dans la santé osseuse des femmes ;
- Les femmes avec hormonothérapie se sentent généralement soulagées de plusieurs symptômes associés à la préménopause et à la ménopause ;
- Les hormones sexuelles féminines exercent un nombre remarquable de fonctions dans le corps humain (voir le chapitre 3) ;
- Le risque thromboembolique observé dans l'étude *WHI* est dû au type d'hormonothérapie utilisé, et non à l'hormonothérapie féminine en soi.

Sur quelles bases scientifiquement valables pourrait-on penser que les hormones féminines sont plus dangereuses que bénéfiques ?

Au cours de mes années de pratique, j'ai été agréablement surprise par la solidarité féminine et les réseaux que les femmes ont tendance à tisser entre elles. Un nombre étonnant de patientes m'ont apporté des lectures, fourni des références, et surtout, tellement encouragée à dire ce que je pense.

C'est d'abord à ces femmes nombreuses, solidaires et fortes qui, comme moi, éprouvent une saine colère, que je dédie le prochain chapitre.

LES HORMONES FÉMININES BIOIDENTIQUES :
DE VRAIES BONNES HORMONES

Les hormones sexuelles féminines sont les mal-aimées et les méconnues des hormones humaines. Mais... pourquoi?

Vivre heureux et en santé

Être en santé est associé au bien-être physique et psychologique. Nous voulons être en santé parce que cela nous semble une composante importante du bonheur, et que « le bonheur, c'est ce qui nous rend heureux ! »

Il y a plusieurs définitions du bonheur, selon le sens que nous donnons à notre vie, et à la vie en général. Le bonheur reflète quelque part une satisfaction globale de notre condition humaine. Nous voulons nous sentir bien, aimés, utiles et vivre avec une certaine intensité. Cette quête du bonheur guide la plupart de nos actions.

Être en santé n'est pas une condition obligatoire au bonheur, mais la souffrance empêche plusieurs personnes de se sentir heureuses et de se réaliser. L'insomnie, la fatigue, l'irritabilité, les bouffées de chaleur, les douleurs musculo-squelettiques, la sécheresse vaginale, la diminution de la libido et les autres symptômes de ménopause, ça peut devenir déprimant et rendre la vie bien malheureuse !

Les hormones féminines bioidentiques aident-elles au bonheur? Pourquoi pas! Si vous ne dormez que quatre heures par nuit depuis deux ans, et que votre irritabilité vous cause des ennuis dans votre vie de couple et au travail, mais qu'en prenant ces hormones, vous dormez mieux et vous vous sentez redevenir la femme active d'avant, vous risquez de trouver la vie plus belle et intéressante, n'est-ce pas?

Vivre longtemps et en santé

Vous ne pouvez pas changer votre bagage génétique. Par contre, vous avez le pouvoir d'agir sur ce que l'on appelle les facteurs de risque modifiables.

Quels sont les facteurs de risque modifiables? Ils sont comme les cinq doigts de la main, unis et travaillant ensemble dans un même but: votre santé et votre bien-être. Ces facteurs sont: bien s'alimenter, faire de l'exercice sur une base régulière, bien dormir, éviter de consommer tabac et drogues et être heureux.

En médecine, on sait que les trois principaux paramètres associés à un meilleur état de santé et à une longévité accrue sont:
- le bilan lipidique (taux sanguin de gras);
- la glycémie (taux sanguin de sucre);
- la pression artérielle.

Personnellement, j'en rajouterais un quatrième :
- l'état inflammatoire.

Un mauvais contrôle de ces paramètres est associé aux maladies responsables du plus grand nombre de décès chez les humains, dont les maladies cardiovasculaires, les cancers, le diabète et l'hypertension artérielle.

Les facteurs de risque modifiables (alimentation, exercice, sommeil, tabac/drogues) ont une influence directe et importante sur ces paramètres.

Jour après jour, je constate à quel point l'hormonothérapie féminine bioidentique améliore la qualité de vie des femmes présentant des symptômes de préménopause ou de ménopause.

Ce que peu de gens savent, c'est que les hormones estradiol-17β et progestérone font beaucoup plus encore. Elles ont une action bénéfique sur le bilan lipidique, la glycémie/l'insuline, la pression artérielle et l'état inflammatoire (voir les chapitres 3 et 6). À mon sens, les hormones sexuelles jouent un rôle fort important non seulement dans la qualité de vie, mais aussi dans la longévité.

À la lecture des prochains chapitres, vous verrez qu'un nombre étonnant de fonctions sont associées aux hormones sexuelles féminines. Des découvertes surprenantes vous attendent !

Michelle

« Dr Demers, je prenais des hormones et je me sentais très bien. Lors de mon dernier rendez-vous, mon médecin me les a fait cesser parce que j'en prenais depuis cinq ans.

« Depuis que je n'en prends plus, je me sens tellement déprimée… (Elle pleure).

« Je ne dors pas, j'ai mal partout, j'ai des bouffées de chaleur, je suis irritable ; mon énergie et ma libido sont à zéro. Je n'ai plus de qualité de vie. Bref, je survis !

« Il paraît que c'est pour mon bien que mes hormones ont été arrêtées ! Je vous avoue ne rien y comprendre…

« Si c'est pour mon bien, alors pourquoi est-ce que je me sens si mal ? »

Ma réponse :

« Michelle, votre observation est judicieuse. Hélas ! Vous vous sentez mal parce que vous vivez les conséquences d'un déficit de vos bonnes hormones sexuelles féminines. »

Chapitre 3

LES MALADIES CARDIOVASCULAIRES, LES THROMBOSES ET LES HORMONES FÉMININES

L'estradiol-17β et la progestérone à doses adéquates
exercent un effet protecteur pour le cœur et les vaisseaux sanguins.

LES MALADIES CARDIOVASCULAIRES

Julie

Julie, 36 ans, a subi, il y a deux mois, une hystérectomie et une castration (utérus et ovaires enlevés chirurgicalement) pour un problème d'endométriose. Après la chirurgie, son gynéco-.logue lui a conseillé de prendre des estrogènes jusque vers l'âge normal de la ménopause, afin de protéger son cœur et ses os.

Julie veut mon avis parce qu'elle a peur de prendre des estrogènes étant donné leur mauvaise presse. Elle souffre actuellement de symptômes sévères de ménopause. Elle me demande : « Que dois-je faire, Dr Demers ? D'ailleurs, expliquez-moi pourquoi ces hormones seraient bonnes pour mon cœur avant l'âge normal de la ménopause, mais mauvaises après. »

Ma réponse :

« Julie, en matière d'hormonothérapie féminine, nous n'en sommes pas à une contradiction près. Il y a tellement de confusion ! Pour moi, il est clair que les hormones féminines sont bonnes pour le cœur. Cependant, il est important de savoir prescrire les bonnes hormones et de la bonne façon. »

Pour plusieurs, les maladies cardiovasculaires sont surtout une affaire d'hommes. Ce qui est faux. Elles sont de loin la principale cause de décès tant chez les femmes que chez les hommes dans les pays occidentaux. Les maladies cardiovasculaires touchent les artères (incluant celles du cœur) et comprennent :

- les maladies coronariennes (angine, infarctus) ;
- les maladies vasculaires dues à l'atteinte des artères autres que les coronaires (p. ex. : accident vasculaire cérébral (AVC), insuffisance artérielle des membres inférieurs).

Selon les statistiques de 2006, une Canadienne a une probabilité d'environ 46 % de mourir d'une maladie cardiovasculaire. À titre comparatif, la probabilité pour une Canadienne de mourir d'un cancer du sein est d'environ 3 % (15 fois moins).

Si vous faites une petite enquête, vous constaterez que la plupart des femmes ont davantage peur du cancer du sein que des maladies cardiovasculaires. Selon un sondage, 60 % des Canadiennes croient que le cancer du sein est la première cause de mortalité chez les femmes.

Il y a environ deux fois plus de femmes qui décèdent d'une maladie cardiovasculaire que d'un cancer (tous types confondus), et les femmes ayant de faibles taux d'estrogènes seraient plus à risque de décéder d'une maladie cardiovasculaire.

Parmi les maladies cardiovasculaires, les maladies coronariennes (angine, infarctus) sont responsables d'environ 25 % des décès dans les pays occidentaux et sont la première cause de mortalité chez les femmes tout comme chez les hommes.

Il est actuellement connu qu'avant la ménopause, les femmes sont généralement moins à risque de maladies coronariennes que les hommes. De 35 à 44 ans, les femmes courent environ six fois moins de risques d'en être atteintes. Cependant, durant les années qui suivent le début de leur ménopause, les femmes voient leur risque de maladie coronarienne augmenter progressivement, de telle sorte que vers l'âge de 75 ans, elles sont autant à risque de faire un infarctus que les hommes.

Dans une importante étude en cardiologie (*WISE : Women's Ischemia Syndrome Evaluation*) portant sur des femmes préménopausées sans antécédents de maladies cardiovasculaires, des chercheurs ont observé que les femmes ayant une angiographie[1] anormale avaient des taux moyens d'estradiol plus faibles (~ 147 pmol/l) que celles ayant une angiographie normale (~ 330 pmol/l). Ces résultats proposent qu'un faible taux d'estradiol est associé à plus d'athérosclérose des coronaires. Il est bien connu que l'athérosclérose est une cause importante de maladies cardiovasculaires.

LES CAUSES DES MALADIES CARDIOVASCULAIRES

Les deux principales causes des maladies cardiovasculaires sont l'athérosclérose (vaisseaux « encrassés ») et le vasospasme (constriction des vaisseaux).

Nous verrons maintenant que les hormones sexuelles féminines jouent des rôles bénéfiques et importants dans la prévention de l'athérosclérose et du vasospasme et en font des alliées de premier choix dans la lutte aux maladies cardiovasculaires.

---

1. Une angiographie est un examen radiologique permettant de visualiser les vaisseaux sanguins.

Plusieurs patientes me demandent : « Si les hormones sexuelles féminines exercent un rôle protecteur pour le cœur, comment expliquer les résultats de l'étude *WHI* ? »

La réponse est d'une simplicité désarmante. D'abord, les femmes participant à cette étude ne recevaient pas les hormones protectrices estradiol-17β et progestérone, mais des hormones différentes (ECE et AMP). Ensuite, l'hormonothérapie féminine a été commencée tardivement pour la majorité de ces femmes.

Les évidences scientifiques sont en effet fortes voulant que les hormones bioidentiques – estradiol-17β transdermique et progestérone – exercent un rôle dans la prévention des maladies cardiovasculaires, lorsque prises à doses adéquates et de façon précoce, c'est-à-dire dès la survenue d'un déficit hormonal sur une base régulière. Ce déficit se précise avec l'histoire médicale et le bilan sanguin hormonal.

SAVIEZ-VOUS QUE...

Avant l'étude *WHI*, les études suggéraient une réduction d'environ 40 à 50 % du risque de maladies cardiovasculaires avec la prise d'hormonothérapie féminine (même non bioidentique). Dans la vraie vie, les femmes commencent souvent l'hormonothérapie au début de leur ménopause.

L'athérosclérose

Le rôle de l'estradiol-17β dans la prévention de l'athérosclérose

L'athérosclérose se définit par la présence de plaques d'athérome[2] dans les artères. Le problème avec les plaques est qu'elles rétrécissent le diamètre des vaisseaux, durcissent les parois et perturbent la circulation sanguine. De plus, les plaques d'athérome peuvent se rupturer et aller bloquer une artère comme le ferait un caillot sanguin.

La localisation de l'artère bloquée et la durée du blocage détermineront le type et la gravité de l'atteinte. Par exemple, si l'artère touchée est une coronaire, cela provoquera, selon la durée de l'ischémie[3], de l'angine ou un infarctus. Si l'artère touchée est une artère cérébrale, cela provoquera : une ICT[4] ou un AVC[5]. De là toute l'importance de prévenir l'athérosclérose.

---

2. Dépôt de plaques (contenant du cholestérol, des triglycérides, du calcium, etc.) sur la paroi interne des artères causant l'athérosclérose.
3. Manque d'oxygène en raison de la diminution ou de la cessation de l'apport sanguin.
4. Ischémie cérébrale transitoire : résolution des symptômes dans les 24 heures.
5. Accident vasculaire cérébral : non-résolution des symptômes dans les 24 heures.

Les études cliniques sur le rôle des hormones sexuelles dans la prévention de l'athérosclérose sont plus difficiles à réaliser, parce que l'athérosclérose ne se voit pas facilement et ne se mesure pas par des tests de laboratoire. Le degré d'athérosclérose peut être estimé par différentes méthodes radiologiques plus complexes telle l'angiographie. Évidemment, les pathologistes peuvent observer l'athérosclérose lors de l'autopsie.

Des chercheurs ont observé un lien entre un déficit en estradiol et la présence d'athérosclérose lors d'angiographies chez des femmes préménopausées ayant éprouvé des symptômes angineux.

Dans une étude randomisée, à double insu et avec placebo chez des femmes ménopausées ne prenant pas de médicaments contre l'hypercholestérolémie, celles prenant de l'estradiol-17β par voie orale (1 mg/jour) ont développé moins d'athérosclérose[6] que celles n'en prenant pas.

Deux expériences chez des guenons castrées, soumises à une diète athérogène (engraissante) pendant environ deux à trois ans, ont montré le rôle protecteur important de l'estradiol contre l'athérosclérose. Dans la première expérience, les guenons qui ont reçu de l'estradiol-17β à doses physiologiques ont eu environ 50 % moins d'athérosclérose dans les coronaires comparativement à celles non traitées. Dans la deuxième expérience, l'éthinylestradiol a prévenu la formation d'athérosclérose d'environ 70 %. Ces résultats sont impressionnants.

Par ailleurs, si la prise d'estrogènes est commencée deux ans après leur castration (ce qui équivaudrait à environ six ans de vie humaine), la progression de l'athérosclérose n'est pas freinée. Notons que l'ajout de progestérone à doses physiologiques a eu un effet neutre pour ce qui est de l'athérosclérose.

D'autres études chez les guenons ont montré qu'en présence d'insuffisance ovarienne ou de castration, la formation d'athérosclérose est accélérée. À l'inverse, chez les guenons ayant vécu au moins une gestation – situation physiologique où les taux d'estradiol sont très élevés – l'athérosclérose des artères coronaires était quatre fois moins importante que chez celles n'ayant jamais vécu de gestation.

Tous ces résultats confirment le rôle puissant de l'estradiol-17β dans la prévention de l'athérosclérose, et laissent à penser qu'il faut commencer son utilisation de façon précoce, c'est-à-dire dès qu'un déficit survient sur une base régulière.

Mais à quoi est due l'athérosclérose ? À la lumière des connaissances scientifiques actuelles, les deux facteurs principaux qui favorisent la formation d'athérosclérose sont :

- un mauvais bilan lipidique ;
- un état inflammatoire chronique.

---

6.   Estimée selon l'épaisseur de la paroi de l'artère carotidienne commune distale droite.

Il est intéressant de constater que les hormones sexuelles, en particulier l'estradiol-17β, jouent un rôle bénéfique pour ces deux facteurs.

L'estradiol-17β transdermique améliore le bilan lipidique

Plusieurs patientes me demandent : « Ça veut dire quoi au juste un bilan lipidique ? » Lorsque l'on parle de bilan lipidique, on parle de la quantité de gras présents dans le sang. Ces gras se retrouvent majoritairement sous trois formes :

- le C-HDL (cholestérol lié au *HDL*[7]) – aussi appelé « bon » cholestérol ;
- le C-LDL (cholestérol lié au *LDL*[8]) – aussi appelé « mauvais » cholestérol ;
- les triglycérides.

LE « BON » ET LE « MAUVAIS » CHOLESTÉROL

En réalité, il n'y a pas de bon ni de mauvais cholestérol : le cholestérol est le cholestérol.

Les HDL et les LDL sont des particules qui servent à transporter le cholestérol dans le sang.

Alors qu'un taux élevé de C-HDL joue un rôle dans la prévention de l'athérosclérose, des taux élevés de C-LDL et de triglycérides contribuent à faire progresser l'athérosclérose. Ces trois composantes du bilan lipidique sont aussi importantes les unes que les autres dans la prévention des maladies cardiovasculaires.

Avant la ménopause, les femmes ont en moyenne un meilleur bilan lipidique que les hommes, avec des valeurs plus élevées de C-HDL et plus basses de C-LDL.

À la ménopause, malheureusement, le bilan lipidique a tendance à se détériorer avec une augmentation des taux de C-LDL, de cholestérol total et de triglycérides. Les taux de C-HDL peuvent aussi diminuer. Les femmes présentent alors des taux de C-LDL souvent plus élevés que les hommes.

L'étude *PEPI (Postmenopausal Estrogen/Progestin Intervention)*, une étude en cardiologie menée chez 875 femmes ménopausées (âgées de 45 à 64 ans) et d'une durée de trois ans, a montré que la prise d'estrogènes avait plusieurs effets bénéfiques : augmentation du taux de C-HDL, et diminution des taux de C-LDL et de fibrinogène[9]. Les chercheurs ont aussi observé que l'ajout d'AMP, contrairement à l'ajout de progestérone, a annulé certains des effets positifs des ECE.

Cependant, il est important de savoir que les estrogènes pris par voie orale peuvent faire augmenter les taux de triglycérides. Par contre, l'estradiol-17β par voie transdermique ne produit que de bons effets.

---

7. Lipoprotéine de haute densité (*High Density Lipoprotein*).
8. Lipoprotéine de faible densité (*Low Density Lipoprotein*).
9. Le taux de fibrinogène s'élève lors d'une réaction inflammatoire, et un taux élevé constitue un facteur de risque de caillots.

Dans une étude chez 159 femmes ménopausées, les effets sur le bilan lipidique de l'utilisation pendant deux ans de l'estradiol-17β transdermique (50 μg) ou celle des ECE (0,625 mg), avec de l'AMP (2,5 mg), ont été comparés à ceux obtenus avec un placebo. Les résultats sont très intéressants :

- augmentation moyenne des taux de C-HDL de 33,6 % avec l'estradiol-17β et de 31,4 % avec les ECE;
- diminution moyenne des taux de C-LDL de 15,9 % avec l'estradiol-17β et de 18,0 % avec les ECE;
- diminution moyenne des taux de triglycérides de 33,7 % avec l'estradiol-17β et au contraire, augmentation des taux de triglycérides de 18,6 % avec les ECE.

L'estradiol-17β a des propriétés anti-inflammatoires.

L'estradiol-17β a contribué à ralentir la formation d'athérosclérose chez des guenons de façon remarquable. Curieusement, l'effet protecteur de l'estradiol-17β contre l'athérosclérose ne peut pas être expliqué par ses effets bénéfiques sur le bilan lipidique.

Des chercheurs ont proposé que les propriétés anti-inflammatoires de l'estradiol-17β soient responsables de cet effet protecteur. Il est maintenant connu que l'inflammation joue un rôle notable dans l'athérosclérose ainsi que dans plusieurs maladies importantes en santé humaine.

QU'EST-CE QUE L'INFLAMMATION ?

Lorsque le corps perçoit un danger potentiel, il déclenche une réponse inflammatoire dans le but de faire cesser ce danger.

Le danger peut être une brûlure, une coupure, un microbe, une substance étrangère ou considérée comme étrangère. Les quatre signes cardinaux de la réaction inflammatoire aiguë sont : la douleur, la chaleur, l'enflure et la rougeur.

Au début, la réaction est non spécifique parce que le corps ne sait pas à quelle menace il fait affaire. Par la suite, la réaction se précise en fonction de l'agression.

Dans la majorité des situations, le corps se guérit et la réponse inflammatoire s'éteint d'elle-même. Par contre, dans les maladies inflammatoires chroniques, la réaction inflammatoire ne s'éteint pas complètement, le corps percevant toujours un certain danger, à tort ou à raison.

Cela a souvent pour conséquence d'empirer la situation au lieu de l'améliorer. Par exemple, dans l'arthrite, la réaction inflammatoire mène à la destruction du cartilage dans les articulations, ce qui n'est évidemment pas souhaitable, puisqu'elle ne fait qu'amplifier le problème.

Il existe plusieurs marqueurs de l'inflammation, dont la protéine C réactive qui est un marqueur sensible et important en santé humaine.

UN TAUX ÉLEVÉ DE PROTÉINE C RÉACTIVE = DANGER POTENTIEL

Un taux sanguin élevé de protéine C réactive serait le plus important facteur de prédiction du risque de mortalité cardiovasculaire chez des femmes apparemment en santé.

C'est aussi un facteur de risque d'AVC et de cancer du sein.

Un lien direct est observé entre le taux de protéine C réactive et celui des cytokines. Un taux élevé de cytokines (substances inflammatoires produites par les macrophages[10]) est associé à plusieurs maladies dégénératives comme l'ostéoporose, l'arthrite et l'arthrose, l'athérosclérose, la maladie d'Alzheimer et certains cancers. Des études ont montré que la protéine C réactive stimule le relâchement de cytokines. Les cytokines jouent un rôle dans la formation des caillots sanguins et des plaques d'athérome.

Des chercheurs ont observé que les estrogènes par voie orale, incluant l'estradiol-17β orale, ont tendance à faire augmenter le taux de protéine C réactive. Dans l'une de ces études chez des femmes ménopausées, les ECE (administrés avec l'AMP en mode cyclique[11]) ont augmenté ces taux de 48 % et de 64 % en moyenne après respectivement 6 et 12 mois d'utilisation. Ce qui est loin d'être une hausse banale !

Vous vous rappelez l'étude *WHI*, qui a suggéré une augmentation du risque thromboembolique avec les ECE (voir le chapitre 2) ? Il est logique de penser que l'augmentation persistante du taux de protéine C réactive causée par ces hormones traduit une réaction inflammatoire chronique, et qu'elle peut faire augmenter le risque thromboembolique.

Au contraire, l'estradiol-17β transdermique ou sous-cutanée – même à doses élevées non seulement ne l'augmente pas, mais a même tendance à le faire diminuer. Une étude chez des femmes ménopausées diabétiques de type 2 a aussi montré que l'estradiol-17β transdermique a abaissé leur taux de protéine C réactive.

---

10. Cellules sanguines qui jouent un rôle dans la réaction inflammatoire, et qui sont dotées du pouvoir de phagocytose (capacité de capturer et d'ingérer certaines particules).
11. Dans le mode cyclique, la prise de progestine ou de progestérone varie entre 10 et 14 jours par mois.

LA VOIE D'ADMINISTRATION DE L'ESTRADIOL-17β EST D'UNE IMPORTANCE CAPITALE !

En effet, l'estradiol-17β par voie transdermique – contrairement aux estrogènes par voie orale – exerce une action anti-inflammatoire (diminution du taux de protéine C réactive) et une action bénéfique sur les triglycérides.

La prise d'estradiol-17β transdermique à doses adéquates peut jouer un rôle majeur dans la prévention des maladies cardiovasculaires.

Toutes ces données proposent que l'estradiol-17β transdermique à dose d'hormonothérapie, lorsque commencée précocement, exerce un rôle puissant dans la prévention de l'athérosclérose chez les femmes, notamment par son action bénéfique sur le bilan lipidique et par son action anti-inflammatoire.

LA PROTÉINE C RÉACTIVE ET LES PRODUITS NATURELS

Les sœurs jumelles

Un jour, j'ai reçu une jeune femme en bonne santé me consultant pour des symptômes de préménopause. Étonnamment, son bilan sanguin a montré un taux de protéine C réactive très élevé.

Ce qui est intéressant, c'est que cette patiente a une jumelle identique m'ayant aussi rencontrée et qui, elle, avait un taux de protéine C réactive normal. Les jumelles avaient sensiblement la même histoire médicale et ne prenaient pas de médication.

Cependant, celle ayant un taux de protéine C réactive élevé prenait plusieurs produits naturels pour soulager ses symptômes de préménopause, alors que l'autre n'en prenait aucun. À la suite de notre rencontre, elle décida de cesser tous ses produits naturels, et un contrôle fut fait deux mois plus tard. Le taux de protéine C réactive était redevenu normal.

Ce n'est pas parce que des produits sont dits naturels qu'ils sont inoffensifs.

Le vasospasme

Hélène

Hélène, 53 ans, a fait un infarctus l'an dernier. L'infarctus aurait été causé par un vasospasme des artères coronaires. En effet, l'angiographie faite à l'époque était normale, indiquant que l'infarctus n'était pas dû à la présence d'athérosclérose dans les coronaires.

Hélène souffre d'anxiété et de symptômes sévères de ménopause depuis deux ans. Elle dit être malheureuse que les médecins ne puissent pas lui prescrire des hormones à cause de son histoire d'infarctus. Elle est découragée et me demande conseil.

Ma réponse :

« Hélène, je ne vous donnerais certainement pas de l'AMP (p. ex. : Provera®), parce qu'il peut favoriser un vasospasme des artères coronaires, c'est-à-dire un rétrécissement subit de leur diamètre.

« Par contre, à la lumière des connaissances actuelles, je vous suggère de prendre des hormones bioidentiques (estradiol-17β transdermique et progestérone) à doses adéquates, et ce, avec un bon suivi médical. En fait, les évidences scientifiques laissent à penser que vous bénéficieriez de recevoir un tel traitement qui favorise la vasodilatation des coronaires. »

En médecine, il est notoire que les crises cardiaques chez les femmes ont tendance à se présenter différemment que chez les hommes : leurs symptômes d'angine sont moins typiques. Chez plusieurs femmes préménopausées ou ménopausées, leurs symptômes ne sont pas dus à une plaque d'athérome bloquant une artère. En effet, plusieurs femmes ménopausées font de l'angine (documentée à l'épreuve d'effort), bien que l'angiographie de leurs coronaires soit normale.

Selon des chercheurs, une anomalie fonctionnelle plutôt que structurelle serait une caractéristique retrouvée dans les maladies coronariennes féminines. Selon moi, le vasospasme joue probablement un rôle important dans la survenue des maladies cardiaques chez les femmes.

LES HORMONES FÉMININES ET LES MALADIES CORONARIENNES

À mon sens, le déficit en hormones sexuelles féminines – principalement estradiol-17β et progestérone – est responsable d'un grand nombre d'infarctus chez les femmes.

Ces hormones jouent un rôle capital dans le maintien d'une bonne circulation sanguine dans les coronaires.

Le rôle de l'estradiol-17β dans la prévention du vasospasme

Plusieurs études ont montré le pouvoir formidable de l'estradiol-17β pour faire dilater les vaisseaux sanguins et ainsi prévenir le vasospasme. L'estradiol-17β favorise la production d'oxyde nitrique et de prostacycline par les vaisseaux sanguins. Ces deux substances ont pour effet de dilater les vaisseaux.

Chez les femmes atteintes de maladies coronariennes, l'injection dans les coronaires d'estradiol-17β est capable d'annuler puis d'inverser l'effet d'une substance vasoconstrictrice, ainsi que d'augmenter le débit sanguin dans les coronaires.

Des chercheurs ont observé que l'administration sublinguale (sous la langue) d'estradiol-17β chez les femmes atteintes de maladies coronariennes a retardé la survenue d'un épisode angineux, et a augmenté leur tolérance à l'exercice lors d'une épreuve d'effort.

On connaît la nitroglycérine donnée lors d'angine ou d'infarctus pour faire dilater les vaisseaux du cœur. L'estradiol-17β, en favorisant la production d'oxyde nitrique dans les vaisseaux sanguins, exerce une telle fonction. D'ailleurs, les résultats observés avec l'utilisation d'estradiol-17β sublinguale seraient similaires à ceux observés lors d'études chez des femmes souffrant d'une maladie coronarienne utilisant de la nitro sublinguale.

Le rôle de la progestérone dans la prévention du vasospasme

Des recherches chez des singes, soit des femelles castrées ou des mâles, ont montré que l'AMP pouvait causer un vasospame des coronaires. Dans une étude chez des guenons traitées avec l'estradiol-17β et l'AMP, l'injection de substances vasoconstrictrices[12] aurait entraîné leur mort à la suite d'un infarctus, si elles n'avaient été sauvées *in extremis* (grâce à l'injection de substances vasodilatatrices). Par contre, chez celles traitées avec l'estradiol-17β et la progestérone, l'injection de substances vasoconstrictrices n'a à peu près pas causé de vasospasme.

L'AMP N'EST PAS DE LA PROGESTÉRONE

Alors que la progestérone peut augmenter la vasodilatation induite par les estrogènes, l'AMP semble exercer une action contraire !

Une étude réalisée chez des femmes ménopausées souffrant de maladies coronariennes recevant de l'estradiol-17β par voie orale, à laquelle fut ajoutée de l'AMP ou de la progestérone vaginale (gel), a montré que c'est l'association estradiol-17β et progestérone qui a été la plus efficace (même plus que l'estradiol-17β utilisée seule) pour diminuer les épisodes angineux. Les chercheurs concluent à une synergie entre la progestérone et l'estradiol-17β pour prévenir les crises cardiaques.

LA PROGESTÉRONE : UNE SUBSTANCE VASODILATATRICE ?

Certaines études proposent que la progestérone puisse avoir de façon intrinsèque un effet vasodilatateur.

Certaines expériences laissent à penser que la progestérone joue également un rôle dans la prévention du vasospasme.

Par exemple, dans une étude contrôlée chez des femmes ménopausées en santé, la progestérone utilisée seule à doses physiologiques a été aussi efficace que l'estradiol-17β pour augmenter le flot sanguin dans les vaisseaux de l'avant-bras.

Des études chez des guenons castrées ont montré que l'administration de progestérone transdermique, avant l'injection de substances vasoconstrictrices, a

---

12. Telles la sérotonine et thromboxane A2.

exercé un effet protecteur contre la survenue d'un vasospasme des coronaires. De façon concordante, chez des lapins mâles et femelles, l'administration de progestérone a fait dilater les artères coronaires précontractées[13], et ce, même à des doses de progestérone de 30 à 100 fois supérieures aux doses maximales rencontrées lors d'un cycle menstruel.

Il serait intéressant de vérifier si un déficit en progestérone peut être en cause dans la survenue de certains types d'infarctus chez les femmes.

En résumé, toutes ces expériences montrent les bienfaits des hormones féminines bioidentiques pour ce qui est des maladies cardiovasculaires, notamment par leur rôle dans la prévention de l'athérosclérose (estradiol-17β) et du vasospasme (estradiol-17β et possiblement progestérone).

À la ménopause, les femmes ont généralement des taux d'estradiol et de progestérone moindres que ceux des hommes du même âge. À mes yeux, il est clair que ce déclin de production hormonale est néfaste pour la santé cardiovasculaire des femmes. L'hormonothérapie féminine, prescrite adéquatement, s'avère un outil de prévention précieux.

LA THROMBOEMBOLIE

La thromboembolie est causée par un caillot qui bloque un vaisseau sanguin. Elle peut être d'origine veineuse (embolie pulmonaire et thrombophlébite veineuse profonde) ou artérielle (p. ex.: AVC).

Anne

Anne, 46 ans, a fait une embolie pulmonaire il y a trois ans, et ce, huit mois après avoir commencé la prise de contraceptifs oraux pour la soulager de ses symptômes de préménopause. Elle n'avait jamais fait d'embolie pulmonaire auparavant, même lors de ses deux grossesses.

Actuellement, elle manifeste plusieurs symptômes de préménopause, et elle me demande, lors d'une de mes conférences, si elle peut prendre des hormones bioidentiques.

Ma réponse:

« Oui. Anne, il faut savoir que l'estradiol-17β transdermique à doses d'hormonothérapie ne fait pas augmenter le risque thromboembolique. Ce sont les estrogènes par voie orale qui font augmenter ce risque. »

Il est important de se rappeler que dans l'étude *WHI*, après ajustement des données, le seul risque statistiquement significatif associé à la prise d'ECE et AMP,

---

13. Suite à l'injection de K^+, de $F_{2\alpha}$ ou de Bay K 8644.

a été une augmentation du risque thromboembolique veineux, alors que l'augmentation du risque observée chez les utilisatrices d'ECE n'est pas significative. Selon moi, le risque thromboembolique est dû à deux facteurs principaux :

- d'abord, à un état inflammatoire causé par la nature étrangère des hormones utilisées (ECE et AMP) ;
- ensuite, au fait que les estrogènes ont été pris par voie orale.

Nous avons vu que les ECE peuvent faire augmenter le taux de protéine C réactive, et qu'un taux élevé de protéine C réactive (témoin d'un état inflammatoire) constitue un facteur de risque de maladies thromboemboliques.

Il est d'ailleurs connu depuis plusieurs années que les estrogènes donnés par voie orale (contraceptifs oraux et hormonothérapie féminine non bioidentique) peuvent faire augmenter le risque thromboembolique.

Par exemple, le risque thromboembolique veineux triple (mais ce risque reste modeste) chez les utilisatrices de contraceptifs oraux : 0,10 à 0,15 cas sur 1000 femmes/an (comparé à 0,04 sur 1000 femmes/an chez les non-utilisatrices).

Un autre facteur important à considérer est la dose d'estrogènes. Les doses d'estrogènes prescrites par voie orale sont beaucoup plus élevées que celles prescrites par voie transdermique. En effet, les estrogènes pris par voie orale doivent d'abord traverser le tube digestif, et ensuite, le foie en dégrade une bonne partie avant même qu'ils soient présents – et donc disponibles – dans la circulation sanguine.

Les molécules[14] d'estradiol-17β libérées par voie transdermique (timbre, gel) – à l'instar des molécules d'estradiol-17β produites par les ovaires – ont l'occasion d'agir dans les différents organes avant leur premier passage hépatique.

Soulignons que le fait de passer d'abord par le foie n'est pas un problème en soi, la grande majorité des aliments, des médicaments et des produits naturels en font autant. Cependant, le problème avec les estrogènes à doses élevées est qu'ils augmentent la production de certains facteurs de coagulation. « Pourquoi ? » me direz-vous. Demandons-nous plutôt dans quelle situation le corps des femmes produit, de façon naturelle, des doses extrêmement élevées d'estrogènes.

Pendant la grossesse ! Et c'est une bonne chose.

Les estrogènes produits en très grande quantité durant la grossesse – surtout vers la fin – augmentent la production de facteurs de coagulation, ce qui facilite la formation de caillots en cas de besoin, particulièrement lors de l'accouchement, afin de prévenir une hémorragie potentiellement fatale.

---

14. La plus petite quantité d'un corps chimique, constituée d'atomes réunis par des liaisons chimiques.

> ## LE CORPS FÉMININ DOIT S'ADAPTER À DIVERSES SITUATIONS COMME LA GROSSESSE
>
> En situation normale, il y a un équilibre harmonieux entre les facteurs qui favorisent la coagulation et ceux qui l'empêchent. Cet équilibre, appelé hémostase, permet d'une part l'arrêt des hémorragies, et d'autre part, la dissolution des caillots.
>
> Lors de la grossesse, les taux d'estrogènes sont très élevés. Les estrogènes augmentent à la fois les facteurs de coagulation et les facteurs anticoagulants, permettant l'hémostase. Cet équilibre permet aux femmes de mettre au monde des enfants sans mourir.

Y a-t-il diminution du risque thromboembolique avec l'estradiol-17β transdermique?

Plusieurs études ont montré que les estrogènes par voie orale ont tendance à faire augmenter les facteurs de coagulation. Cependant, l'estradiol-17β transdermique à dose d'hormonothérapie ne le fait pas.

De plus, les estrogènes (en particulier l'estradiol-17β transdermique) augmentent généralement les facteurs anticoagulants. En effet, les estrogènes augmentent le potentiel fibrinolytique[15] et favorisent la revascularisation. Ces facteurs constituent des moyens de réduire les risques thromboemboliques et leurs conséquences.

Il est intéressant de savoir que des taux sanguins élevés d'homocystéine[16] et de fibrinogène[17] sont des marqueurs associés à un risque accru de maladies thromboemboliques et cardiovasculaires. L'estradiol-17β est connue pour faire abaisser les taux d'homocystéine et de fibrinogène, ce qui est en faveur du rôle protecteur de l'estradiol-17β contre les maladies cardiovasculaires et thromboemboliques.

Ce sont donc toutes de bonnes nouvelles pour l'estradiol-17β transdermique.

En 2003, dans une étude publiée dans *The Lancet*, chez 155 femmes ménopausées ayant eu un premier épisode de thromboembolie veineuse (92 embolies pulmonaires et 63 thromboembolies veineuses profondes), comparativement à 381 contrôles, des chercheurs ont observé que l'hormonothérapie par voie orale – mais non l'estradiol-17β transdermique – est associée à une augmentation du risque de thromboembolie veineuse. Chez les femmes utilisant l'hormonothérapie féminine par voie orale, ce risque a été estimé à 3,5 par rapport à un risque abaissé à 0,9 avec la voie transdermique. Les auteurs concluent que les estrogènes par voie orale présentent un risque quatre fois supérieur à celui de l'estradiol-17β par voie transdermique!

---

15. C'est-à-dire la capacité à dissoudre les caillots ou à empêcher leur formation.
16. L'homocystéine est une substance qui sert à la synthèse de l'acide aminé essentiel méthionine. Un taux élevé d'homocystéine est un facteur de risque de maladies cardiovasculaires et thromboemboliques.
17. Le fibrinogène est une protéine soluble qui se transforme en fibrine sous l'action de la thrombine. La fibrine est le principal constituant des caillots sanguins.

Bref, il n'y a aucune raison scientifique de supposer que l'estradiol-17β transdermique (timbre et gel), à dose d'hormonothérapie, puisse faire augmenter le risque thromboembolique. Les évidences veulent plutôt le contraire. En effet, non seulement cette hormonothérapie n'augmente pas les facteurs de coagulation, mais elle exercerait un certain pouvoir anticoagulant.

D'ailleurs, le risque thromboembolique augmente progressivement avec l'âge, alors que les taux d'estradiol déclinent. Par exemple, on sait qu'avant la ménopause, les femmes ont un risque d'AVC plus faible que les hommes du même âge.

En résumé...

Selon les données scientifiques actuelles...

L'estradiol-17β transdermique, et à un moindre degré la progestérone, à dose d'hormonothérapie féminine, pourraient faire diminuer les risques cardiovasculaire et thromboembolique par leurs actions favorables sur le bilan lipidique, l'état inflammatoire, le vasospasme et le potentiel anticoagulant.

L'ESTRADIOL-17β, LES STATINES ET LA PROTÉINE C RÉACTIVE

Les statines (p. ex.: Lipitor®, Zocor®, Crestor®) – médicaments très prescrits pour le traitement de l'hypercholestérolémie – peuvent faire diminuer les taux de protéine C réactive et réduire les risques cardiovasculaire et thromboembolique.

Il est intéressant de constater que l'estradiol-17β transdermique peut aussi faire diminuer le taux de protéine C réactive et réduire probablement les risques cardiovasculaire et thromboembolique.

Chapitre 4

LE CERVEAU ET LES HORMONES FÉMININES

L'estradiol-17β et la progestérone à doses adéquates
exercent des effets bénéfiques multiples pour le cerveau.

LA DÉMENCE

Lorraine

Lorraine, 53 ans, prend de l'hormonothérapie féminine bioidentique depuis bientôt trois ans. Elle vient d'apprendre que sa mère, qui n'a jamais pris d'hormonothérapie, souffre de la maladie d'Alzheimer.

Elle me demande s'il y a un lien entre les hormones féminines et la maladie d'Alzheimer : « J'ai entendu dire que les hormones font augmenter le risque de développer la maladie d'Alzheimer. Dr Demers, je suis inquiète : devrais-je arrêter mes hormones ? »

Ma réponse :

« Lorraine, vous pouvez continuer votre hormonothérapie féminine bioidentique.

« Effectivement, il semble y avoir un lien entre les hormones sexuelles féminines et la maladie d'Alzheimer. Cependant, les évidences veulent que les hormones féminines exercent un effet protecteur – et non le contraire – lorsque commencées précocement et utilisées pendant plusieurs années. »

La confusion actuelle vient des résultats de l'étude WHIMS publiés en 2003.

Qu'est-ce que l'étude WHIMS?

L'étude WHIMS (Women's Health Initiative Memory Study) est une sous-étude de la WHI, réalisée chez 4532 femmes ménopausées âgées de 65 ans et plus. Cette étude avait pour but de vérifier si l'utilisation des ECE pouvait prévenir le risque de faire une démence. En effet, plusieurs études suggéraient un effet protecteur des estrogènes.

Les chercheurs ont observé que l'utilisation des ECE et de l'AMP, chez des femmes d'âge moyen de 71 ans au début de l'étude (suivi moyen de 4,1 ans), double le risque de faire une démence. Comme dans le cas des maladies coronariennes, l'apparition de la démence est survenue surtout durant la première année d'utilisation.

Plusieurs ont alors conclu que les hormones, en particulier les estrogènes, augmentent le risque de faire une démence. Pensez un instant à ce que peut sous-entendre ce verdict peu reluisant pour les femmes!

Il s'agit là d'une grave erreur d'interprétation pour deux raisons principales. La première est que les ECE et l'AMP ne sont pas les mêmes hormones que celles produites par le corps des femmes. La deuxième raison importante à considérer est que ces hormones ont été données à des femmes d'âge moyen de 71 ans au début de l'étude, et dont la majorité n'avaient jamais pris d'hormones.

Le risque aurait-il été différent chez des femmes ayant toujours pris des hormones depuis le début de leur ménopause, voire lors de leur préménopause? Les évidences scientifiques veulent que oui.

Selon le Dr Barbara Sherwin, codirectrice de la Clinique de ménopause du Centre universitaire de santé McGill à Montréal, les femmes qui ont participé à l'étude WHIMS ne sont pas représentatives de celles que nous traitons, c'est-à-dire âgées majoritairement de 45 à 55 ans. Les estrogènes auraient un effet protecteur s'ils sont pris dès le début de la ménopause.

Un bon article synthèse paru en 2003 – la même année que la publication des résultats de l'étude WHIMS – a conclu que l'hormonothérapie féminine (non bioidentique et bioidentique) procure des bienfaits substantiels pour prévenir la maladie d'Alzheimer et le déclin des fonctions cognitives relié à l'âge, pourvu que l'hormonothérapie soit administrée de façon appropriée et précoce.

SAVIEZ-VOUS QUE...

La maladie d'Alzheimer est la forme la plus courante de démence et représente environ 64% des cas de démence.

Dans une de ces études, la Cache County Study, les chercheurs ont observé que l'hormonothérapie féminine réduit de façon importante le risque de maladie d'Alzheimer lorsqu'elle est commencée de façon précoce et prise pendant plusieurs années. Cette étude a porté sur 1866 femmes, dont 800 n'avaient jamais utilisé d'hormonothérapie féminine.

Les résultats ont montré que les femmes qui n'avaient jamais pris d'hormonothérapie et qui ont commencé l'hormonothérapie à un âge relativement avancé (âge moyen de 74,5 ans) n'ont pas été protégées contre la maladie d'Alzheimer. Par contre, celles qui avaient commencé l'hormonothérapie précocement[1] ont vu leur risque de maladie d'Alzheimer diminuer de 41 % après moins de trois ans d'utilisation, de 68 % entre trois et dix ans d'utilisation, et de 83 % après plus de dix ans.

Une étude avait déjà montré que les ECE pris pendant un an par des femmes atteintes de la maladie d'Alzheimer, d'intensité légère à modérée, n'amélioraient pas la maladie.

Comment expliquer le paradoxe voulant que les estrogènes fassent diminuer le risque de démence d'Alzheimer lorsque commencés précocement, et au contraire, fassent augmenter ce risque lorsque commencés tardivement?

Des chercheurs ont émis l'hypothèse que les estrogènes sont bénéfiques en présence de neurones sains, alors qu'en présence de neurones malades (c'est-à-dire ayant subi des dommages affectant leur fonctionnement), l'effet des estrogènes est différent.

L'estradiol-17β est bénéfique pour le cerveau

Il est de plus en plus notoire que l'estradiol-17β exerce des effets bénéfiques pour le cerveau grâce à des mécanismes d'action multiples.

POUR LE SYSTÈME NERVEUX, L'ESTRADIOL-17β EST:
Vasodilatatrice: elle augmente la circulation sanguine. *Protectrice*: elle favorise la présence de neurones plus sains et plus résistants aux traumatismes. *Trophique*: elle stimule la croissance des neurones et des cellules gliales[2] (nombre et volume) et augmente le nombre de connexions nerveuses entre les neurones. Cela a des bienfaits multiples dont une augmentation de la production de divers neurotransmetteurs[3] et neurostéroïdes[4], ainsi qu'une augmentation de la réceptivité des neurones à ces substances.
Résultats: meilleures fonctions cognitives (en particulier la mémoire), meilleure humeur, meilleur sommeil, meilleure libido, meilleure résistance nerveuse, etc.

1. Dans cette étude, 72 % des femmes avec hormonothérapie prenaient des estrogènes oraux sans progestine.
2. Cellules de soutien des neurones (p. ex.: astrocytes et oligodendrocytes).
3. Substances produites par les neurones qui servent de signal de communication entre les neurones ou entre un neurone et une cellule spécialisée, permettant de déclencher diverses actions et émotions. On connaît actuellement plus de 120 neurotransmetteurs.
4. Substances synthétisées par le système nerveux à partir du cholestérol.

L'estradiol-17β exerce un effet *vasodilatateur* pour le cerveau. Lors de l'exécution d'une même fonction, les femmes non ménopausées ont généralement un flot sanguin cérébral plus élevé que les hommes du même âge. Cependant, à la ménopause, les chercheurs ont observé une réduction de ce flot lors d'une même fonction. La chute du taux d'estradiol a été mise en cause, étant donné ses propriétés vasodilatatrices.

L'estradiol-17β exerce un effet *protecteur*. En laboratoire, des chercheurs ont traité des neurones humains[5] avec différentes substances (cholestérol, testostérone, progestérone, corticostérone, estradiol-17β et estradiol-17α) avant de les priver de sérum. Aucune de ces substances n'a empêché la mort des neurones, sauf l'estradiol-17β et l'estradiol-17α. Plusieurs évidences veulent aussi que l'estradiol soit un excellent antioxydant.

L'estradiol-17β exerce un effet *trophique* puissant. On sait que cette hormone est une molécule formidable grâce à sa capacité à rendre plus résistants les neurones et les cellules gliales et à stimuler leur croisssance.

Par exemple, des analyses morphologiques ont montré que le traitement avec l'estradiol-17β a entraîné une augmentation de la masse des neurones mis en culture et provenant de différentes zones du cerveau[6]. Dans les neurones de l'hippocampe, une zone du cerveau jouant un rôle important dans la mémoire, l'administration d'estradiol-17β a augmenté le nombre de connexions nerveuses.

L'effet trophique complexe de l'estradiol-17β – c'est-à-dire son effet sur la croissance des neurones et des cellules gliales – entraîne des bienfaits remarquables pour le cerveau en favorisant une plus grande production de neurotransmetteurs et de neurostéroïdes, et en augmentant la capacité des neurones d'emmagasiner de l'information et de la transmettre.

Les neurotransmetteurs sont des messagers à l'intérieur du système nerveux. Les principaux sont :

➤ L'acétylcholine	Rôle important dans la mémoire, la concentration et le système nerveux parasympathique.
➤ La dopamine	Rôle important dans la motricité et le plaisir.
➤ La noradrénaline	Rôle important dans l'énergie et le système nerveux sympathique.
➤ La sérotonine	Rôle important dans l'humeur.

---

5. Neurones de neuroblastome (tumeur bénigne du cerveau).
6. Hippocampe, lobes occipitaux, lobes pariétaux et lobes frontaux.

Chez les animaux, un grand nombre d'études scientifiques ont montré que l'estradiol-17β augmente les performances cognitives. Par exemple, les rates castrées n'apprennent pas aussi bien que les rates ayant leurs ovaires, et l'administration d'estradiol-17β accélère la vitesse d'apprentissage. Une étude récente chez des rates a montré que l'administration d'estradiol-17β commencée immédiatement après leur castration améliore leur mémoire, mais ne le fait pas après une longue période de privation hormonale.

On sait que les performances cognitives des femmes ont tendance à être meilleures les jours de leur cycle menstruel où les taux d'estrogènes sont plus élevés. À l'inverse, des chercheurs ont trouvé qu'un déclin des taux d'estrogènes est associé à une perte de fonctions reliées à la mémoire, et que ce déclin peut être corrigé par l'administration d'estrogènes.

De façon concordante, une étude récente chez des femmes âgées de 25 à 40 ans a montré que l'utilisation de l'acétate de leuprolide (Lupron Depot®) – qui entraîne une insuffisance ovarienne – a diminué de façon importante leurs fonctions cognitives.

Chez des hommes ayant un cancer de la prostate, la diminution des taux d'estradiol secondaire au traitement anti-testostérone (castration chimique ou chirurgicale) est associée à une baisse de leurs performances cognitives telles la fluidité verbale et la mémoire visuelle.

À la ménopause, le taux d'estradiol-17β chute et décline progressivement avec les années. Vers l'âge de 65 ans, les femmes auraient environ cinq fois moins d'estradiol que les hommes du même âge. Cela peut avoir des conséquences multiples.

Par exemple, les femmes représentent plus des deux tiers des personnes de 65 ans et plus atteintes de la maladie d'Alzheimer. Des chercheurs ont émis l'hypothèse d'une association possible entre un faible taux d'estradiol-17β et cette maladie. Un déficit en estradiol constituerait un facteur de risque de la maladie d'Alzheimer.

Des recherches chez des souris qui servent de modèles pour la maladie d'Alzheimer ont montré que l'inactivation du gène de l'aromatase[7] – qui entraîne un déficit en estrogènes – accélère le développement dans le cerveau de plaques typiques de la maladie d'Alzheimer.

---

7. Par des techniques de génie génétique.

DANS LA MALADIE D'ALZHEIMER...

Les neurones principalement concernés sont les neurones cholinergiques (c.-à-d. ceux qui fabriquent de l'acétylcholine), et dont le fonctionnement est perturbé par la présence de substance amyloïde-β.

L'estradiol-17β favorise la croissance et la survie des neurones cholinergiques et diminuerait la formation d'amyloïde-β. Plusieurs observations suggèrent un rôle important de l'estradiol-17β dans la prévention de la maladie d'Alzheimer.

Dans les neurones corticaux humains, l'administration d'estradiol-17β à des taux physiologiques diminue la production de substance amyloïde-β (substance caractéristique des plaques de la maladie d'Alzheimer). De manière concordante, des chercheurs ont observé des taux d'estrogènes plus faibles dans le cerveau des femmes atteintes de la maladie, comparativement à celles du même âge sans la maladie.

Nous pouvons nous poser la question suivante : est-ce que les résultats de l'étude *WHIMS* auraient été différents si l'estradiol-17β avait été utilisée au lieu des ECE ?

Dans une étude chez des femmes atteintes de démence de type Alzheimer (type le plus fréquent), l'utilisation de l'estradiol-17β a montré une amélioration des fonctions cognitives chez certaines d'entre elles. Par contre, d'autres études laissent à penser que l'estradiol-17β peut entraîner la mort des neurones ayant des dépôts de substance amyloïde-β.

Les effets à long terme de l'administration de l'estradiol-17β chez les patientes atteintes de la maladie d'Alzheimer ne sont pas connus. Dans l'étude *WHIMS*, la survenue de la démence a surtout eu lieu la première année suivant la prise des ECE, ce qui ne milite pas en faveur d'une toxicité des neurones causée par les ECE.

À mon sens, la mort de neurones endommagés provoquée par l'estradiol-17β est une excellente chose en soi si elle a pour effet de stimuler la division cellulaire de neurones sains pour les remplacer. Par contre, en l'absence d'une régénération adéquate par les neurones sains, il vaut peut-être mieux avoir des neurones endommagés que des neurones manquants.

En conclusion, l'estradiol-17β transdermique exerce des actions neuroprotectrices et anti-inflammatoires puissantes – particulièrement lorsque commencée avant la survenue de dommages reliés à son déficit. Je crois que son utilisation constitue l'une des plus belles formes de médecine préventive qui soient.

LA DÉPRESSION

Madame Lajoie

Madame Lajoie, 76 ans, hystérectomisée, prend des ECE (Premarin®) depuis l'âge de 47 ans.

Il y a plusieurs années, elle a cessé son Premarin®. Quelques mois après la cessation, madame Lajoie a fait une dépression majeure avec idées suicidaires, ce qui a nécessité une hospitalisation en psychiatrie. Il s'agit du seul épisode de dépression dans sa vie, elle en garde un très mauvais souvenir et me dit : « Ce fut l'enfer ! Je ne veux pas revivre ça… sous aucun prétexte. »

Récemment, son médecin a refusé de represcrire son Premarin® alléguant les risques pour sa santé, dont notamment le cancer du sein et les maladies cardiaques. Madame m'informe qu'elle a littéralement menacé de l'étrangler tant elle était choquée, et ajoute : « Il faut bien mourir de quelque chose ! Je préfère mourir d'un cancer du sein ou d'une crise cardiaque plutôt que de refaire une dépression. Laissez-moi donc finir mes jours en paix avec mes hormones ! »

Ma réponse :

« Madame Lajoie, je vous donne raison de vouloir poursuivre votre hormonothérapie. »

L'estradiol-17β a des propriétés antidépressives.
La progestérone semble aussi jouer un certain rôle contre la dépression

À l'échelle mondiale, la dépression est actuellement l'une des principales causes de maladie et d'invalidité. La dépression majeure peut entraîner une telle détresse psychologique que certains songent au suicide, et parfois y parviennent, pour mettre un terme à leur souffrance. Même si le sujet est de moins en moins tabou, la dépression reste encore une chose mystérieuse qui fait souvent peur et dont on préfère généralement ne pas parler.

La fréquence de la dépression et de l'anxiété augmente à la préménopause et à la ménopause. À mes yeux, il est clair qu'un déficit en hormones sexuelles est souvent impliqué, soit à titre de facteur causal ou de facteur précipitant (stresseur).

Le cerveau contient un nombre étonnant de récepteurs pour les hormones sexuelles. Au Centre, nous rencontrons beaucoup de femmes préménopausées ou ménopausées éprouvant des symptômes de dépression. L'estradiol-17β transdermique et la progestérone, à doses adéquates, procurent des bienfaits considérables à ces femmes.

À ce jour, les ECE et l'estropipate (p. ex. : Ogen®) n'auraient pas été démontrés efficaces pour le traitement de la dépression. Le choix de l'hormonothérapie bio-identique est donc à privilégier contre les symptômes de dépression associés au déficit en hormones sexuelles.

Dans une étude à double insu, l'estradiol-17β s'est avérée très efficace pour traiter la dépression chez des femmes âgées de 40 à 55 ans. Après 12 semaines de traitement, une rémission a été observée chez 68 % des femmes traitées avec un timbre d'estradiol-17β (100 μg) comparée à une rémission chez 20 % des femmes du groupe placebo. Fait intéressant, le taux de réponse à l'estradiol-17β a été comparable quels que soient la gravité et le type de dépression, et qu'il y ait présence ou non de bouffées de chaleur.

L'estradiol-17β réduit les symptômes de dépression même chez les femmes préménopausées qui n'ont pas de bouffées de chaleur. Ces résultats montrent que les effets de l'estradiol-17β sur l'humeur et les bouffées de chaleur peuvent être indépendants.

Dans une étude à double insu chez des femmes vivant une dépression post-partum sévère, un traitement de 12 semaines avec l'estradiol-17β (200 μg) a permis une rémission chez 80 % d'entre elles comparée à une rémission chez 31 % de celles du groupe placebo. Il s'agit là d'un taux de rémission très élevé.

L'EFFICACITÉ DES ANTIDÉPRESSEURS CONTRE LA DÉPRESSION

Une rémission de la dépression est souvent définie par un score inférieur ou égal à 7 à l'échelle de Hamilton-D17.

Une étude comparant l'efficacité de différents antidépresseurs avec un placebo a montré les taux de rémission suivants :
> Effexor/Effexor XR® : 45 %
> ISRS (Prozac®, Paxil® ou Luvox®) : 35 %
> Placebo : 25 %

Dans les études précédentes, la progestérone n'a pas été utilisée. Selon moi, la progestérone peut aussi jouer un rôle, surtout en présence d'un déficit prolongé de cette hormone.

En effet, des chercheurs ont observé que les personnes souffrant de dépression ont tendance à avoir des taux plasmatiques abaissés d'allopregnanolone (métabolite actif de la progestérone), suggérant un rôle de la progestérone dans la dépression. De façon concordante, une rémission de la dépression avec les antidépresseurs est associée à une normalisation des taux d'allopregnanolone.

Une étude rigoureuse chez 4161 femmes âgées de 36 à 45 ans de la *Harvard Study of Moods and Cycle* a permis d'établir que le risque de dépression majeure est augmenté chez les femmes qui ont eu leur première menstruation avant l'âge de 11 ans ou qui, du moins pendant les cinq premières années de leurs menstruations, ont eu des cycles menstruels irréguliers ou des menstruations abondantes.

Selon mon expérience en tant que clinicienne, ainsi que selon plusieurs évidences scientifiques, la présence de menstruations abondantes, peu importe l'âge (en dehors de problèmes de santé telle l'hypothyroïdie), est souvent causée par un déficit relatif en progestérone. Ce déficit est d'ailleurs typique à la préménopause.

Quant à la présence de cycles irréguliers, elle peut être causée par le déficit en progestérone avec ou sans déficit en estradiol. Toutes ces observations proposent que l'estradiol-17β et la progestérone jouent des rôles importants dans la prévention de la dépression.

Il est connu qu'un déficit en sérotonine est impliqué dans la dépression, et que les hormones féminines jouent un rôle important dans la régulation de la synthèse de la sérotonine. Les femmes doivent savoir que leurs hormones féminines constituent en quelque sorte leur antidépresseur naturel.

Marie

Marie, 52 ans, est en dépression majeure réfractaire[8] depuis environ un an et demi, ce qui a entraîné un arrêt de travail. Elle est persuadée que sa dépression est causée par ses symptômes de ménopause. Elle n'avait jamais fait de dépression auparavant.

Son médecin a refusé de lui prescrire de l'hormonothérapie féminine étant donné les controverses actuelles, et parce que, de toute façon, une dépression, ça se traite avec des antidépresseurs.

À la suite de notre rencontre, Marie a commencé l'hormonothérapie féminine bioidentique, et 12 semaines plus tard, elle était en rémission. « J'ai enfin l'impression d'être redevenue moi-même. » Au cours des mois qui ont suivi, Marie a graduellement cessé ses antidépresseurs ; elle est maintenant retournée au travail.

Elle me demande : « Dr Demers, pourquoi les médecins traitent-ils la ménopause avec des antidépresseurs ? »

Ma réponse :

« Vous savez Marie, un véritable changement d'attitude passe par la reconnaissance de la noblesse des hormones sexuelles féminines.

« En tant que clinicienne, j'observe régulièrement l'effet antidépresseur des hormones féminines bioidentiques prises à doses adéquates. »

« Docteur, j'en ai ras le bol des antidépresseurs ! »

À cause de la mauvaise presse faite aux hormones, on prescrit souvent les antidépresseurs comme médicaments de première ligne aux femmes qui présentent des symptômes de préménopause ou de ménopause. Un nombre impressionnant de femmes qui me consultent prennent des antidépresseurs. Plusieurs manifestent de la honte et se sentent anormales. Certaines en veulent aux médecins d'en prescrire trop facilement.

---

8. Pas d'amélioration significative des symptômes dépressifs malgré l'essai de différents antidépresseurs.

Un grand nombre d'entre elles me disent : « Mais je ne suis pas déprimée. Je dors mal, j'ai des douleurs musculaires, des bouffées de chaleur, des pertes de mémoire… Je n'ai plus de libido, je suis tellement fatiguée. Je voudrais pourtant faire plein de choses… mais c'est juste que je manque d'énergie ! »

Les antidépresseurs peuvent aider pour les troubles de l'humeur, mais ils sont généralement de valeur modeste pour les bouffées de chaleur, et sont peu ou non efficaces pour les autres symptômes de la ménopause (voir le chapitre 1). De plus, certains problèmes associés à la préménopause et à la ménopause peuvent être aggravés par la prise d'antidépresseurs, tels le gain de poids et la baisse de la libido.

Il ne faut pas sous-estimer l'importance que représentent le gain de poids et la baisse de la libido pour le bien-être des femmes et pour leur vie de couple. Il n'est pas rare que l'on me confie : « L'hormonothérapie a sauvé mon couple ! »

Les antidépresseurs, contrairement à l'hormonothérapie féminine bioidentique, ne traitent pas la cause des symptômes et des signes de la ménopause. La ménopause est causée par un problème d'ovaires et non de cerveau.

Je trouve regrettable que l'on sous-estime l'importance des hormones ovariennes dans la santé et le bien-être des femmes. Malheureusement, en confondant les ECE et l'AMP avec les véritables hormones féminines, les femmes en viennent à penser que leurs propres hormones sont mauvaises. De façon plus grave, en leur donnant des antidépresseurs, elles peuvent développer une image négative d'elles-mêmes.

Je ne suis pas contre les antidépresseurs, loin de là. Ils rendent des services précieux aux gens atteints de dépression majeure et permettent d'éviter des suicides. Les antidépresseurs ont probablement sauvé un nombre considérable de vies humaines.

« Docteur, suis-je en dépression ? »

Le diagnostic de dépression majeure est généralement posé selon les critères du *DSM-IV*, le manuel de référence des médecins pour le diagnostic des maladies psychiatriques. Un des critères importants pour le diagnostic de dépression majeure, au sens psychiatrique, est l'élimination d'une cause d'origine physique responsable de l'état dépressif.

Par exemple, si je rencontre une dame ressentant des symptômes de dépression chez qui je diagnostique un problème d'hypothyroïdie, je vais d'abord la traiter avec des hormones thyroïdiennes, et non avec des antidépresseurs. Il est bien connu que les symptômes de dépression peuvent être dus à un déficit en hormones thyroïdiennes.

Nous devrions avoir le même réflexe chez les femmes préménopausées ou ménopausées présentant des symptômes de dépression. En effet, selon mon expérience, il n'est pas rare que leurs symptômes soient imputables à un déficit en hormones ovariennes, les rendant plus vulnérables aux stresseurs de la vie.

Les symptômes de dépression causés par un déficit ou un déséquilibre des hormones sexuelles ne devraient jamais être considérés comme une dépression majeure au sens psychiatrique.

L'ANXIÉTÉ

Élizabeth

Élizabeth, 46 ans, journaliste, me consulte parce qu'elle se demande si ses attaques de panique, qui ont commencé il y a environ un an, peuvent être causées par sa préménopause. Elle raconte : « Ma dernière attaque est survenue la semaine passée, alors que je conduisais mon auto. Depuis, je ne veux plus conduire : j'ai peur d'avoir un accident. » (Elle pleure et se met à respirer plus rapidement.)

« Il m'arrive de plus en plus fréquemment de me réveiller la nuit en sueur, tout essoufflée, avec le cœur qui bat très vite. Mes mains et mes bras deviennent même engourdis. J'ai alors tellement peur de mourir… Je me suis rendue à l'urgence dernièrement croyant faire une crise cardiaque ! »

Elle a remarqué que ses cycles menstruels ont raccourci, que ses menstruations sont plus abondantes, avec caillots, et que son syndrome prémenstruel s'est intensifié, elle continue : « La semaine avant mes règles, je me sens soupe au lait et super anxieuse. Docteur, qu'est-ce qui m'arrive ? »

Élizabeth a eu une investigation du côté cardiaque qui s'est avérée normale. Elle ne vit pas de stresseurs nouveaux. Il y a environ trois mois, son médecin lui a prescrit de l'Effexor® XR (37,5 mg par jour), et du Serax® (0,5 mg ; maximum de 3 comprimés par jour) qu'elle prend au besoin en cas d'attaque de panique.

Ma réponse :

« Élizabeth, il est probable que vous ayez un déficit en progestérone étant donné votre âge, la présence de cycles menstruels raccourcis avec des menstruations plus abondantes avec caillots, l'augmentation de l'intensité de votre syndrome prémenstruel et l'apparition d'un trouble anxieux *de novo*.

« Selon moi, vos attaques de panique sont favorisées par votre déficit probable en progestérone. En effet, la progestérone possède des propriétés anxiolytiques. »

Les propriétés zen de la progestérone

J'ai remarqué que la progestérone exerce un effet anxiolytique. Certaines de mes patientes l'ont baptisée leur *petite pilule zen*. Les propriétés zen de la progestérone peuvent être attribuables à différentes raisons dont notamment les deux suivantes.

Premièrement, nous savons que la progestérone peut se transformer en allopregnanolone[9]. L'allopregnanolone se lie au complexe de récepteurs GABA$_A$ dans le cerveau, ce qui a pour effet d'augmenter l'action du GABA. Le GABA est le

---

9. Aussi appelé THP (tétrahydroxyprogestérone).

principal neurotransmetteur inhibiteur du système nerveux central, et constitue en quelque sorte notre anxiolytique naturel.

L'effet des benzodiazépines, qui sont des médicaments anxiolytiques très connus, serait d'ailleurs imputable à un mécanisme semblable à celui de l'allopregnanolone. Parmi les benzodiazépines figurent, entre autres, l'Ativan® (lorazépam) contre l'insomnie, le Rivotril® (clonazépam) contre l'anxiété et le Serax® (alprazolam) contre les attaques de panique.

Deuxièmement, l'allopregnanolone, en présence d'un taux adéquat d'estradiol, peut aussi agir sur l'hypothalamus pour faire diminuer la production de CRF (Facteur de libération de la corticotropine), ce qui a pour conséquence de faire diminuer la production de cortisol par les surrénales. Notons que le CRF est une hormone qui stimule les surrénales à produire le cortisol et qu'un excès de cortisol peut causer toutes sortes de symptômes incluant les symptômes anxieux et dépressifs.

D'ailleurs, j'observe souvent chez mes patientes préménopausées ou ménopausées une élévation du taux de cortisol, ce qui a pour effet d'aggraver leurs symptômes. Le traitement avec l'hormonothérapie féminine bioidentique, à doses adéquates, normalise leur taux de cortisol.

POUR EN SAVOIR PLUS...

**L'AMP et la progestérone
ont des effets différents sur le comportement**

Des expériences chez des macaques femelles[10] castrées ont montré que l'administration d'estradiol-17β augmente leurs taux d'initiation des jeux sexuels avec les mâles. L'ajout de progestérone ne diminue pas cet effet.

Au contraire, l'ajout d'AMP annule non seulement l'effet de l'estradiol-17β, mais en plus, il augmente les comportements agressifs !

Étant donné que l'AMP ne se transforme pas en allopregnanolone, il n'exerce pas les actions bénéfiques de l'allopregnanolone, mettant encore une fois en évidence une des nombreuses différences fondamentales entre l'AMP et la progestérone.

La progestérone est bénéfique pour le cerveau

Simone

Simone, 46 ans, fait de l'épilepsie. Selon son histoire médicale et son bilan sanguin, elle présente un déficit relatif en progestérone. Simone me demande si elle peut prendre de la progestérone pour traiter ses symptômes de préménopause.

---

10. Les macaques femelles ont des cycles menstruels d'environ 28 jours avec un patron de fluctuations hormonales presque identique à celui des femmes.

Ma réponse :

« Selon moi, Simone, vous auriez avantage à prendre de la progestérone. En effet, la progestérone (par sa transformation en allopregnanolone) est non seulement un calmant naturel de notre système nerveux, mais les évidences veulent qu'elle ait des propriétés antiépileptiques. » (Voir p. 85.)

Un grand nombre d'études ont démontré que la progestérone exerce des effets bénéfiques multiples sur les systèmes nerveux central (cerveau) et périphérique (nerfs).

POUR LE SYSTÈME NERVEUX, LA PROGESTÉRONE EST :

Protectrice : elle rend les neurones plus résistants. De plus, elle diminue l'œdème cérébral à la suite d'un trauma.

Trophique : elle stimule la croissance des neurones et des cellules gliales. Elle est aussi essentielle à la formation de la gaine de myéline[11] entourant les nerfs myélinisés.

Calmante : Par sa transformation en allopregnanolone, elle exerce une action apaisante.

Résultats : meilleures fonctions cognitives (en particulier la mémoire), meilleure humeur, meilleur sommeil, meilleure résistance nerveuse, etc.

LA PROGESTÉRONE EST UN NEUROSTÉROÏDE

Peu de gens savent que la progestérone est aussi un neurostéroïde, c'est-à-dire qu'elle peut être synthétisée à l'intérieur du système nerveux lui-même, et ce, à partir du cholestérol.

Les estrogènes et la testostérone ne sont pas des neurostéroïdes.

Les neurostéroïdes comprennent principalement la pregnenolone, la DHEA et la progestérone (ainsi que certains de leurs dérivés comme l'allopregnanolone).

Les neurostéroïdes jouent plusieurs rôles essentiels : fonctions cognitives associées à la mémoire, prévention de la dépression et de l'anxiété, croissance et régénération des cellules nerveuses et des nerfs, etc.

La progestérone joue des rôles importants chez les femmes et chez les hommes.

La progestérone exerce un effet *protecteur* pour le cerveau et les nerfs. Dans les neurones de l'hippocampe, l'administration d'estradiol-17β et de progestérone avant l'ajout de substances toxiques (telle l'amyloïde-β) réduit la vulnérabilité des neurones. La progestérone semble aussi avoir des propriétés antioxydantes.

---

11. La gaine de myéline sert d'isolant permettant une transmission adéquate des influx nerveux le long des nerfs.

Par contraste, des recherches ont montré que l'AMP (contrairement à la progestérone) n'est pas neuroprotecteur. L'effet neuroprotecteur de la progestérone serait principalement dû à sa transformation en allopregnanolone et en dihydro-progestérone. L'AMP ne se transforme pas en ces deux composés.

L'administration de progestérone a été également efficace pour prévenir la mort des neurones soumis à un manque d'oxygène chez des chattes et des rates castrées. Cet effet protecteur a été très important. Par exemple, chez des chattes castrées, l'administration de progestérone avant une ischémie dans la région du noyau caudé a prévenu la mort des neurones, alors qu'en l'absence de progestérone, le taux de mortalité de ces neurones a été de 43 % !

La progestérone a aussi pour effet de stimuler la respiration, et ce, de façon plus importante lors d'une ischémie cérébrale.

Un autre effet positif important de la progestérone est sa capacité de réduire l'œdème cérébral. Des chercheurs ont observé que les rats mâles ont plus d'œdème cérébral que les femelles après une contusion cérébrale de même intensité. La progestérone (comparée à un placebo) a été efficace – tant chez des rats mâles que femelles – pour diminuer l'œdème cérébral, la perte neuronale ainsi que les déficits cognitifs associés. Lors d'un trauma cérébral, l'œdème a été presque absent dans le cerveau de rates en pseudo-grossesse, – état associé à des taux élevés de progestérone. Cette observation est importante puisque la sévérité de l'œdème cérébral à la suite d'un trauma crânien est reliée au pronostic de récupération.

La progestérone exerce un effet *trophique* pour les cellules du cerveau et les nerfs. Les rates castrées traitées avec l'estradiol (benzoate d'estradiol) et la progestérone avant de subir un traumatisme cérébral[12] ont des capacités cognitives plus grandes que les rates castrées non traitées.

POUR EN SAVOIR PLUS...

L'AMP et la progestérone ont des effets différents sur la mémoire

Dans une étude, l'estradiol-17β a fait augmenter d'environ 70 % la réponse des neurones de l'hippocampe au glutamate[13], un neurotransmetteur jouant un rôle dans le processus de mémorisation. La progestérone (sans l'estradiol) a aussi été capable d'augmenter cette réponse d'environ 33 %, ce qui suggère un effet bénéfique de la progestérone sur la mémoire.

Cependant, l'AMP seul, contrairement à la progestérone seule, n'augmente pas cette réponse. L'AMP rend même l'estradiol-17β inefficace pour l'augmenter, ce qui suggère un effet négatif de l'AMP sur la mémoire.

---

12. À la suite de l'injection de substances toxiques dans la région de l'hippocampe.
13. En augmentant la concentration intracellulaire de calcium.

De nombreuses études ont aussi confirmé le rôle de la progestérone dans la régénération des fibres nerveuses. Par exemple, à la suite d'une section de nerfs moteurs[14] chez des rats adultes, le traitement avec de la progestérone augmente la survie et la capacité de réparation de ces nerfs. Dans un modèle animal de dégénérescence de la moelle épinière, l'administration de progestérone a été montrée protectrice et a favorisé une certaine récupération morphologique et fonctionnelle.

La progestérone est aussi une hormone essentielle dans la synthèse de la gaine de myéline. La gaine de myéline est une substance isolante qui entoure les axones myélinisés du système nerveux, ce qui permet une conduction efficace des influx électriques le long des axones.

LA SCLÉROSE EN PLAQUES ET LA PROGESTÉRONE

La perte progressive de la gaine de myéline joue un rôle dans plusieurs maladies dites démyélinisantes telles la sclérose en plaques et la sclérose multiple.

La ou les causes de ces maladies sont actuellement inconnues.

Étant donné le rôle essentiel de la progestérone dans la synthèse de la gaine de myéline, deux questions sont intéressantes :

> Un déficit en progestérone peut-il être impliqué dans certaines maladies démyélinisantes ?

> La progestérone pourrait-elle jouer un rôle thérapeutique ?

La progestérone exerce un effet *calmant*. Un déficit en progestérone peut jouer un rôle dans l'anxiété et la dépression ainsi que dans les problèmes de sommeil survenant lors de la préménopause ou de la ménopause.

La progestérone a aussi été trouvée protectrice contre les crises convulsives provoquées par des substances chimiques, et a diminué les pertes cellulaires associées à ces crises. Des chercheurs ont aussi observé que les femmes ont tendance à faire moins de crises d'épilepsie durant les jours de leur cycle menstruel où leur taux de progestérone est plus élevé.

Nous constatons que la progestérone est une hormone extrêmement importante pour le système nerveux central (cerveau) et le système nerveux périphérique (nerfs).

---

14. Nerfs jouant un rôle dans la motricité (p. ex. : la locomotion).

L'estradiol-17β et la progestérone jouent des rôles remarquablement diversifiés et sont bénéfiques à de multiples égards pour le système nerveux.

L'hormonothérapie féminine bioidentique qui utilise ces deux hormones s'impose comme premier choix de traitement. Selon moi, l'AMP est à proscrire dans l'hormonothérapie féminine, tandis que les ECE ne devraient pas être donnés en traitement de première ligne.

Il faut commencer l'hormonothérapie féminine bioidentique de façon précoce, c'est-à-dire à la préménopause, afin de profiter au maximum de ses nombreux effets protecteurs.

Chapitre 5

L'OSTÉOPOROSE ET LES HORMONES FÉMININES

Les hormones sexuelles sont essentielles pour une bonne santé osseuse.

Josée

Josée, 48 ans, vient d'apprendre qu'elle fait de l'ostéopénie[1]. Pour elle, c'est le choc, elle me dit: « Je suis bien trop jeune ! »

Son médecin lui a prescrit des suppléments de calcium/vitamine D et du Fosamax® afin de prévenir l'ostéoporose. Josée veut à tout prix éviter de développer de l'ostéoporose, car sa mère est décédée récemment de complications d'une fracture de la hanche.

Josée me consulte parce qu'elle désire prendre de l'hormonothérapie pour traiter ses symptômes de préménopause. Elle me demande si les hormones bioidentiques peuvent aussi prévenir l'ostéoporose.

Ma réponse:

« Tout à fait, Josée. D'ailleurs, l'utilisation adéquate des hormones féminines bioidentiques constitue probablement votre meilleure façon de prévenir l'ostéoporose.

« Vous savez, les trois éléments clés d'une bonne santé osseuse sont une saine alimentation, l'exercice physique sur une base régulière et des taux adéquats d'hormones sexuelles. »

L'ostéoporose est une affection fréquente et grave. Environ 40 % des femmes de race caucasienne – âgées actuellement de 50 ans – auront éventuellement une fracture ostéoporotique. C'est énorme !

---

1. Perte osseuse définie à l'ostéodensitométrie par un score T de -1 à -2 (stade avant l'ostéoporose).

QU'EST-CE QUE L'OSTÉOPOROSE ?

L'ostéoporose est une maladie silencieuse, c'est-à-dire asymptomatique, jusqu'à ce qu'une fracture survienne. Les os deviennent poreux (d'où le mot ostéoporose).

La cause, de loin la plus fréquente, est le déficit en hormones sexuelles tant chez les femmes que chez les hommes. L'ostéoporose est plus répandue chez les femmes à cause du déficit plus précoce et important de ces hormones.

L'ostéoporose ménopausique peut entraîner des fractures vertébrales et non vertébrales responsables de douleurs importantes et d'une perte d'autonomie. Les fractures vertébrales, souvent par tassement, font que nous courbons et que nous rapetissons. Les fractures non vertébrales sont aussi fréquentes et morbides (p. ex.: fracture de la hanche).

Peu de gens sont conscients que les fractures ostéoporotiques chez les femmes sont la cause d'un plus grand nombre de décès que les cancers du sein et des ovaires réunis.

Chez les femmes ne prenant pas d'hormones, la perte osseuse commence à la préménopause ou même avant. Vers l'âge de 35 ans, la masse osseuse commence généralement à décliner chez les femmes et, à la quarantaine, il n'est pas rare que certaines fassent de l'ostéopénie. L'ostéopénie est la phase de transition se situant entre une masse osseuse normale[2] et l'ostéoporose.

À la ménopause, la perte osseuse s'accélère à cause de la chute radicale des taux d'hormones sexuelles féminines. Durant les premières années de la méno-pause, la masse osseuse diminue d'environ 3 à 5 % par an. Même après l'âge de 65 ans, elle continue de diminuer d'environ 0,5 à 1,0 % par an.

COMMENT DIAGNOSTIQUER L'OSTÉOPOROSE ?

L'Organisation mondiale de la Santé (OMS) définit l'ostéoporose comme une valeur de densité minérale osseuse se situant à plus de 2,5 écarts-types de la valeur moyenne de densité osseuse de personnes jeunes du même sexe et de même race.

C'est donc la détermination de la densité minérale osseuse – souvent mesurée à la colonne lombaire et au col du fémur (hanche) – qui est utilisée pour évaluer la résistance de l'os, bien que cela en demeure une évaluation incomplète.

En effet, la résistance de l'os aux fractures dépend non seulement de la densité miné-rale osseuse mais aussi de la qualité de l'os. Malheureusement, nous ne tenons pas compte de la qualité osseuse dans notre pratique médicale.

---

2.   Densité osseuse moyenne mesurée chez un adulte en santé dans la vingtaine (du même sexe et de même race).

J'ai remarqué que beaucoup de personnes confondent les rôles respectifs des suppléments de calcium/vitamine D, des hormones ainsi que des médicaments prescrits pour l'ostéoporose. J'ai souvent entendu la question : « Si je prends des suppléments de calcium/vitamine D, que je fais de l'exercice régulièrement et que je m'alimente bien, est-ce suffisant pour préserver ma masse osseuse ? »

AVEZ-VOUS BESOIN DE SUPPLÉMENTS DE CALCIUM ET DE VITAMINE D ?

Après l'âge de 50 ans, les besoins quotidiens en calcium et en vitamine D sont estimés respectivement à 1500 mg et à 800 UI.

Je suggère d'abord de vérifier les apports en calcium et en vitamine D que fournit votre alimentation, et de compléter, au besoin, avec des suppléments. Nous ne devrions consommer que ce dont nous avons besoin.

Par exemple, un verre de lait (250 ml, 2 % de matières grasses) contient environ 315 mg de calcium et 100 UI de vitamine D.

Certains croient que le fait de consommer des doses adéquates de calcium/vitamine D est suffisant pour prévenir l'ostéoporose. Ce n'est pas le cas. La consommation de suppléments de calcium/vitamine D ne semble pas prévenir efficacement les fractures chez les femmes ménopausées.

Une sous-étude de la *WHI* – à double insu et à répartition aléatoire chez 36 282 femmes âgées de 50 à 79 ans – avait pour but de vérifier si la consommation de suppléments de calcium (1000 mg/jour) et de vitamine D (400 UI/jour) réduisait le risque de fractures. Après un suivi moyen de sept ans, les résultats ont montré que la consommation de ces deux suppléments ne réduit pas de façon statistiquement significative le risque de fractures, et augmente un peu le risque de calculs rénaux. Toutefois, cette étude présente certaines failles. Par exemple, environ 40 % des femmes n'ont pas suivi à la lettre leur traitement.

Une alimentation saine – comprenant du calcium et de la vitamine D – fournit les matériaux nécessaires pour bâtir du nouvel os. Cependant, si vous voulez construire du nouvel os, il vous faudra non seulement des matériaux de construction en quantité suffisante, mais aussi des substances capables de stimuler le renouvellement osseux. Ces substances – les commandantes en chef – sont principalement les hormones sexuelles.

Malgré une saine alimentation (incluant des doses suffisantes de calcium et de vitamine D) et de l'exercice physique, sans un taux adéquat d'hormones sexuelles, les femmes vont tout de même perdre graduellement leur masse osseuse.

LA DIMINUTION DE L'ACIDITÉ GASTRIQUE ET VOS OS

Les IPP, inhibiteurs de la pompe à protons (p. ex.: Losec®, Zantac®, Pantoloc®), sont des médicaments très prescrits actuellement pour divers problèmes digestifs tels les brûlures d'estomac et le reflux gastro-oesophagien.

Les IPP diminuent la production d'acide par les cellules pariétales de l'estomac. Cette diminution peut entraîner une baisse d'absorption de certaines substances dont le calcium et la vitamine B12.

Une étude a montré que l'utilisation d'un IPP pendant plus d'un an, chez des personnes de 50 ans et plus, a augmenté de 44 % leur risque de fracture de la hanche.

LES PRINCIPAUX TRAITEMENTS CONTRE L'OSTÉOPOROSE	
Traitement	Mécanisme d'action
Hormonothérapie féminine bioidentique	Les estrogènes diminuent la résorption osseuse. La progestérone (en association avec l'estradiol – 17β) semble stimuler la formation osseuse.
Biphosphonates ➤ Alendronate (Fosamax®) ➤ Risédronate (Actonel®) ➤ Étidronate (Didronel®)	Diminuent la résorption osseuse.
Modulateurs sélectifs des récepteurs estrogéniques (MSRE) ➤ Raloxifène (Évista®)	Diminuent la résorption osseuse.
Calcitonine (saumon) ➤ P. ex.: Miacalcin®	Diminue la résorption osseuse.
Parathormone ➤ Tériparatide (Forteo®)	Augmente la formation osseuse.

Les estrogènes diminuent la résorption osseuse

Peu de gens réalisent que l'os est un tissu vivant qui se fait (formation osseuse) et se défait (résorption osseuse) continuellement tout au long de notre vie.

En période de croissance (enfance et adolescence), la balance osseuse est positive, c'est-à-dire que nous faisons globalement plus de nouvel os que nous en défaisons (formation osseuse > résorption osseuse).

Chez l'adulte en santé, la masse osseuse reste relativement stable (formation osseuse = résorption osseuse). Cependant, à la préménopause, la masse osseuse commence à décliner progressivement (résorption osseuse > formation osseuse).

Depuis longtemps, les chercheurs savent que les estrogènes jouent un rôle important dans la santé osseuse, particulièrement en diminuant le taux de résorption.

Avant l'étude *WHI*, les estrogènes étaient les médicaments de choix pour la prévention et le traitement de l'ostéoporose chez les femmes ménopausées.

Dans l'étude *PEPI* (*Postmenopausal Estrogen/Progestin Interventions*), les résultats ont montré chez 875 femmes ménopausées (âgées de 45 à 64 ans) que la densité osseuse des femmes qui ne prenaient pas d'hormones avait diminué de 1,8 % (colonne lombaire) et de 1,7 % (hanche) en trois ans. Par contre, chez celles prenant des ECE, leur densité osseuse a augmenté de 3,5 à 5 % (colonne lombaire) et de 1,7 % (hanche) au cours de cette même période. Quant à l'AMP, il aurait un effet neutre sur la densité osseuse.

Dans une étude d'une durée de 18 mois, des chercheurs ont observé que l'estradiol-17β par timbre (50 µg/jour) (avec l'AMP cyclique) a augmenté la densité osseuse chez 100 femmes ménopausées ayant de l'ostéopénie. Ce qui est fort intéressant, c'est que l'amélioration obtenue avec l'estradiol-17β a été plus importante que celle obtenue avec un biphosphonate[3], la calcitonine nasale ou l'utilisation combinée de ces deux derniers.

De faibles doses d'estradiol-17β (timbre de 25 µg/jour) semblent prévenir la perte osseuse chez les femmes ménopausées. Après 24 mois d'utilisation, l'estradiol-17β à cette faible dose s'est même avérée plus efficace que l'utilisation d'une dose standard de raloxifène (Evista®), qui est un modulateur sélectif des récepteurs estrogéniques.

La peur des risques causés par les hormones (rapportés dans l'étude *WHI*) explique pourquoi les biphosphonates (p. ex.: Fosamax®) constituent désormais le traitement de première ligne contre l'ostéoporose. Pourtant, les biphosphonates présentent:
- des effets secondaires non négligeables: irritation de l'œsophage (si non pris adéquatement), dyspepsie, nausées, diarrhée, etc.;
- une innocuité à long terme inconnue;
- une efficacité à long terme inconnue.

Des études récentes laissent à penser que les biphosphonates sont moins efficaces, voire peu efficaces, après cinq ans d'utilisation. Dans une étude randomisée et à double insu chez 1099 femmes ménopausées, le nombre de fractures non vertébrales (p. ex.: fracture de la hanche) n'a pas été réduit davantage chez les

---

3.   Le clodronate.

femmes ayant utilisé l'alendronate (Fosamax®) pendant dix ans comparativement à celles l'ayant utilisé pendant cinq ans.

Rappelons que les fractures de la hanche sont un problème de santé majeur. Plusieurs femmes décéderont dans l'année qui suit la survenue de leur fracture de la hanche, et plusieurs autres femmes vivront des douleurs et une perte d'autonomie chroniques importantes.

Récemment, j'ai été déçue et amère de constater que l'hormonothérapie féminine n'était même pas incluse dans un tableau détaillant les médicaments utilisés pour la prévention ou le traitement de l'ostéoporose. Pourtant, il s'agit du traitement le plus efficace. Et l'hormonothérapie féminine traite directement la cause de l'ostéoporose ménopausique !

Paradoxalement, un autre traitement hormonal, la parathormone faisait partie de ce tableau. Ce traitement hormonal coûte très cher et sa réelle efficacité n'est pas clairement démontrée. De plus, il comporte des effets secondaires potentiellement sérieux. Est-ce que les femmes à qui l'on prescrit de la parathormone manquent de parathormone ?

Je vous avoue que je m'inquiète de la tangente actuelle prise en matière de santé des femmes.

POUR EN SAVOIR PLUS...

La parathormone et l'ostéoporose

La parathormone joue un rôle important dans la régulation des taux de calcium et de magnésium dans le sang. Elle est sécrétée par les parathyroïdes lorsque le taux de calcium sanguin s'abaisse ou que le taux de magnésium s'élève.

La tériparatide (Forteo®) est composée d'un fragment de la parathormone humaine. Elle est utilisée de manière intermittente pour le traitement de l'ostéoporose ménopausique sévère. Lors de l'administration du médicament, le calcium sort des os des femmes et fait ainsi augmenter, du moins temporairement, leur taux de calcium sanguin.

Cette déminéralisation calcique provoquée constitue une forme de résorption osseuse. Cette résorption a pour effet de stimuler la formation de nouvel os. C'est cette formation de nouvel os qui serait bénéfique.

Cependant, l'efficacité de la parathormone pour le traitement de l'ostéoporose ménopausique sévère semble modeste, voire douteuse. La parathormone ne serait pas efficace pour réduire le nombre de fractures non vertébrales.

L'administration de parathormone peut entraîner des effets secondaires non négligeables dont une hypercalcémie[4], une hypercalciurie[5] et des nausées. L'innocuité à long terme n'est pas connue.

---

4. Taux de calcium élevé dans le sang.
5. Taux de calcium élevé dans l'urine.

Deux observations s'imposent concernant le rôle des estrogènes dans la prévention de l'ostéoporose :

- d'abord, à l'instar des systèmes cardiovasculaire et cérébral, des résultats suggèrent que les estrogènes sont moins bénéfiques, s'ils sont commencés tardivement. Par exemple, une étude a montré que l'hormonothérapie[6] commencée six ans après la castration féminine ne prévient pas significativement la perte osseuse ;
- ensuite, bien que les estrogènes réduisent le risque de fractures ostéoporotiques, ils ne l'élimineraient pas complètement. Cette diminution du risque serait d'environ 50 %.

Selon certains chercheurs, les femmes devraient prendre des estrogènes pendant au moins sept ans, et ce, dès le début de leur ménopause pour avoir un effet protecteur à long terme. Cependant, même une hormonothérapie de cette durée peut être insuffisante pour protéger les femmes de plus de 75 ans contre la survenue de fractures.

Il faut connaître le mode d'action des estrogènes dans l'os pour comprendre leur réelle efficacité à long terme.

Dans le squelette, une relation existe entre la résorption osseuse et la formation osseuse : la résorption précédant la formation lors du renouvellement osseux (aussi appelé remodelage). Les cellules osseuses responsables de défaire les os (résorption osseuse) sont les ostéoclastes, tandis que les cellules responsables de faire du nouvel os (formation osseuse) sont les ostéoblastes.

L'augmentation de la résorption osseuse survenant à la ménopause ne causerait pas une perte osseuse si la formation était aussi augmentée, comme cela se passe en situation normale, c'est-à-dire avant que la densité osseuse ne commence à décliner.

Pourquoi le déficit en hormones sexuelles entraîne-t-il une perte de l'ossature ?

À la ménopause, la résorption osseuse s'accélère à cause du déficit en estrogènes. Ce déficit entraîne une augmentation des cytokines (substances inflammatoires) qui ont pour effet de stimuler l'activité des ostéoclastes – sans stimuler l'activité des ostéoblastes. Le résultat final est donc l'augmentation de la résorption osseuse, mais sans la formation osseuse associée pour compenser la perte osseuse.

UN DÉFICIT EN ESTROGÈNES...

Entraîne une augmentation malsaine de la résorption osseuse (p. ex. : sortie du calcium des os) responsable de l'ostéoporose chez les femmes.

---

6. De type mestranol (estrogène synthétique).

L'administration d'estrogènes permet de diminuer le taux de cytokines et ainsi de diminuer la résorption osseuse. Les études d'histologie osseuse (avec un microscope) montrent qu'un traitement avec les estrogènes est effectivement associé avec une diminution de la résorption, et ce, sans augmentation observée de la formation de nouvel os. La réponse à long terme de la thérapie avec les estrogènes seuls semble aboutir à la création d'un os relativement inactif, ce qui est loin d'être idéal. Cela pourrait expliquer pourquoi l'ostéodensitométrie est un moins bon indicateur du risque de fracture avec l'âge.

De façon concordante, l'administration d'estradiol-17β n'a pas montré d'augmentation de l'ostéocalcine – marqueur de la formation osseuse et du renouvellement osseux – proposant que l'estradiol-17β ne stimule pas la formation osseuse. Un vieil os est généralement de moins bonne qualité qu'un os qui se renouvelle.

Ainsi, il n'est pas seulement important de diminuer la résorption osseuse, mais aussi de favoriser la formation de nouvel os. Alors, comment le faire?

La progestérone semble jouer un rôle dans la formation osseuse

Actuellement, en médecine, le rôle de la progestérone dans la santé osseuse n'est pas reconnu. Pourtant, des récepteurs qui peuvent se lier avec la progestérone[7] ont été observés dans les cellules osseuses. Il faudrait bien savoir à quoi ils servent!

De plus en plus d'évidences tendent à montrer que la progestérone joue aussi un rôle important dans la prévention de l'ostéoporose, probablement en favorisant la formation osseuse (par la stimulation des ostéoblastes) et le dépôt dans les os des minéraux nécessaires à cette formation. Lorsque pris de façon adéquate, la progestérone et les estrogènes contribueraient de façon différente et complémentaire au maintien d'une bonne santé osseuse en favorisant un renouvellement contrôlé des cellules osseuses.

Des chercheurs ont observé que l'activité ostéoblastique (période de formation de nouvel os) est plus élevée durant la 2e phase du cycle menstruel, phase où la progestérone est normalement sécrétée en grande quantité par les ovaires.

Des chercheurs croient que le déficit relatif en progestérone, survenant chez plusieurs femmes vers la trentaine ou la quarantaine, pourrait expliquer le déclin de la masse osseuse, malgré des taux d'estradiol normaux. La présence d'un nombre élevé de cycles menstruels anovulatoires, donc sans production de progestérone, pourrait ainsi constituer un facteur de risque d'ostéoporose précoce.

---

7. La progestérone peut se lier aux récepteurs des glucocorticoïdes présents dans les cellules osseuses. Certaines observations scientifiques laissent à penser que ces récepteurs sont des récepteurs de la progestérone.

L'OSTÉOPOROSE ET LES HORMONES

À la ménopause, la perte osseuse est accélérée à cause du déficit en estradiol-17β. Bien que l'administration d'estradiol-17β corrige la perte osseuse, peu de nouvel os est formé. Une situation similaire est observée avec le Fosamax® qui – à l'instar de l'estradiol-17β – inhibe l'activité des ostéoclastes.

Avec les années, cette situation peut conduire à un os de moins en moins bonne qualité, étant donné l'absence de renouvellement observé.

L'administration de progestérone (avec l'estradiol-17β) à doses adéquates serait-elle la solution ?

DOIT-ON PRENDRE DES HORMONES ?

Selon moi, le meilleur traitement pour prévenir l'ostéoporose est de loin l'utilisation des hormones féminines bioidentiques (à doses adéquates) parce qu'elles semblent agir à la fois sur la résorption et la formation osseuses.

Les biphosphonates (p. ex.: Fosamax®, Actonel®) et les modulateurs sélectifs des récepteurs estrogéniques (p. ex.: Evista®) n'agissent que sur la diminution de la résorption osseuse, tandis que la parathormone agirait sur la formation osseuse.

Des études montrent que l'utilisation d'un biphosphonate (alendronate) après plus de cinq ans ne réduirait pas le risque de fractures non vertébrales (p. ex.: fracture de la hanche).

Quant aux modulateurs sélectifs des récepteurs estrogéniques et la parathormone, ils ne seraient pas efficaces pour réduire de façon statistiquement significative le risque de fractures non vertébrales. De plus, ces médicaments présentent des risques non négligeables pour la santé. Par exemple, le raloxifène présente une augmentation du risque de thromboembolie veineuse et d'AVC mortel.

Pourquoi les suppléments de calcium et vitamine D sont-ils surtout prescrits aux femmes ?

Pourtant, les hommes ne s'alimentent pas mieux que les femmes. De plus, ils ont généralement une plus grande masse osseuse. Ils devraient donc, logiquement, avoir besoin de plus de calcium et de vitamine D que les femmes pour leur renouvellement osseux.

Pourquoi prescrire du calcium et de la vitamine D aux femmes ménopausées, voire préménopausées, alors que le renouvellement osseux de ces femmes est nettement moins important que celui des hommes du même âge ?

La raison pour expliquer ce paradoxe est que le déficit en hormones sexuelles féminines entraîne une augmentation de la résorption sans renouvellement osseux (ou très peu) conduisant, avec les années, à un os poreux et inactif.

En d'autres mots, l'ostéoporose ménopausique n'est pas causée par une consommation inadéquate de calcium ou de vitamine D, mais par un déficit en hormones sexuelles féminines.

S'il y a peu de renouvellement osseux, nous pouvons nous questionner sur les véritables effets de ces suppléments, car c'est lors de la formation osseuse que l'os a besoin de calcium et de vitamine D. Alors, dites-moi... où vont tous ces suppléments de calcium et de vitamine D ingérés (voir le chapitre 14) ?

Le lien entre l'ostéoporose et les maladies cardiovasculaires

Une étude récente a montré qu'une faible densité osseuse constitue un facteur de risque de maladies cardiovasculaires chez les femmes. Les chercheurs ont observé que les femmes atteintes d'ostéoporose sont plus sujettes aux maladies coronariennes athérosclérotiques (documentées à l'angiographie) et plus susceptibles d'avoir des dépôts de calcium dans les artères coronaires.

La forte association entre l'ostéoporose et les maladies cardiovasculaires chez les femmes ne devrait pas nous surprendre. Cette association est fort logique et est directement reliée au déficit en hormones sexuelles féminines.

Nous avons vu que l'estradiol-17β est cardioprotectrice en exerçant une action vasodilatatrice rapide ainsi qu'un effet puissant pour la prévention de l'athérosclérose. J'ai alors insisté sur le rôle de l'état inflammatoire dans la formation des plaques d'athérome.

Je crois que le lien entre l'ostéoporose et les maladies cardiovasculaires chez les femmes est imputable en bonne partie à l'augmentation de l'état inflammatoire causé par le déficit en estradiol-17β. Il est aussi possible que la progestérone puisse y jouer un rôle, notamment, en favorisant le dépôt de calcium dans les os – c'est-à-dire là où il doit être – et non dans les parois des coronaires.

EN RÉSUMÉ...

Des expériences ont montré que le déficit en estrogènes augmente la production des cytokines[8], ce qui entraîne de multiples conséquences. Dans les os, ces cytokines stimulent l'activité des ostéoclastes, augmentant ainsi la résorption osseuse (sans formation osseuse compensatrice associée). Les estrogènes, en particulier l'estradiol-17β, diminuent la production de cytokines, et par le fait même, diminuent la résorption osseuse.

Quant à la progestérone, il faut rapidement mettre sur pied des recherches pour vérifier si elle peut stimuler la formation osseuse (et à quelles conditions). Advenant le cas, il s'agirait d'une percée médicale majeure.

---

8. Tels l'interleukine-6, l'interleukine-1 et le *TNF* (facteur de nécrose tumorale [*Tumoral Necrosis Factor*]).

Avec l'accroissement de l'espérance de vie, l'ostéoporose est devenue un problème de santé majeur, particulièrement chez les femmes. À mon sens, la meilleure façon de prévenir tant l'ostéoporose que les maladies cardiovasculaires chez les femmes (et bien d'autres problèmes de santé) est d'utiliser l'hormonothérapie féminine bioidentique de façon adéquate.

Une des caractéristiques importantes du vieillissement naturel est justement l'augmentation de l'état inflammatoire. L'inflammation a une incidence sur une foule de problèmes de santé majeurs incluant les maladies cardiovasculaires, les thromboembolies, les démences, les cancers, l'ostéoporose, etc.

Les hormones sexuelles féminines, en diminuant l'état inflammatoire et probablement aussi en favorisant la captation du calcium par les os (à l'aide de la vitamine D), procurent des bienfaits considérables pour la santé et le bien-être des femmes. Selon moi, la prise adéquate d'hormones féminines conduit à un certain ralentissement du processus naturel du vieillissement.

Chapitre 6

LES HORMONES SEXUELLES SONT MULTIFONCTIONNELLES

Elles méritent d'être enfin reconnues à leur juste valeur.

**Vos hormones sexuelles sont les hormones qui exercent
le plus de fonctions dans votre corps.**

Nous venons de voir que les hormones sexuelles féminines jouent des rôles bénéfiques majeurs pour les systèmes cardiovasculaire, nerveux et osseux – trois systèmes associés aux principales causes de mortalité. En réalité, les hormones sexuelles jouent des rôles à peu près partout. Je trouve ces hormones absolument fascinantes.

Selon le Dr Greene, l'estradiol-17β remplit plus de rôles dans le corps humain que n'importe quelle autre hormone, avec plus de 300 fonctions différentes, tandis que la testostérone en aurait environ 110.

L'ESTRADIOL-17β ET LA PROGESTÉRONE : DES HORMONES MULTIFONCTIONNELLES

Plus de 153 gènes réagissent aux estrogènes et plus de 150 gènes à la progestérone, ce qui suggère un nombre impressionnant et diversifié de rôles remplis par ces hormones, et ce, sans compter toutes leurs actions directes (p. ex. : vasodilatation) ou leurs actions à cause de leur transformation (p. ex. : effet apaisant de l'allopregnanolone).

L'objectif de ce livre n'est pas de décrire toutes les fonctions de l'estradiol-17β et de la progestérone. Mon but ultime est d'anoblir ces hormones, et par le fait même, de faire reconnaître leur remarquable contribution autant dans l'amélioration de la qualité de vie des femmes que dans l'amélioration de paramètres manifestement associés à leur longévité.

Quatre paramètres (bilan lipidique, état inflammatoire, pression artérielle et glycémie) sont associés à une longévité accrue.

Nous avons vu que les hormones féminines exercent des effets bénéfiques sur le bilan lipidique ainsi qu'une action anti-inflammatoire qui sont responsables notamment d'un effet protecteur contre les maladies cardiovasculaires (voir le chapitre 3).

Nous allons maintenant voir que les hormones féminines exercent aussi des rôles notables dans le maintien d'une pression artérielle et d'une glycémie normales.

Le fait que les hormones féminines jouent des rôles importants dans le contrôle de ces quatre paramètres associés à la longévité est remarquable. Dites-moi, quelle autre molécule peut se vanter d'en faire autant ?

L'estradiol-17β et la progestérone jouent un rôle dans la prévention de l'hypertension artérielle

L'hypertension artérielle[1] est un problème de santé majeur qui touche 50 % des femmes et 30 % des hommes âgés de 65 à 75 ans. L'hypertension est le principal facteur de risque d'AVC et est un facteur de risque important des maladies cardiovasculaires.

Les données scientifiques montrent que les hormones estradiol-17β et progestérone jouent des rôles non négligeables dans le maintien d'une pression artérielle normale.

À la ménopause, voire à la préménopause, la pression artérielle a tendance à augmenter, et il n'y a rien de vraiment étonnant à ce phénomène lorsque l'on connaît les rôles des hormones sexuelles dans la santé cardiovasculaire.

En effet, l'estradiol-17β est une substance vasoactive pouvant diminuer la pression artérielle tout en améliorant le débit cardiaque. Selon certains chercheurs, l'estradiol-17β exerce des propriétés similaires aux IECA[2] ainsi qu'aux antagonistes calciques. Les IECA et les antagonistes calciques sont deux classes de médicaments très populaires, prescrites pour le traitement de l'hypertension artérielle.

---

1. La pression artérielle considérée comme normale chez l'adulte se situe sous les 120/80, et l'hypertension artérielle est définie comme étant supérieure à 140/90.
2. Inhibiteurs de l'enzyme de conversion de l'angiotensine.

LES MÉDICAMENTS CONTRE L'HYPERTENSION ARTÉRIELLE
Quatre classes de médicaments sont régulièrement prescrites pour le traitement de l'hypertension artérielle :   ➤ Diurétiques (p. ex. : Thiazide)   ➤ β-bloquants (p. ex. : Lopresor®)   ➤ IECA (p. ex. : Accupril^MC, Vasotec®) et les ARA[3] (p. ex. : Diovan®)   ➤ Antagonistes calciques (p. ex. : Norvasc^MC, Cardizem®)

Chez des hommes transsexuels (qui reçoivent des estrogènes en vue de développer les caractères sexuels féminins), les chercheurs ont observé qu'un traitement avec les estrogènes entraîne une diminution de leur résistance vasculaire périphérique d'environ 20 %, une diminution de leur pression artérielle diastolique ainsi qu'une augmentation du débit sanguin.

Chez les femmes enceintes, la pression diastolique et la résistance vasculaire systémique s'abaissent quand les taux d'estrogènes augmentent.

Des chercheurs ont observé, chez les femmes ménopausées prenant de l'estradiol-17β transdermique ou des ECE pendant une période de six mois, plusieurs effets bénéfiques pour la santé cardiovasculaire, dont :

- une diminution de la résistance vasculaire ;
- une diminution de la pression artérielle moyenne ;
- une diminution de la masse ventriculaire gauche du cœur ;
- une diminution de la sécrétion de noradrénaline (aussi appelée norépinéphrine).

L'estradiol-17β transdermique réduit tant la pression artérielle systolique que la diastolique.

En résumé, les estrogènes par voie orale et transdermique produisent des réductions statistiquement significatives de la pression artérielle, de la résistance vasculaire ainsi qu'une augmentation du débit cardiaque.

La progestérone (mais non l'AMP) possède aussi des propriétés antihypertensives. Une étude avec placebo a montré que la progestérone améliore la pression artérielle, tant chez les hommes que chez les femmes.

Alors que les estrogènes ont tendance à favoriser une rétention d'eau, la progestérone exerce une action diurétique. Une dose de 200 mg de progestérone micronisée (p. ex. : Prometrium®) équivaut à une dose variant entre 25 et 50 mg de spironolactone (un diurétique). Les diurétiques sont une autre classe de médicaments prescrite pour le traitement de l'hypertension artérielle.

---

3. Antagoniste des récepteurs de l'angiotensine II.

Une action favorable de la progestérone pour la pression artérielle peut aussi être secondaire à son effet apaisant sur le système nerveux. Il n'est pas exclu qu'à certaines conditions, la progestérone ait également une action vasodilatatrice.

Pour conclure, les hormones sexuelles semblent jouer des rôles similaires aux antihypertenseurs régulièrement prescrits – et cumulent même leurs fonctions. Ces rôles sont possibles surtout grâce au formidable pouvoir vasodilatateur de l'estradiol-17β (et peut-être à celui de la progestérone) ainsi que par les effets diurétique et apaisant de la progestérone.

L'estradiol-17β joue un certain rôle dans la prévention du diabète

Le diabète touche environ 10 % des Canadiens âgés de plus de 65 ans par rapport à 3 % des personnes âgées de 35 à 64 ans.

La principale caractéristique du diabète (non traité) est la présence de glycémies élevées, même à jeun. Alors que le diabète de type 1 est causé par un manque d'insuline, le diabète de type 2 est associé à des taux d'insuline élevés.

À QUOI SERT L'INSULINE ?

Les cellules ont un besoin vital de glucose[4] pour fonctionner, et l'insuline permet l'entrée du précieux glucose dans les cellules.

Dans le diabète de type 2, les taux d'insuline sont élevés à cause d'une insulinorésistance, c'est-à-dire que les tissus ont une moins grande sensibilité à l'insuline.

L'insulinorésistance est souvent causée par un surplus de graisse corporelle, nécessitant une plus grande quantité d'insuline pour faire entrer efficacement le glucose dans les différentes cellules du corps humain.

À la ménopause, on sait que les taux d'insuline ont tendance à augmenter[5], ce qui accroît le risque de développer une intolérance au glucose (glycémie à jeun entre 6,1 et 7,0 mmol/l) ou un diabète de type 2 (glycémie à jeun supérieure à 7,0 mmol/l).

Un taux d'insuline élevé a tendance à stimuler l'appétit et à favoriser le gain de poids. Ce gain de poids entraîne à son tour une plus grande sécrétion d'insuline, créant ainsi un cercle vicieux.

Un taux élevé d'insuline basal (à jeun) dans le sang est associé à un taux élevé de morbidité et de mortalité (voir le chapitre 9). Il est bien connu que le diabète de type 2 et les maladies cardiovasculaires sont intimement liés. Par exemple, le diabète de type 2 augmenterait de trois à sept fois le risque de mourir d'une maladie coronarienne chez la femme.

---

4. Sucre principal qui représente une source énergétique capitale pour nos cellules.
5. À cause d'une moins grande élimination de l'insuline.

Dans des études épidémiologiques, l'utilisation d'estrogènes est généralement associée à une glycémie à jeun plus faible et à des taux d'insuline plus faibles. Les ECE, contrairement à l'estradiol-17β (timbre de 50 μg/jour), peuvent cependant avoir un certain effet néfaste sur la régulation de la glycémie.

Selon plusieurs auteurs, l'estradiol-17β peut jouer un rôle dans la prévention du diabète chez les femmes.

Un déficit en estradiol-17β, tel qu'observé à la ménopause, est associé à une augmentation du taux d'insuline basal, ce qui favorise le gain de poids et l'insulinorésistance. D'ailleurs, plusieurs femmes ménopausées me font part, avec amertume, de leur prise de poids inexpliquée.

Des chercheurs ont observé que l'administration de l'estradiol-17β chez les femmes ayant une intolérance au glucose ou un diabète de type 2 entraîne :

- une optimalisation de la sécrétion d'insuline par le pancréas (adaptée selon les besoins) ;
- une augmentation de la sensibilité des tissus à l'insuline ;
- une augmentation de l'élimination de l'insuline ;
- une diminution du taux d'insuline basal (à jeun).

Ces facteurs agissant par le fait même sur les causes du diabète (type 1 et type 2).

Chez des femmes ménopausées non diabétiques hystérectomisées, l'utilisation pendant six mois du valérate d'estradiol-17β oral (2 mg/jour) ou de l'estradiol-17β transdermique (gel 1 mg/jour) a entraîné des réductions du taux d'hémoglobine glycosylée, suggérant un rôle de l'estradiol-17β dans la prévention du diabète de type 2.

POUR EN SAVOIR PLUS...
L'hémoglobine glycosylée et le contrôle du diabète
La mesure de l'hémoglobine glycosylée fournit une estimation de la quantité de sucre sur les globules rouges. Cette mesure reflète le contrôle de la glycémie au cours des trois à quatre derniers mois, les globules rouges ayant une durée de vie d'environ 120 jours.

L'estradiol-17β augmenterait à la fois la sécrétion et l'élimination de l'insuline. Cela a généralement pour conséquence une diminution du taux d'insuline basal, ce qui est une excellente chose.

Cet effet n'est pas reproduit par d'autres estrogènes (p. ex. : l'estriol) ou par la testostérone. De plus, ce traitement est sans risque d'hypoglycémie. L'hypoglycémie est un effet secondaire connu des sulfonylrurés (p. ex. : Diaβeta®) ou d'une utilisation inadéquate de l'insuline.

L'estradiol-17β remplirait donc les critères d'une molécule idéale tant pour la prévention que pour le traitement du diabète de type 2 chez les femmes ménopausées.

La prise d'estradiol-17β peut-elle prévenir le diabète?

Chez des souris servant de modèles pour le diabète de type 1, les mâles – mais rarement les femelles – développent le diabète à la suite de la dégénérescence des cellules pancréatiques sécrétant l'insuline. Par contre, lorsque l'on castre les femelles, elles développent le diabète comme les mâles. Il est intéressant de constater que le traitement avec l'estradiol-17β tant chez ces mâles que chez ces femelles castrées a prévenu l'apparition du diabète. Ces résultats proposent fortement que l'estradiol-17β joue un rôle dans la prévention du diabète.

Dans une autre étude chez des souris, le développement d'un diabète après une résection[6] majeure du pancréas a souvent pu être évité avec l'administration d'estradiol-17β.

LES HORMONES FÉMININES ET LE BIEN-ÊTRE

En plus d'exercer des rôles bénéfiques dans la santé et la longévité des femmes, les hormones féminines favorisent aussi une bonne qualité de vie. En voici quelques exemples.

Le maintien d'un poids santé

Beaucoup de gens pensent que les hormones sexuelles font grossir: c'est une erreur! L'estradiol-17β et la progestérone à doses adéquates ne font pas engraisser.

Au contraire, les femmes ont davantage tendance à prendre du poids à la préménopause ou à la ménopause, alors que leurs taux d'hormones sexuelles déclinent. Je ne compte plus le nombre de fois où des femmes me confient: «Docteur, j'ai pris 20 livres au cours des deux dernières années, bien que je fasse très attention. Mais… pourquoi?»

Les femmes craignent souvent un gain de poids avec la prise d'hormones. Je leur rappelle qu'elles ont pris du poids à cause de leur manque d'hormones sexuelles – et non le contraire. De plus, il ne faut pas confondre les hormones bioidentiques avec celles non bioidentiques.

Nous avons vu que l'estradiol-17β joue des rôles bénéfiques dans la régulation des taux sanguins de gras et de sucre (voir les chapitres 3 et 6).

La progestérone (mais non l'AMP) joue aussi un certain rôle dans le maintien d'un poids normal. Par exemple, j'ai observé que les femmes ayant un déficit relatif

---

6.   Action de retrancher en coupant.

en progestérone (avec des taux d'estradiol normaux) ont tendance à perdre du poids lorsqu'elles sont traitées adéquatement avec de la progestérone.

La progestérone aurait des propriétés diurétiques et cataboliques[7]. J'émets l'hypothèse que l'effet diurétique de la progestérone conjugué à une légère augmentation de la température corporelle peut être en cause.

L'estradiol-17β et la progestérone améliorent la qualité du sommeil

On sait que les personnes âgées dorment moins, et plusieurs croient que c'est tout simplement parce qu'elles ont moins besoin de sommeil. Je ne partage pas cette opinion.

Selon moi, en vieillissant, nous aurions besoin – plus que jamais – d'un sommeil réparateur. Bien dormir est un facteur tellement important dans le maintien d'une bonne santé, au même titre que bien manger et faire de l'exercice.

L'insomnie est un problème majeur très fréquent, qui se présente chez plusieurs femmes à la préménopause. En effet, plusieurs d'entre elles commencent à éprouver des problèmes de sommeil lors de cette période, et contrairement à un mythe, ce n'est pas à cause du stress. Les femmes de 50 ans ne vivent généralement pas plus de stress que les femmes âgées de 20 ans ou de 30 ans, ni plus que les hommes de leur âge.

Monica

Monica, 47 ans, souffre d'insomnie depuis deux ans. Elle raconte : « Mon insomnie me cause toutes sortes de problèmes. Je me sens si souvent à bout ! » À l'histoire médicale et au bilan sanguin, le seul point notable chez Monica est la présence d'un déficit en estradiol et en progestérone.

Un taux adéquat d'estrogènes est important pour avoir un sommeil réparateur et de qualité.

La progestérone contribue à la qualité du sommeil par sa transformation en allopregnanolone qui exerce un effet apaisant sur le système nerveux. Des études ont montré que la progestérone orale micronisée (Prometrium®) entraîne une augmentation de la durée du sommeil profond, et ce, tant chez les hommes que chez les femmes.

L'estradiol-17β favorise une meilleure apparence et une meilleure qualité des tissus

J'ai très souvent entendu mes patientes me dire qu'elles ont l'impression de vieillir plus rapidement à la préménopause ou à la ménopause. Personnellement, je ne crois pas que ce soit une vue de l'esprit.

---

7. Augmentation du métabolisme basal pouvant se traduire, entre autres, par une légère augmentation de la température corporelle.

Plusieurs femmes me disent : « Docteur, depuis ma ménopause, ma peau est sèche et a tellement vieilli. Même ma bouche, mes yeux, mon vagin sont secs. J'ai littéralement l'impression de... dessécher ! Pouvez-vous faire quelque chose ? »

L'estradiol-17β joue un rôle important dans tous les tissus conjonctifs en favorisant la production de collagène et l'hydratation des tissus.

J'ai souvent remarqué que les femmes ayant commencé l'hormonothérapie féminine semblaient plus reposées, presque rajeunies, et ce, après quelques semaines de traitement. De plus, comme mentionné au chapitre 1, chez les patientes âgées de 60 ans et plus, il m'est généralement facile de reconnaître celles qui prennent de l'hormonothérapie féminine depuis le début de leur ménopause (ou avant). Elles ont non seulement l'air plus jeunes, mais plusieurs sont rayonnantes tant par leur allure que par l'énergie qu'elles dégagent.

Soulager le syndrome prémenstruel

Chez les femmes avec un syndrome prémenstruel ayant un déficit relatif en progestérone, j'ai remarqué que la prise de progestérone peut faire diminuer de façon importante leurs symptômes.

Pour ces femmes, la progestérone (Prometrium®) aide à faire diminuer les symptômes suivants : rétention d'eau, irritabilité, insomnie, douleurs musculo-squelettiques, bouffées de chaleur, urgence mictionnelle, palpitations cardiaques et anxiété.

POURQUOI CETTE NON-RECONNAISSANCE DES HORMONES SEXUELLES FÉMININES, VOIRE CE MÉPRIS ?

Marianne

Marianne confia fièrement à son médecin de famille qu'elle se sent beaucoup mieux depuis qu'elle prend de l'hormonothérapie féminine bioidentique, mais ce dernier lui répondit plutôt sèchement : « Vous savez, si je vous donnais de la morphine, vous vous sentiriez bien aussi ! » Elle s'est alors sentie incomprise et humiliée. Elle me demande : « Docteur Demers, les hormones féminines sont-elles des drogues dont il faut se sevrer ? »

Les hormones sexuelles sont, de façon paradoxale, méconnues en dépit de leurs rôles multiples. Il est remarquable de constater que l'estradiol-17β et la progestérone semblent fortement contribuer à la prévention des maladies responsables de la majorité des décès (maladies cardiovasculaires, diabète de type 2, hypertension artérielle, ostéoporose, etc.).

Les hormones féminines cumulent à elles seules, par leurs modes d'action diversifiés, les fonctions d'une panoplie de médicaments couramment prescrits ; médicaments qui font l'objet de recherches intenses en médecine.

Une étude randomisée, à double insu et avec placebo chez 200 femmes méno-pausées avec hypertension légère ou modérée a montré qu'après 18 mois de trai-tement, l'estradiol-17β (timbre de 50 μg) avec acétate de norethisterone a amélioré les paramètres de santé associés à la longévité. En effet, les chercheurs ont observé chez les patientes prenant ces hormones :

- une amélioration du bilan lipidique : diminution du C-LDL, diminution du cholestérol total et diminution des triglycérides ;
- une diminution de la glycémie à jeun ;
- une diminution de la pression artérielle ;
- une diminution du fibrinogène (diminution de l'état inflammatoire et diminution du risque de caillots) ;
- une diminution de l'hypertrophie ventriculaire gauche.

LES HORMONES SEXUELLES FÉMININES ET LA LONGÉVITÉ

L'estradiol-17β et la progestérone jouent des rôles importants dans la prévention des maladies associées à une plus grande morbidité et mortalité comme :

- ➤ les maladies cardiovasculaires ;
- ➤ la dyslipidémie ;
- ➤ la démence ;
- ➤ les troubles psychiatriques (dépression et anxiété) ;
- ➤ l'ostéoporose ;
- ➤ l'hypertension artérielle ;
- ➤ le diabète, etc.

Selon moi, l'hormonothérapie féminine à doses adéquates commencée à la préménopause fait partie de la stratégie du *mieux vivre, plus longtemps*.

Pourquoi les hormones sexuelles féminines font-elles peur ?

Si vous questionnez les gens autour de vous, et que vous mentionnez le mot *hormone*, vous risquez très vite de constater qu'il déclenche toutes sortes d'émotions, dont la peur.

Je crois que les hormones sexuelles féminines font peur, principalement, à cause de la méconnaissance de leurs bienfaits pour la santé et le bien-être des femmes. Par exemple, les hormones féminines bioidentiques prescrites adéquatement peu-vent faire diminuer les risques d'infarctus et de démence – et non le contraire. De nos jours, l'information sur les hormones féminines contenue dans les articles et les nouvelles a tendance à être traitée et interprétée de façon négative.

Il y a un tel besoin d'être bien informé.

Cette méconnaissance est mêlée à une étonnante confusion entre les hormones bioidentiques et non bioidentiques. Cette confusion est entretenue par une quasi-absence de formation des médecins et des autres professionnels de la santé sur les bienfaits multiples de l'estradiol-17β et de la progestérone.

Afin de comprendre, nous pouvons nous poser les quatre questions suivantes:

- Y a-t-il des intérêts financiers en jeu pouvant expliquer cette ignorance des rôles des hormones sexuelles féminines?
- Y a-t-il un fond de misogynie dans cette non-reconnaissance officielle? L'histoire de l'humanité est jonchée de non-reconnaissance du féminin.
- Est-ce que l'expression «hormones sexuelles féminines» touche à quelque chose de tabou? La sexualité féminine suscite encore un malaise chez plusieurs.
- Est-ce parce que les gynécologues-obstétriciens, considérés comme les principaux experts en hormones féminines, en voient surtout leurs complications, ce qui peut créer un certain biais de perception?

En d'autres mots, le morcellement de la médecine, l'absence d'intérêts financiers pour faire connaître l'hormonothérapie féminine bioidentique et un certain conditionnement à considérer les hormones féminines négativement (comparativement à la testostérone), nous aveuglent-ils?

Aurait-on assisté à l'hystérie postétude *WHI* si les rôles multiples de l'estradiol-17β et de la progestérone avaient été reconnus? Je rappelle que de nombreuses recherches avaient déjà, avant 2002, montré plusieurs divergences fondamentales entre les hormones féminines bioidentiques et les ECE/AMP. Alors pourquoi cette ignorance?

La réponse n'est pas claire, mais je constate non seulement une étonnante ignorance des bienfaits des hormones sexuelles féminines, mais aussi parfois un certain acharnement à véhiculer l'idée qu'elles sont dangereuses.

Un médecin a déjà dit à une de ses patientes, en parlant de l'hormonothérapie féminine: «Vous savez, je n'en donnerais pas à mon chien!» D'où vient ce mépris si facile?

Y a-t-il des intérêts financiers en jeu?

Il faut savoir que les hormones bioidentiques estradiol-17β et progestérone ne sont pas brevetables. Pour qu'un médicament puisse l'être, il faut que la molécule soit nouvelle, ou que le procédé pour la fabriquer soit nouveau.

L'estradiol-17β et la progestérone étant bioidentiques, c'est-à-dire identiques aux hormones naturelles, la notion de molécules nouvelles est exclue, puisqu'elles sont déjà existantes dans la nature.

De plus, les technologies pour fabriquer l'estradiol-17β et la progestérone datent de plusieurs décennies. Il ne s'agit donc pas d'un procédé nouveau. Pour pouvoir breveter le procédé, il faudrait développer une nouvelle technologie de fabrication et qu'elle soit moins coûteuse, ce qui est peu probable.

Actuellement ce qui est brevetable, c'est la méthode de délivrance des hormones sexuelles dans le corps (p. ex.: nouveau type de timbre), qui se raffine continuellement avec le développement de nouvelles technologies de pointe.

Lorsqu'un médicament est non brevetable, donc non exclusif à une compagnie, les compagnies pharmaceutiques n'ont pas beaucoup d'intérêt à financer la publicité et la recherche qui coûtent très cher. En effet, si le médicament devient plus prescrit, cela profitera à leurs compétiteurs qui pourront plus facilement baisser leur prix de vente, n'ayant pas eu à en payer les coûts de publicité et de recherche.

Il ne s'agit pas ici de distinguer les bons et les méchants. En affaires, comme dans la vie en général, les gens cherchent habituellement d'abord à rentabiliser leurs efforts. Les investissements en recherche et en publicité vont surtout se faire pour les médicaments les plus prometteurs financièrement. Il faut donc être lucide et pragmatique.

Un autre point me laisse songeuse et perplexe. Selon moi, les compagnies pharmaceutiques et les magasins de produits naturels n'ont pas avantage à ce que l'hormonothérapie féminine bioidentique soit bien connue et fréquemment prescrite par les médecins, car il risque de se vendre beaucoup moins de médicaments et de produits naturels.

Nous n'avons qu'à penser aux multiples médicaments et produits naturels contre la fatigue, l'insomnie, les douleurs musculo-squelettiques, la dépression, l'anxiété, la baisse de la libido, l'ostéoporose, etc. Peu de gens réalisent à quel point « l'industrie » de la préménopause et de la ménopause fait vivre beaucoup de monde.

Je suis persuadée que le fait de traiter efficacement les femmes (à moindres coûts et avec moins de produits) risque d'en déranger plusieurs.

L'estradiol-17β et la progestérone sont des médicaments d'exception pour la RAMQ

Au Québec, détenir une assurance médicaments est obligatoire (avec la RAMQ ou avec des assureurs privés).

L'ignorance des avantages des hormones féminines bioidentiques peut avoir plusieurs effets déroutants. Un de ces effets est que la RAMQ (Régie de l'assurance maladie du Québec) couvre les estrogènes par voie orale et l'AMP, mais non les hormones bioidentiques comme Estradot®, Estrogel[MD] et Prometrium®. Évidemment, cette restriction supplémentaire n'incite pas les médecins à prescrire des hormones bioidentiques.

Pour que l'estradiol-17β transdermique soit couverte, la patiente doit présenter une ou des contre-indications aux estrogènes par voie orale, ou bien que ces derniers soient inefficaces. Quant à la progestérone, il faut que la patiente ait une intolérance importante à l'AMP.

Personnellement, prescrire des ECE et de l'AMP qui comportent certains risques pour la santé et le bien-être des femmes me pose un sérieux problème éthique, parce qu'il existe une alternative sécuritaire, plus efficace, peu coûteuse, et en plus, préventive à de multiples égards !

Voici un bref aperçu de ce qui se passe du côté des hommes. La testostérone, qu'elle soit prescrite par voie orale ou transdermique, est couverte par la RAMQ. Les médicaments prescrits pour la dysfonction érectile (Viagra[MC], Cialis[MC] et Levitra[MC]) sont aussi couverts.

Pourtant, ces médicaments n'ont pas été plus étudiés que l'estradiol-17β transdermique et la progestérone ; ils sont pour plusieurs plus récents et plus chers que les hormones féminines bioidentiques.

« Alors, pourquoi l'hormonothérapie féminine bioidentique n'est-elle pas couverte ? » me direz-vous.

Curieusement, les hormones bioidentiques ont cessé d'être couvertes à la suite des résultats de l'étude *WHI*. Comme l'hormonothérapie féminine sans nuance était réputée pour comporter plus de risques que de bienfaits pour la santé, le gouvernement a décidé de ne couvrir que certains types d'hormonothérapie – les moins chères.

Étant donné que l'hormonothérapie féminine bioidentique n'est pas brevetable, il m'apparaît clair qu'elle n'a pas bénéficié d'un lobbying pouvant prendre sa défense et faire un bon travail d'information. Est-ce que ça vous choque un peu ? Moi, oui...

Si les femmes et ceux qui les aiment dénoncent l'injustice faite aux femmes, je suis persuadée que les choses vont changer. Parce que l'ignorance va enfin se transformer en savoir et que « Savoir, c'est pouvoir ! ».

Il est étonnant que la ménopause, connue depuis au moins l'Antiquité, contrairement à l'andropause et à la dysfonction érectile, soit toujours aussi mal considérée et fasse encore l'objet d'autant de controverses. Si les hommes vivaient une réelle « ménopause » (testicules ne produisant plus de testostérone), en serions-nous là au plan scientifique ?

Les gynécologues voient surtout les complications des hormones sexuelles

La gynécologie-obstétrique est considérée comme la spécialité qui est en quelque sorte l'experte en hormones sexuelles féminines.

Les médecins de famille envoient généralement leurs patientes consulter un gynécologue lorsqu'elles ont des complications gynécologiques. Pensons, par exemple, aux saignements utérins dysfonctionnels et à l'endométriose qui sont deux causes importantes d'hystérectomie. Les gynécologues voient souvent les conséquences de la présence de taux non équilibrés d'hormones sexuelles féminines.

Cependant, les risques associés à la présence de faibles taux d'hormones féminines sur la santé cardiaque (p. ex.: infarctus), la santé cérébrale (p. ex.: privation de sommeil, dépression, anxiété, démence) et la santé osseuse (p. ex.: ostéoporose) ne sont pas du ressort de la gynécologie.

En d'autres mots, prescrire des hormones sexuelles féminines entraîne des bienfaits remarquables qui ne relèvent pas du domaine de la gynécologie, alors que ce sont les gynécologues qui font généralement les recommandations concernant l'utilisation de l'hormonothérapie féminine. Ces bienfaits sont multisystémiques et doivent tous être considérés. Selon moi, ces bienfaits peuvent être optimisés grâce à une utilisation judicieuse de l'hormonothérapie féminine bio-identique (voir le chapitre 13).

Depuis la panique causée par l'étude *WHI*, les spécialistes tels les cardiologues, les rhumatologues et autres prescrivent plus rarement de l'hormonothérapie féminine, puisqu'elle n'est plus recommandée en traitement de première ligne. Ceux qui désirent en prescrire peuvent craindre les complications rapportées dans l'étude *WHI* qui ne relèvent pas de leur spécialité (voir le chapitre 2), sans compter les saignements utérins possibles secondaires à la prise d'hormones… Et que penser de la peur des poursuites, et de la grande peur du cancer du sein (voir le chapitre 7)? Nous tournons donc en rond.

Un des problèmes est que les hormones sexuelles sont multifonctionnelles et que par manque de formation, les médecins ne maîtrisent pas tous leurs impacts sur la santé des femmes. Les bienfaits des hormones bioidentiques sont méconnus, contrairement aux risques qui ont tendance à être surestimés ou tout simplement faussés.

Quels sont les véritables dangers de l'hormonothérapie bioidentique?

À l'heure actuelle, aussi surprenant que cela vous paraisse, aucun risque nocif pour la santé n'a été démontré avec l'utilisation de l'hormonothérapie bioidentique à doses adéquates.

Au contraire, les évidences scientifiques soutiennent que l'estradiol-17β et la progestérone jouent des rôles importants, notamment pour la santé cardiaque, cérébrale et osseuse. Actuellement, rien ne justifie la crainte d'une augmentation du risque thromboembolique avec ces hormones lorsque prises à doses adéquates, au contraire.

Les prochains chapitres sont consacrés au cancer du sein qui est toujours considéré comme la bête noire de l'hormonothérapie féminine. L'hormonothérapie féminine bioidentique augmente-t-elle le risque de cancer du sein?

Vous serez surpris des trésors que recèlent les articles scientifiques. Vous constaterez possiblement comme moi, et à mon grand désarroi, qu'il y a plusieurs mythes concernant les hormones féminines. Je me surprends parfois à dire: *mais on pense tout faux!*

LES MÉDICAMENTS OFFERTS AU QUÉBEC

HORMONOTHÉRAPIE NON BIOIDENTIQUE		
ESTROGÈNES		
Nom commercial	*Voie d'administration*	*Type d'estrogènes*
Premarin®	Orale	Conjugués équins (urine de jument gravide)
Ogen®	Orale	Estropipate ou sulfate d'estrone (patate)
PROGESTINE		
Nom commercial	*Voie d'administration*	*Type de progestine*
Provera®	Orale	Acétate de médroxyprogestérone (AMP)

ASSOCIATION ESTROGÈNES – PROGESTINE			
Nom commercial	*Voie d'administration*	*Type d'estrogènes*	*Type de progestine*
Premplus®	Orale	Conjugués équins	Acétate de médroxyprogestérone
femHRT^MC	Orale	Ethinylestradiol	Acétate de noréthindrone
Estalis®	Transdermique	Estradiol-17β	Acétate de noréthindrone
Estalis-Sequi®	Transdermique	Estradiol-17β	Acétate de noréthindrone
Estracomb®	Transdermique	Estradiol-17β	Acétate de noréthindrone

ASSOCIATION ESTROGÈNES – ANDROGÈNE			
Nom commercial	*Voie d'administration*	*Type d'estrogènes*	*Type d'androgène*
Climacteron®	Intramusculaire	Diénanthate d'estradiol Benzoate d'estradiol	Benzilylhydrazone énanthate de testostérone

HORMONOTHÉRAPIE BIOIDENTIQUE		
ESTROGÈNES		
Nom commercial	*Voie d'administration*	*Type d'estrogènes*
Estradot®	Transdermique (timbre)	Estradiol-17β
EstrogelMD	Transdermique (gel)	Estradiol-17β
Climara®	Transdermique (timbre)	Estradiol-17β
Estraderm®	Transdermique (timbre)	Estradiol-17β
Sandoz estradiol dermPr	Transdermique (timbre)	Estradiol-17β
Oesclim®	Transdermique (timbre)	Hémihydrate d'estradiol-17β
Estrace®	Orale*	Estradiol-17β
Crème Tri-Est	Transdermique (crème)**	Estriol (80 %), Estradiol-17β (10 %) Estrone (10 %)
Crème Bi-Est	Transdermique (crème)**	Estriol (80 %) Estradiol-17β (20 %)

HORMONOTHÉRAPIE BIOIDENTIQUE		
PROGESTÉRONE		
Nom commercial	*Voie d'administration*	*Progestérone*
Prometrium®	Orale	Progestérone
Crinone®	Vaginale (gel 8 %)	Progestérone
Suppositoire progestérone	Vaginale (crème)	Progestérone
Crème de progestérone	Transdermique (crème) **	Progestérone

*   Estrace® n'est pas à conseiller à cause de la voie d'administration. Les estrogènes par voie orale peuvent augmenter les taux de triglycérides et de protéine C réactive ainsi que la synthèse de certains facteurs de coagulation. De plus, Estrace® se transforme majoritairement en estrone lors du processus de digestion (voir le chapitre 13).

** Les crèmes d'estrogènes et de progestérone ne sont généralement pas à conseiller, notamment à cause de leur faible absorption (voir le chapitre 13).

Chapitre 7

LA GRANDE PEUR DU CANCER DU SEIN

Affirmer que les estrogènes, hormones associées à la féminité même,
sont cancérigènes est une insulte faite aux femmes.

De tous les cancers, le cancer du sein est celui qui suscite le plus d'émotivité. « Le cancer du sein touche une femme sur neuf. Voilà pourquoi il fait peur », lisait-on dans une revue féminine du mois d'octobre 2006. La peur du cancer du sein est omniprésente chez plusieurs femmes, même si ce cancer, contrairement à d'autres, fait l'objet d'un dépistage systématique, d'un suivi structuré, de meilleurs traitements, ainsi que d'investissements importants en recherche. Le cancer du sein jouit d'un immense capital de sympathie dans la population canadienne.

Je vois tellement de femmes qui ont une réelle phobie du cancer du sein, que je sens le besoin de donner une perspective plus juste, plus rassurante. Je tiens à préciser que le cancer du sein est important, tout comme les autres cancers. En tant que médecin, en tant que femme, j'encourage la prévention, le dépistage et la recherche pour ce cancer, mais demeurons rationnels.

Plusieurs croient que le cancer du sein est la principale cause de mortalité chez les femmes. Pourtant, le cancer du sein est responsable d'environ 3 % des décès chez les femmes (et ce pourcentage tend à baisser) comparé à environ 46 % pour les maladies cardiovasculaires (voir le chapitre 3). Quant aux fractures secondaires à l'ostéoporose, elles sont responsables de plus de décès que le cancer du sein et des ovaires réunis (voir le chapitre 5).

Je me trompe peut-être, mais j'ai l'impression qu'il y a quelque chose de malsain dans cette grande peur du cancer du sein.

Le sein est empreint d'une puissante symbolique. Il est associé de façon étroite au rôle de mère avec sa fonction primaire de produire du lait. Cependant, dans notre société, le sein est aussi fortement érotisé.

La femme atteinte d'un cancer du sein peut se demander : « Vais-je me sentir aussi femme ? Vais-je encore susciter le désir ? » Comme le sein est un symbole physique important de la féminité, la femme ayant un cancer du sein peut se sentir directement atteinte dans sa féminité.

Vous êtes-vous déjà demandé pourquoi nous n'avons pas le même élan de sympathie ou de compassion pour le cancer de la prostate?

Pourtant, ce cancer est tout aussi fréquent et tout aussi mortel. De plus, les hommes ne bénéficient pas d'aussi bons outils diagnostiques pour ce cancer, et les traitements peuvent avoir des conséquences multiples et sévères, incluant des symptômes dépressifs, des douleurs chroniques, une grande fatigue et des troubles sexuels. L'homme ayant un cancer de la prostate peut aussi se sentir directement atteint dans sa masculinité.

Il faut bien avouer que les seins sont visibles, contrairement à la prostate. La prostate n'est pas un signe extérieur de la masculinité et de plus, elle est peu érotisée. Le cancer du pénis, s'il était aussi fréquent, toucherait davantage l'imaginaire collectif.

Certains diront que le cancer du sein nous touche particulièrement parce qu'il atteint davantage des femmes jeunes, dont plusieurs ont des enfants à la maison. Les statistiques montrent pourtant que 95 % des cas de cancer du sein frappent les femmes âgées de plus de 40 ans, et que dans 78 % des cas, elles ont plus de 50 ans.

À mon sens, la surreprésentation actuelle du cancer du sein, que ce soit dans les médias ou dans la population, est davantage d'ordre sociologique que médical.

Encore de nos jours, certains ont tendance à associer la féminité à une certaine fragilité, contrairement à la masculinité-virilité. Le cancer du sein correspond-il à une image de la femme, plus ou moins consciemment encouragée, celle de la femme fragile, victime et érotisée?

Le cancer du sein : la faute aux hormones féminines ?

Pour beaucoup de gens, le cancer du sein est un véritable fléau pour les femmes, et cancer du sein rime avec hormones, plus particulièrement avec l'estrogène, l'hormone qui représente la féminité : l'ennemie à combattre.

Il semble devenu clair pour tout le monde (ou presque) que les estrogènes augmentent fortement la probabilité de survenue d'un cancer du sein. Récemment, j'ai lu dans une revue féminine cette phrase : « Plus une femme produit d'estrogènes, plus elle risque de développer un cancer du sein ».

Je vous pose une question simple : est-ce que cette affirmation est démontrée scientifiquement ? Ma réponse est aussi toute simple : non ! – et j'en rajoute : elle est fausse !

Le cancer du sein demeure actuellement la bête noire de l'hormonothérapie féminine, plus particulièrement depuis l'étude *WHI*. Pourtant, dans cette même étude, l'utilisation des estrogènes est paradoxalement associée à une diminution du risque de cancer du sein (voir le chapitre 2).

Pour savoir si les estrogènes augmentent le risque de cancer du sein, il faut évaluer s'il existe un risque avec:

- la prise de contraceptifs oraux (estrogène présent: éthinylestradiol);
- la prise d'hormonothérapie féminine (souvent des estrogènes conjugués équins);
- la présence d'un taux sérique élevé ou faible d'estradiol-17β.

Ce dernier point, c'est-à-dire la présence de taux élevés ou faibles d'estradiol-17β par rapport au risque de cancer du sein, est particulièrement important. En effet, l'estradiol-17β est une hormone naturelle: elle est même le principal estrogène chez la femme (comme chez l'homme d'ailleurs).

En accusant les estrogènes (incluant les vraies hormones féminines) d'être cancérigènes, nous véhiculons une image très négative des femmes.

LES CONTRACEPTIFS ORAUX ET LE CANCER DU SEIN

L'éthinylestradiol ne semble pas faire augmenter le risque de cancer du sein.

Annie et Janie

Janie, 19 ans, vient de commencer à prendre un contraceptif oral, Brevicon[MD] 1/35, parce qu'elle a depuis peu des relations sexuelles avec son petit ami Michel-André. Janie a entendu dire que les contraceptifs oraux étaient plutôt sécuritaires et comportaient même plusieurs avantages pour sa santé.

Sa mère, Annie, 49 ans, prend du femHRT[MC] depuis six mois pour traiter ses symptômes sévères de ménopause. Annie a peur de développer un cancer du sein et d'autres problèmes parce qu'elle a entendu dire que son hormonothérapie comportait plusieurs dangers pour sa santé.

Annie me consulte parce qu'elle veut comprendre, elle me demande: «Pourquoi les hormones contenues dans mon hormonothérapie sont-elles dangereuses comparativement à celles du contraceptif de ma fille?»

Ma réponse:

«Vous savez Annie, dans le domaine des hormones féminines, il y a une telle méconnaissance et une telle confusion!

«Vous serez probablement étonnée d'apprendre que votre hormonothérapie contient les mêmes hormones que celles du contraceptif de votre fille.

«La différence est que le contraceptif de Janie contient sept fois plus d'estrogènes.

«En effet, Annie, votre comprimé de femHRT[MC] contient 5 µg d'éthinylestradiol (et 1 mg d'acétate de noréthindrone). À titre comparatif, le comprimé de Brevicon[MD] de votre fille contient 35 µg d'éthinylestradiol (et 1 mg de noréthindrone).»

Plusieurs femmes sont fort étonnées d'apprendre que les contraceptifs oraux actuels renferment davantage d'estrogènes – environ quatre à sept fois plus – que l'hormonothérapie féminine par voie orale. Par exemple, Alesse® et Yasmin®, qui sont parmi les contraceptifs oraux les plus populaires, contiennent respectivement 20 µg et 30 µg d'éthinylestradiol. Les contraceptifs oraux doivent contenir des doses d'hormones suffisamment élevées pour empêcher la grossesse, ce qui n'est pas le but recherché avec l'hormonothérapie féminine.

POUR EN SAVOIR PLUS...

Les hormones contenues dans les contraceptifs ne sont pas bioidentiques

L'estrogène contenu dans les contraceptifs oraux est toujours le même – soit l'éthinylestradiol[1] qui est une molécule similaire à l'estradiol-17β. L'ajout d'un groupe acétylène à l'estradiol-17β prolonge sa demi-vie[2]. En effet, l'éthinylestradiol est dégradée plus lentement par le foie que l'estradiol-17β.

Les contraceptifs oraux diffèrent principalement par leur concentration en éthinylestradiol (habituellement entre 20 µg et 35 µg/jour) ou par leur type de progestine.

Deux types de contraceptifs oraux existent : ceux (la majorité) qui contiennent des estrogènes et une progestine (p. ex. : Alesse®, Yasmin®), et ceux qui ne contiennent qu'une progestine (p. ex. : Micronor®).

Les progestines contenues dans les contraceptifs oraux ne sont pas de la progestérone. Elles peuvent cependant posséder certaines propriétés similaires. Par exemple, la drospérinone (progestine du Yasmin®) exerce une action diurétique semblable à celle de la progestérone, et plusieurs médecins la préfèrent principalement pour le soulagement du syndrome prémenstruel.

Les conséquences dues à l'utilisation des progestines dans les contraceptifs au lieu de la progestérone n'ont pas fait l'objet d'études scientifiques spécifiques, ce qui m'inquiète pour la santé future des femmes, particulièrement chez les utilisatrices à long terme (voir le chapitre 9).

Certaines études proposent que les contraceptifs oraux plus récents, contrairement aux plus anciens, peuvent faire augmenter le risque de cancer du sein.

---

1. L'éthinylestradiol diffère de l'estradiol-17ß par l'addition d'un groupe acétylène au carbone 17.
2. Temps nécessaire pour diminuer le taux sanguin d'estradiol de moitié.

QUE VEUT DIRE L'EXPRESSION « AUGMENTATION DU RISQUE DE CANCER DU SEIN » ?

Pour expliquer cette notion, je vais utiliser les résultats observés lors du premier volet de l'étude *WHI* (voir le chapitre 2). Rappelons que ce volet avait été cessé abruptement, en bonne partie à cause d'une augmentation du risque de cancer du sein de 26 % (ou risque de 1,26) chez les utilisatrices d'ECE et d'AMP. Cependant, il faut comprendre qu'un risque augmenté de 26 % ne signifie pas que les femmes ont 26 % de probabilité d'avoir un cancer du sein ! Loin de là…

Jugez vous-même des données ayant servi au calcul de ce risque :

En présence d'hormonothérapie, 3,8 femmes sur 1000 femmes/an ont développé un cancer du sein, comparativement à 3,0 femmes sur 1000 femmes/an en l'absence d'hormonothérapie[3].

Une étude du Collaborative Group on Hormonal Factors in Breast Cancer a regroupé les données épidémiologiques de plus d'une cinquantaine d'études. Les résultats suggèrent un risque de cancer du sein de 1,24 (c.-à-d. une augmentation du risque de 24 %) chez les utilisatrices de contraceptifs oraux comparativement aux femmes n'en ayant jamais utilisé.

L'augmentation du risque observée est-elle due à l'éthinylestradiol, au type de progestine contenue dans les différents contraceptifs oraux, à leur mode d'administration ou à leur durée d'utilisation ? D'autres facteurs de risque de cancer du sein peuvent-ils être en cause ? Par exemple, il faut se demander si les utilisatrices de contraceptifs oraux ont eu moins de grossesses ou si elles ont moins allaité que celles n'en ayant jamais utilisé ; la grossesse et l'allaitement étant considérés comme des facteurs protecteurs contre le cancer du sein.

Les chercheurs ont noté que les doses plus élevées d'éthinylestradiol (p. ex.: celles contenues dans les contraceptifs oraux plus anciens) ne sont pas associées à une augmentation du risque de cancer du sein, proposant que l'éthinylestradiol ne soit pas en cause dans cette augmentation.

Dans une étude publiée, en 2002, dans *The New England Journal of Medecine*, des chercheurs ont interviewé 4575 femmes (âgées de 35 à 64 ans) ayant eu un cancer du sein et 4682 contrôles. Leur principale conclusion est que l'utilisation des contraceptifs oraux n'augmente pas le risque de cancer du sein. Les chercheurs ont aussi observé que leur utilisation chez les femmes avec histoire familiale de cancer du sein n'augmentait pas non plus leur risque.

Il est intéressant de constater que ces chercheurs ont rapporté que le risque de cancer du sein avec les contraceptifs oraux à doses élevées d'éthinylestradiol

---

3.   Calcul de l'augmentation du risque : 0,8 femme (3,8 − 3,0)/3,0 femmes = 26 %.

était de 0,5 après 10 ans d'utilisation (diminution de 50 % du risque) et 0,8 après plus de 15 ans (diminution de 20 % du risque), comparativement aux femmes n'ayant pas pris de contraceptifs.

AINSI...

Une diminution du risque de cancer du sein a été observée chez les femmes ayant utilisé des contraceptifs oraux contenant des doses élevées d'éthinylestradiol pendant plus de dix ans.

Les contraceptifs oraux plus anciens semblent donc sécuritaires (concernant le risque de cancer du sein), malgré qu'ils contiennent des doses plus élevées d'estrogènes que les plus récents.

Ces observations proposent que l'éthinylestradiol des contraceptifs oraux ne fait pas augmenter le risque de cancer du sein.

L'HORMONOTHÉRAPIE FÉMININE ET LE CANCER DU SEIN

Les ECE ne semblent pas faire augmenter le risque de cancer du sein. Par contre, l'AMP semble faire augmenter ce risque.

En principe – il est important de le souligner de nouveau – l'hormonothérapie féminine devrait comporter moins de risques pour la santé que les contraceptifs oraux, parce qu'elle contient des doses d'hormones moins élevées. L'hormonothérapie féminine vise d'abord le soulagement des symptômes de ménopause et non la contraception.

Il est généralement admis que la prise de contraceptifs oraux présente peu de risques chez les femmes en santé et non fumeuses. Ne trouvez-vous pas curieux de constater que l'hormonothérapie fait peur, alors que les doses d'hormones utilisées sont beaucoup plus faibles ?

Il faut cependant apporter deux nuances :

- Les hormones le plus souvent utilisées dans l'hormonothérapie féminine (ECE/AMP) ne sont pas celles présentes dans les contraceptifs oraux[4];
- Les contraceptifs oraux sont généralement pris par des femmes plus jeunes que celles utilisant l'hormonothérapie féminine. Les femmes plus jeunes ont généralement moins de problèmes de santé que celles plus âgées.

---

4. Éthinylestradiol avec une progestine tels lévonorgestrel, drospérinone, noréthindrone, etc.

Les études basées sur des questionnaires

Deux études basées sur des questionnaires – la *Nurses'Health Study* et la *Million Women Study* – ont évalué que le risque de cancer du sein avec la prise d'estrogènes (souvent ECE) est d'environ 1,3. Par contre, le risque avec la prise d'estrogènes et une progestine (souvent ECE et AMP) est estimé à 1,4 dans la première étude, tandis qu'il s'élève à 2,0 dans la deuxième.

Dans la *Nurses'Health Study*, les utilisatrices d'hormonothérapie pour une période de moins de cinq ans n'ont pas eu d'augmentation du risque de cancer du sein. Après plus de cinq ans d'utilisation, le risque est surtout retrouvé chez les femmes qui ont commencé l'hormonothérapie tardivement.

Dans la *Million Women Study*, après dix ans d'utilisation d'hormonothérapie, les chercheurs ont observé 5 cas de plus de cancer du sein sur 1000 femmes (prise d'estrogènes seuls), comparativement à 19 cas de plus sur 1000 femmes (prise d'estrogènes et de progestine).

CES DEUX ÉTUDES PRÉSENTENT DES FAILLES

Ces deux études présentent cependant plusieurs failles dues en partie au fait qu'il s'agissait de questionnaires. Par exemple, l'exactitude des réponses n'a pas fait l'objet de vérifications. Aussi, la stratification des répondantes selon leurs facteurs de risque de cancer du sein (p. ex.: obésité, nombre de grossesses, nombre de mois d'allaitement) n'est pas détaillée.

Dans la *Nurses'Health Study*, les chercheurs ont remarqué que les femmes utilisatrices d'hormonothérapie ont passé davantage de mammographies que les non-utilisatrices. Il n'est pas exclu que cela ait permis de détecter davantage de cancers chez les utilisatrices.

Dans la *Million Women Study*, il s'agissait d'un questionnaire envoyé aux femmes britanniques âgées de 50 à 64 ans invitées à passer une mammographie. Les données ne semblent avoir été recueillies qu'à l'inclusion et ne pas avoir été réactualisées pendant le suivi qui a parfois atteint cinq ans.

Ces failles peuvent être responsables de conclusions erronées, particulièrement lorsque les différences entre les groupes sont minimes. D'ailleurs, des chercheurs de la *Nurses'Health Study* ont publié un deuxième article en 2006 affirmant que l'utilisation des estrogènes seuls n'augmentait pas de façon statistiquement significative le risque de cancer du sein chez les femmes lors des 20 premières années d'utilisation.

Les études cliniques
Collaborative Group on Hormonal Factors in Breast Cancer (1997)

Des chercheurs faisant partie de cette étude ont analysé plus de 90 % des données épidémiologiques mondiales (51 études dans 21 pays) concernant le lien entre le cancer du sein et l'hormonothérapie féminine. Ces données concernaient plus de 100 000 femmes sans cancer du sein et plus de 50 000 ayant eu un cancer du sein.

Cette étude a montré que dans la population générale des femmes âgées de 50 à 70 ans, la fréquence du cancer du sein est de 45 cas sur 1000 femmes. Les chercheurs n'ont pas observé d'augmentation du risque de cancer du sein les cinq premières années d'utilisation de l'hormonothérapie féminine. Même après 15 ans d'utilisation, le risque demeure faible. Par exemple, chez les femmes commençant leur hormonothérapie à 50 ans (estrogènes avec ou sans progestine) : 6 cas de plus de cancer du sein sur 1000 femmes seraient ajoutés après 10 ans d'utilisation, et 12 cas de plus seraient ajoutés après 15 ans.

Ce qui m'a particulièrement frappée et qu'il est important de savoir, c'est que l'obésité, la consommation d'alcool (deux consommations par jour) et la sédentarité sont toutes trois des facteurs de risque de cancer du sein beaucoup plus importants que l'hormonothérapie féminine (estrogènes non bioidentiques et progestine) prise pendant 15 ans. En effet, la consommation d'alcool et la sédentarité sont chacune responsables d'environ 27 cas de plus de cancer du sein sur 1000 femmes. Quant à l'obésité, elle est responsable de 45 cas de plus sur 1000 femmes.

Deux autres points sont à souligner dans cette étude. D'abord, les chercheurs ont observé que les cancers du sein chez les femmes avec hormonothérapie étaient cliniquement moins agressifs.

Ensuite, les femmes maigres seraient plus à risque de développer un cancer du sein. Pourtant, ces dernières ont souvent moins d'estrogènes, ce qui va à l'encontre de l'idée voulant que plus une femme produit d'estrogènes, plus elle risque d'avoir un cancer du sein.

Donc, nous constatons que nous sommes loin des très dangereuses hormones. Le fait d'être obèse, d'être maigre, de consommer de l'alcool ou d'être sédentaire est beaucoup plus risqué !

Breast Cancer Demonstration Project (2000)

L'étude *Breast Cancer Demonstration Project* a porté sur 46 355 femmes ménopausées (d'âge moyen de 58 ans au début de l'étude) qui ont été suivies en moyenne 12,3 ans dans le cadre d'un programme national de dépistage du cancer du sein à travers les États-Unis.

Les chercheurs ont trouvé une augmentation faible du risque de 0,01 avec chaque année d'utilisation d'estrogènes seuls (surtout ECE). Ce risque était augmenté de 0,08 avec l'utilisation d'estrogènes et progestine (surtout ECE/AMP). Encore une fois, et curieusement, le risque était plus élevé chez les femmes maigres

(1,03 avec estrogènes seuls et 1,12 avec estrogènes et progestine). Comme dit précédemment, les femmes maigres ont pourtant moins d'estrogènes.

Étude *WHI* (2002, 2004)
Au chapitre 2, nous avons abondamment parlé de l'étude *WHI*. Les chercheurs ont observé une diminution presque significative du nombre de cas de cancer du sein chez les femmes (d'âge moyen de 63,6 ans) qui ont pris des ECE seuls pendant une moyenne de 6,8 ans.

Par contre, chez les femmes (d'âge moyen de 63,2 ans) qui ont pris des ECE et de l'AMP pendant une moyenne de 5,2 ans, les chercheurs ont observé une augmentation, quoique non significative, du nombre de cas de cancer du sein.

Li et collaborateurs (2003)
Ces chercheurs n'ont pas observé d'augmentation significative du nombre de cas de cancer du sein chez les utilisatrices d'estrogènes, même pendant 25 ans ou plus.

Shah et collaborateurs (2005)
Des chercheurs ont comparé dans deux analyses distinctes, l'utilisation des estrogènes seuls (souvent les ECE) et l'utilisation des estrogènes avec une progestine (souvent les ECE et l'AMP) par rapport au risque de cancer du sein.

La première analyse, concernant l'utilisation des estrogènes seuls, a regroupé les données d'environ 700 000 femmes. Les résultats ont montré que le risque de cancer du sein est faible, peu importe si l'utilisation des estrogènes a été de moins de cinq ans ou de plus de cinq ans.

Chez les femmes ayant utilisé l'hormonothérapie pendant une période de moins de cinq ans, le risque observé est de 1,16 (IC 95 %, 1,02-1,32) et est similaire à celui des utilisatrices de plus de cinq ans avec un risque de 1,20 (IC 95 %, 1,06-1,37). Comme la limite inférieure de l'intervalle de confiance est très près du 1,0 (pas d'augmentation du risque), le risque est à la limite du significatif. Donc, les estrogènes (en majorité des ECE) représentent un risque faiblement significatif.

QU'EST-CE QU'UN IC ?

« IC » est l'abréviation de l'expression « intervalle de confiance ». Lorsque les chercheurs observent un risque de 1,20 (c.-à-d. une augmentation du risque de 20 %), il s'agit d'une estimation du risque. La valeur réelle du risque n'est pas connue.

Pour ce faire, nous utilisons l'intervalle de confiance (p. ex.: 1,06-1,37) qui permet d'estimer avec une certaine probabilité (p. ex.: à 95 %), l'intervalle dans lequel la valeur réelle du risque se retrouve.

Pour que le risque observé soit statistiquement significatif, l'intervalle de confiance ne doit pas inclure le chiffre 1,0. Le chiffre 1,0 indiquant un risque neutre.

La deuxième analyse, concernant l'utilisation combinée d'estrogènes et progestine, a regroupé les données d'environ 650 000 femmes. Ces résultats ont montré, par contre, un risque significatif de cancer du sein de 1,39 (IC 95 %, 1,12-1,72) chez les utilisatrices pendant moins de cinq ans et de 1,63 (IC 95 %, 1,22-2,18) chez les utilisatrices pendant plus de cinq ans.

Collins et collaborateurs (2005)

Une analyse de toutes les données disponibles a montré que dans les études randomisées, le risque de cancer du sein avec l'utilisation des estrogènes a été de 0,79 (IC 95 %, 0,61-1,02)[5]. En d'autres mots, non seulement il n'y a pas eu d'augmentation du risque de cancer du sein avec l'utilisation des estrogènes, mais il y a eu au contraire une diminution de 21 % de ce risque, et cette diminution est presque statistiquement significative.

Par contre, avec l'ajout d'une progestine, le risque de cancer du sein semble augmenter. En effet, le risque a été de 1,24 (IC 95 %, 1,03-1,50)[6].

Lyytinen et collaborateurs (2006)

Une étude de la population féminine finlandaise âgée de plus de 50 ans et identifiée à partir d'un registre médical national a montré que l'utilisation de l'estradiol-17β, par voie orale ou transdermique, n'augmentait pas le risque de cancer du sein les cinq premières années. Même après plus de cinq ans d'utilisation, le risque est faible (2 à 3 cas de plus sur 1000 femmes suivies pendant dix ans).

En avril 2006, le *JAMA* (journal de l'Association médicale américaine) a rapporté que la prise d'estrogènes ne semble pas faire augmenter le risque de cancer du sein chez les femmes – même chez celles plus âgées. Ce sont plutôt les progestines qui font augmenter le risque.

LE CANCER DU SEIN : LA FAUTE AUX PROGESTINES ?

Ainsi, dans l'hormonothérapie féminine, ce ne seraient pas les estrogènes qui feraient augmenter le risque de cancer du sein, mais les progestines (comme l'AMP).

Vous constaterez probablement que la démonstration scientifique voulant que les estrogènes augmentent le risque de cancer du sein n'est tout simplement pas faite.

Le risque, s'il existe, est très faible et beaucoup moins important que celui d'une multitude d'autres facteurs, que ce soient :
- le vieillissement ;
- l'obésité[7] ;

---

5. Dans les quatre études randomisées disponibles, qui concernent 12 643 femmes.
6. Dans les quatre études randomisées disponibles, qui concernent 19 756 femmes.
7. Se définit par un indice de masse corporelle supérieur à 30,0.

- la maigreur[8] ;
- la consommation d'alcool (deux consommations par jour ou plus) ;
- l'utilisation d'une progestine comme l'AMP.

De plus, rappelons que les ECE, estrogènes majoritairement utilisés dans les études, ne sont pas ceux produits par le corps des femmes. Nous avons vu que les ECE – et non l'estradiol-17β transdermique – peuvent faire augmenter l'état inflammatoire et le taux de protéine C (ainsi que le taux de triglycérides), et que ces facteurs sont associés à une augmentation du risque de plusieurs maladies importantes incluant le cancer du sein (voir le chapitre 3).

Le fait que les estrogènes non bioidentiques (les ECE) ne semblent pas faire augmenter le risque de cancer du sein, bien qu'ils augmentent la présence de facteurs de risque pour ce cancer, est vraiment une excellente nouvelle. Ces observations peuvent même proposer que les estrogènes, en particulier l'estradiol-17β, aient un certain effet protecteur contre le cancer du sein.

POUR EN SAVOIR PLUS...

Estrogènes pris à long terme : attention à certaines conclusions

Il faut faire attention à certains articles scientifiques qui concluent à une augmentation du risque de cancer du sein causée par l'utilisation des estrogènes à long terme. Une augmentation du risque peut simplement être attribuable au vieillissement. Il faut vérifier s'il y a eu un ajustement des données en fonction de l'âge ainsi que pour les autres facteurs de risque de cancer du sein.

Une autre erreur est de faire porter les conclusions des études sur des résultats non statistiquement significatifs. Par exemple, dans une étude chez des Suédoises âgées de 40 à 74 ans participant à un programme de dépistage pour le cancer du sein, les résultats ont montré un risque diminué à 0,5 (IC 95 %, 0,3-1,0) lorsque les estrogènes (estradiol-17β ou ECE) étaient utilisés depuis moins de dix ans et un risque augmenté à 1,3 après plus de dix ans d'utilisation (IC 95 %, 0,5-3,7). Dans les deux cas, les différences ne sont pas statistiquement significatives. Pourtant, dans la conclusion, il est dit que l'utilisation des estrogènes à long terme augmente le risque de cancer du sein. Ce qui n'est pas du tout démontré dans l'article. D'ailleurs, cette augmentation du risque de cancer du sein après dix ans n'est basée que sur cinq cas de cancer du sein au total !

Étude *MISSION* (2006)

L'étude *MISSION* est une étude prospective – toujours en cours – menée chez plus de 6700 Françaises (âge moyen au début : environ 61 ans) qui a pour but principal

---

8. Se définit par un indice de masse corporelle inférieur à 18,5.

de déterminer le risque de cancer du sein chez les femmes ménopausées prenant et ne prenant pas d'hormonothérapie féminine.

Cette étude est intéressante parce qu'environ la moitié des participantes prennent de l'hormonothérapie féminine bioidentique (estradiol-17β transdermique et progestérone).

L'hormonothérapie testée est une hormonothérapie dite «à la française». Au cours de cette hormonothérapie, l'estrogène utilisé est l'estradiol-17β orale ou transdermique. Chez les femmes ayant leur utérus, la progestérone ou une progestine (autre que l'AMP ou les dérivés de la 19 nortestostérone) y est ajoutée.

SAVIEZ-VOUS QUE...

Chez des femmes d'âge moyen d'environ 61 ans, l'utilisation de l'hormonothérapie féminine «à la française» pendant une moyenne de 7,9 ans a entraîné une diminution étonnante du risque de cancer du sein.

Chez les femmes n'ayant pas pris d'hormones, le risque de cancer du sein a été de 6,21 %, tandis que ce risque a été de 1,01 % chez celles ayant pris des hormones.

Selon moi, l'ampleur de cette différence dans le risque de cancer du sein (diminution du risque de plus de 600 % avec l'hormonothérapie) ne peut être vraiment expliquée par la présence de facteurs de risque différents.

LES VRAIES HORMONES FÉMININES ET LE CANCER DU SEIN

Ce n'est pas un excès d'hormones féminines qui est associé à une fréquence accrue de cancer du sein, mais un déficit.

Pour savoir si les estrogènes produits par le corps des femmes augmentent leur risque de cancer du sein – et c'est là le véritable enjeu, nous devons répondre à la question fondamentale suivante: des taux d'estrogènes élevés augmentent-ils ce risque?

L'estrogène produit par les ovaires est l'estradiol-17β. Elle est la plus puissante des estrogènes et est responsable, en majeure partie, de la prolifération des cellules mammaires. Les femmes qui ont eu un cancer du sein produisent-elles plus d'estradiol que les autres? La réponse est non.

Il est généralement admis que chez les Japonaises, il y a une fréquence plus faible de cas de cancer du sein que chez les Occidentales. Des chercheurs britanniques ont voulu savoir si les Japonaises avaient des taux d'hormones féminines plus faibles, en particulier d'estradiol, pouvant expliquer cette moins grande fréquence. Dans le but de répondre à cette question, les taux plasmatiques d'estradiol, d'estrone et de progestérone de femmes japonaises ont été comparés à ceux de femmes britanniques.

Les résultats n'ont pas montré de différences entre les taux hormonaux des Japonaises et ceux des Britanniques, peu importe si elles étaient des femmes adultes (> 35 ans) nouvellement ménopausées ou ménopausées. Par contre, les adolescentes japonaises avaient des taux plasmatiques d'estradiol et d'estrone plus élevés durant leur phase lutéale que les adolescentes britanniques. Ainsi, les Japonaises ne produisent pas moins d'hormones féminines, en particulier pas moins d'estradiol.

Un taux de progestérone faible (préménopause) semble être un facteur de risque

> **SAVIEZ-VOUS QUE...**
>
> Avant la ménopause, le risque de cancer du sein n'est pas associé à des taux d'estradiol élevés, mais plutôt à des taux de progestérone bas!

De 1961 à 1976, des chercheurs britanniques ont analysé des échantillons urinaires chez environ 5000 femmes et des échantillons sanguins chez environ 5000 autres femmes. Ces femmes ne prenaient ni hormonothérapie féminine ni contraceptifs oraux. Elles ont été classées selon leur probabilité de développer un cancer du sein. La majorité des femmes non ménopausées (~ 80 %) avaient des cycles menstruels réguliers d'environ 28 jours, et les échantillons ont été prélevés dans les deux phases de leur cycle.

Leurs conclusions sont claires et passionnantes. Chez les femmes non ménopausées, il n'y a pas de lien entre les taux d'estradiol et les facteurs de risque de cancer du sein. Par contre, l'augmentation du risque est associée à de faibles taux plasmatiques de progestérone, ainsi qu'à une excrétion moindre de ses métabolites, pendant la phase lutéale de leur cycle. Chez les femmes ménopausées, les taux plasmatiques d'estradiol et de progestérone ne varient pas selon le risque.

En d'autres mots, chez les femmes non ménopausées, ce n'est pas un excès d'estradiol qui semble faire augmenter le risque de cancer du sein, mais plutôt un déficit en progestérone!

À la préménopause, le déficit en progestérone est fréquent.

Avant la ménopause, la progestérone est majoritairement produite par les ovaires, et cette production ovarienne a lieu durant la 2e phase du cycle menstruel (phase lutéale). En effet, pendant la période ovulatoire, qui se situe vers le milieu du cycle, le follicule ovarien dominant se rompt et libère un ovule. Les membranes de ce follicule rompu se transforment alors en un corps jaune qui sécrète non seulement de l'estradiol-17β mais aussi de la progestérone.

En l'absence d'ovulation (on parle alors de cycle anovulatoire), il n'y a pas de production de progestérone ovarienne. Cependant, même en présence d'ovulation, il peut y avoir une production insuffisante de progestérone par le corps jaune. Dans ce dernier cas, on parle d'insuffisance lutéale (ou insuffisance du corps jaune), situation fréquente à la préménopause.

Un faible taux de progestérone, en présence d'un taux normal ou élevé d'estradiol, est généralement responsable d'un cycle menstruel plus court et des saignements plus abondants avec caillots. Cependant, un déficit en progestérone peut aussi être présent chez des femmes ayant des cycles menstruels réguliers, et j'ai remarqué que cette situation n'est pas rare à la préménopause.

Il y a plus de 30 ans, certains ont émis l'hypothèse qu'un corps jaune inadéquat, produisant peu de progestérone, peut fournir un environnement propice au développement du cancer du sein. Un corps jaune inadéquat se caractérise par une faible sécrétion de progestérone, alors que la sécrétion d'estradiol peut être variable (normale, augmentée ou abaissée).

Déjà en 1964, un chercheur avait rapporté dans une étude que chez les femmes ayant un cancer du sein, seulement 17 % d'entre elles avaient un endomètre sécrétoire en période prémenstruelle comparativement à 68 % chez celles du même âge sans cancer du sein. Un endomètre sécrétoire est indicatif de la production de progestérone ovarienne. Ces résultats suggèrent un lien entre un déficit en progestérone et un risque accru de cancer du sein.

Lors d'une autre étude, l'effet protecteur de la progestérone contre le cancer du sein est aussi observé. Parmi 1083 femmes traitées pour infertilité, et évaluées de 12 à 33 ans plus tard, chez celles dont un déficit en progestérone était la cause de l'infertilité, il y a eu davantage de cas de cancer du sein que chez celles sans déficit en progestérone.

En effet, chez les femmes ayant un déficit en progestérone, il y a eu 5,4 fois plus de cas de cancer du sein à la préménopause que chez celles qui ne présentaient pas de déficit. La fréquence des cas de cancer du sein chez les femmes ménopausées était similaire dans les deux groupes. Ces résultats proposent qu'un taux adéquat de progestérone avant la ménopause joue un rôle dans la prévention du cancer du sein. Cette étude a aussi montré que le nombre de décès par cancer (toutes causes confondues) a été dix fois plus élevé dans le groupe de femmes avec histoire de déficit en progestérone. Ces résultats peuvent suggérer un effet protecteur multiple de la progestérone.

Je suis un peu étonnée que ces observations n'aient pas donné lieu à plus de recherches scientifiques. Imaginez la possibilité qu'une molécule puisse avoir un tel impact sur la santé des femmes.

Un déficit en progestérone semble aussi associé à un risque accru
de maladies bénignes du sein.

Des chercheurs ont observé que les femmes ayant une maladie bénigne du sein ont des taux de progestérone durant leur phase lutéale plus faibles – environ deux fois moins élevés – comparés à ceux des contrôles.

Dans cette étude, les taux d'estradiol et de progestérone ont été mesurés une semaine avant le début des règles (période du plateau[9]) chez 109 femmes ayant des cycles ovulatoires avec maladies bénignes du sein et chez 50 contrôles. Les résultats n'ont montré aucune différence statistiquement significative entre les taux d'estradiol de ces deux groupes.

Cependant, dans le groupe de femmes avec maladies bénignes du sein, le taux moyen de progestérone était d'environ 26 nmol/l comparativement à un taux d'environ 57 nmol/l chez les contrôles. Des chercheurs estiment qu'un taux plasmatique de progestérone supérieur à 37 nmol/l environ une semaine avant le premier jour des règles traduit la présence d'un corps jaune adéquat.

Ces taux correspondent à ce que nous observons au Centre, où les femmes ayant des taux de progestérone inférieurs à 35 nmol/l sept jours avant la date prévue de leurs règles, présentent généralement des symptômes de déficit en progestérone.

Certains médecins et chercheurs, dont je suis, croient qu'avant la ménopause, une stimulation estrogénique non compensée par un taux adéquat de progestérone favorise les maladies du sein (bénignes ou cancéreuses).

Actuellement, on sait que les femmes ayant souffert de maladies bénignes du sein (tumeurs non prolifératives) ont un risque relatif de 1,27 de cancer du sein.

TROUVEZ L'ÉNIGME

Qu'est-ce que ces quatre situations peuvent avoir en commun ?
- ➤ Cancer du sein
- ➤ Maladies bénignes du sein
- ➤ Prise de contraceptifs oraux
- ➤ Hormonothérapie féminine non bioidentique

Ma réponse : un déficit (absolu ou relatif) en progestérone

---

9. Période d'environ 5 à 6 jours où la production d'estradiol-17ß et de progestérone est maximale. Le milieu de cette période se situe à peu près une semaine avant le premier jour des règles.

Des taux d'estradiol et de progestérone faibles (ménopause) semblent être un facteur de risque

---

SAVIEZ-VOUS QUE...

À la ménopause, les taux d'estradiol et de progestérone sont bas et la fréquence du cancer du sein est augmentée.

Chez des femmes ménopausées *du même âge* (et ne prenant pas d'hormono-thérapie), des chercheurs n'ont pas observé de différences entre leurs taux d'hormones sexuelles, qu'elles aient développé ou non un cancer du sein.

Dans une étude, les taux d'estradiol, d'estrone, d'estriol, de progestérone, de testostérone et d'androstenedione de 39 femmes ménopausées ayant développé un cancer du sein (entre 6 et 72 mois après la prise de sang) étaient similaires à ceux de 156 femmes contrôles[10] n'ayant pas développé de cancer du sein. Dans une autre étude, les taux plasmatiques d'estradiol et de testostérone de 135 femmes ménopausées ayant un cancer du sein étaient similaires à ceux de 275 femmes ménopausées sans cancer du sein.

Le cancer du sein survient plus fréquemment à la ménopause, alors que les taux d'estradiol et de progestérone sont plus faibles qu'avant la ménopause. Les taux d'estradiol et de progestérone décroissent avec l'âge, alors que de façon géné-rale, la fréquence des cas de cancers augmente. L'âge est le principal facteur de risque de cancer du sein. Selon moi, cela est dû en partie au fait que le taux d'hormones féminines décline progressivement avec les années suite au début de la ménopause.

Rappelons que 78 % des cas de cancer du sein sont diagnostiqués après l'âge de 50 ans (période de ménopause), et 17 % le sont entre l'âge de 40 et 50 ans (période de préménopause). Ainsi, la majorité des cas de cancer du sein, soit 95 %, surviennent en présence d'un déficit en hormones sexuelles féminines.

Des taux de progestérone ou d'estradiol faibles semblent donc des facteurs de risque (et non l'inverse) de cancer du sein.

Des taux d'estradiol et de progestérone élevés (grossesse) semblent être un facteur de protection

On sait depuis longtemps que les grossesses antérieures constituent un facteur de protection contre le cancer du sein. Pourtant, jamais les femmes n'auront eu des taux sériques aussi élevés d'estradiol et de progestérone !

---

10. Femmes du même âge, de la même race et qui sont ménopausées depuis le même nombre d'années.

Jugez par vous-mêmes :

- Chez les femmes enceintes, les taux d'estradiol peuvent atteindre plus de 16 000 pmol/l dès la fin du 1er trimestre et peuvent grimper à plus de 50 000 pmol/l au 3e trimestre ! Plus encore, les femmes sont aussi soumises à des taux de progestérone extrêmement élevés, soit jusqu'à 800 nmol/l au 3e trimestre de la grossesse.
- Chez les femmes nouvellement ménopausées, j'observe des taux moyens d'estradiol entre 60 et 80 pmol/l et des taux moyens de progestérone d'environ 1,5 nmol/l. Ces taux continuent de diminuer avec l'âge.

Ainsi, les taux d'estradiol et de progestérone sont environ 500 fois plus élevés en fin de grossesse qu'au début de la ménopause. Ces observations proposent que des taux très élevés d'estradiol et de progestérone peuvent constituer des facteurs de protection contre le cancer du sein.

ESTRADIOL
Cycle menstruel
Phase folliculaire : entre 90,1 et 716 pmol/l (valeur médiane : 198 pmo/l). Phase ovulatoire : entre 243 et 1509 pmol/l (valeur médiane : 821 pmol/l). Phase lutéale : entre 147 et 958 pmol/l (valeur médiane : 401 pmol/l).
Grossesse
1er trimestre : entre 2884 et 16 823 pmol/l (valeur médiane : 5276 pmol/l). 2e trimestre : entre 2939 et 21 150 pmol/l (valeur médiane : 7314 pmol/l). 3e trimestre : entre 6643 et 50 975 pmol/l (valeur médiane : 29 474 pmol/l).
Ménopause
Entre < 36,7 et 145 pmol/l (valeur médiane : < 36,7 pmol/l).
Hommes
Entre 49,6 et 218 pmol/L (valeur médiane : 105 pmol/l).

PROGESTÉRONE
Cycle menstruel
Phase folliculaire : entre 0,6 et 4,7 nmol/l. Phase ovulatoire : entre 2,4 et 9,4 nmol/l. Phase lutéale : entre 5,3 et 86,0 nmol/l.
Grossesse
1er trimestre : entre 30,0 et 140,0 nmol/l. 2e trimestre : entre 60,0 et 260,0 nmol/l. 3e trimestre : entre 200,0 et 800,0 nmol/l.
Ménopause
< 2,5 nmol/l.
Hommes
Entre 0,7 et 4,7 nmol/l.

L'allaitement est un facteur de protection

La maturation des glandes mammaires lors de l'allaitement est régie par l'action de plusieurs hormones. Les taux très élevés d'hormones sexuelles féminines durant la grossesse amorcent ce processus, et la maturation des glandes mammaires nécessite l'action additionnelle de la prolactine et de facteurs de croissance[11].

Au chapitre suivant, j'émets certaines hypothèses pour expliquer le rôle protecteur de ces hormones dans la prévention du cancer du sein lors de la grossesse et de l'allaitement (aussi appelé lactation).

EN RÉSUMÉ...

Actuellement, il existe une grande peur du cancer du sein et des hormones sexuelles féminines.

Plusieurs personnes croient, à tort, que les estrogènes causent le cancer du sein chez les femmes.

D'abord, lorsque l'on parle d'estrogènes, il faut distinguer les estrogènes non bioidentiques de l'estradiol-17β (transdermique ou ovarienne), mais dans la population générale et le corps médical, la distinction n'est que rarement faite. À mon sens, les estrogènes ont été condamnés sans procès juste et équitable. Ils ont même été désignés comme des substances cancérigènes, verdict peu reluisant, et que je trouve méprisant pour les femmes.

---

11. Polypeptides ou protéines de faible poids moléculaire qui stimulent la multiplication des cellules dans un tissu donné.

Pourtant, les estrogènes (ECE et estradiol-17β) ne semblent pas faire augmenter le risque de cancer du sein.

Par exemple, dans l'étude *WHI* (ECE) et dans l'étude *MISSION* (estradiol-17β orale ou transdermique), une diminution de la fréquence du cancer du sein a été observée après un suivi de plusieurs années (6,8 ans et 7,9 ans respectivement). De plus, l'augmentation de la concentration en éthinylestradiol dans les contraceptifs oraux ne semble pas être associée avec une hausse de la fréquence du cancer du sein – c'est plutôt le contraire.

Nous devrions donc être agréablement surpris de constater qu'il n'ait pas été démontré que les estrogènes non bioidentiques augmentent le risque de cancer du sein, et pourtant :

- Les ECE (et non l'estradiol-17β transdermique) peuvent faire augmenter les taux de protéine C réactive qui est un facteur de risque pour différentes maladies, incluant le cancer du sein (voir le chapitre 3). Les ECE (et non l'estradiol-17β transdermique) peuvent aussi faire augmenter les taux de triglycérides, ce qui peut contribuer à l'obésité. Nous savons que l'obésité est un facteur de risque important de cancer du sein chez les femmes ménopausées (voir les chapitres 3, 7 et 9) ;
- Dans la majorité des études cliniques, les estrogènes ne sont pas pris avec de la progestérone. Pourtant, la progestérone (mais non l'AMP) semble protectrice contre le cancer du sein.

Toutes ces observations, qui sont d'un grand intérêt, proposent que les estrogènes ont de façon intrinsèque certaines propriétés anticancéreuses.

LES HORMONES SEXUELLES FÉMININES ET LE CANCER DU SEIN

Chez les femmes, de faibles taux de progestérone ou d'estradiol (p. ex.: préménopause/ménopause) sont associés à une fréquence accrue de cas de cancer du sein.

Au contraire, des taux élevés de progestérone et d'estradiol (p. ex.: grossesse) sont associés à une fréquence moindre de cas de cancer du sein.

Rappelons que 95 % des cas de cancer du sein sont dépistés après l'âge de 40 ans, période de la vie où survient généralement un déficit en hormones sexuelles féminines.

Mais qu'est-ce qui augmente le risque de cancer du sein chez les femmes si ce ne sont pas les estrogènes ?

- L'âge.
- Le déficit en estradiol.
- Le déficit en progestérone.
- L'obésité (déficit d'action de l'estradiol – voir le chapitre 9).
- La maigreur (déficit en estradiol et en progestérone).

- La sédentarité.
- L'alcool (deux consommations/jour ou plus).
- Les progestines (en particulier l'AMP).

Tous semblent être des facteurs de risque importants de cancer du sein. Il est possible que la présence de certaines toxines dans l'environnement et le « mauvais stress » représentent aussi des risques non négligeables. Certains médicaments peuvent aussi constituer un risque, particulièrement s'ils favorisent un gain de poids ou interfèrent avec l'action des hormones sexuelles féminines (voir les chapitres 9 et 12).

Ainsi, contrairement à ce qui est abondamment véhiculé, la progestérone et l'estradiol-17β semblent avoir des vertus anticancéreuses.

Au prochain chapitre, de façon presque hérétique, j'explique pourquoi les hormones féminines à doses adéquates sont bonnes, même pour la prévention du cancer du sein et d'autres cancers reliés aux estrogènes. Nous verrons aussi qu'il n'est pas exclu que des taux élevés d'estradiol puissent être protecteurs contre le cancer du sein.

S'il vous plaît, ne me brûlez pas vive sur le bûcher avant d'avoir lu les prochains chapitres !

Chapitre 8

LES PROPRIÉTÉS ANTICANCÉREUSES
DES HORMONES FÉMININES

Selon moi, les hormones féminines à doses adéquates favorisent
un renouvellement contrôlé des cellules mammaires, ce qui est en soi bénéfique.
Se renouveler, c'est une façon de rester en santé.

ON PENSE TOUT FAUX !

Dans les sociétés occidentales, presque la moitié des décès sont attribuables aux maladies cardiovasculaires et environ le quart aux cancers. Les cancers représentent donc une cause importante de mortalité.

Même si les traitements s'améliorent constamment, et que dans beaucoup de cas, « cancer n'égale plus mort », il reste que le cancer fait peur. Il fait peur parce qu'en plus du spectre de la mort, il est associé à la perte de l'intégrité physique et du bien-être. Le déclin inexorable du corps, ainsi que la crainte de souffrir, sont difficilement supportables pour l'esprit.

Parmi tous les cancers, le cancer du sein est celui que plusieurs femmes craignent le plus, croyant qu'il est une cause très fréquente de mortalité. Les hormones féminines étant réputées pour faire augmenter la fréquence du cancer du sein, on peut comprendre pourquoi elles sont si redoutées.

Actuellement, je crois qu'une peur exagérée existe.

D'abord, rappelons que le cancer du sein est loin d'être la principale cause de mortalité chez les femmes (environ 3 % des décès). Ensuite, des taux élevés d'hormones sexuelles féminines sont associés à une moins grande fréquence du cancer du sein, tandis qu'au contraire, de faibles taux sont associés à une plus grande fréquence. Exactement l'inverse de ce qui est véhiculé. Comment expliquer ces observations ?

ANASTASIA ET DR ISABELLE LAFLEUR

Anastasia, 26 ans, est une étudiante de première année au doctorat en médecine expérimentale. Son projet de recherche porte sur le cancer du sein, plus spécifiquement, sur le rôle des estrogènes dans le cancer du sein.

Anastasia, avec toute la passion qu'on lui connaît, caresse le rêve de trouver un traitement qui guérira vraiment le cancer du sein.

Le Dr Isabelle Lafleur, 50 ans, sa directrice de recherche, qui est aussi médecin, lui fait part des propos contradictoires concernant le cancer du sein.

Anastasia et le Dr Lafleur ne savent pas encore qu'elles iront de surprise en surprise au cours de leurs recherches.

QU'EST-CE QUE LE CANCER ?

Le cancer est causé par des cellules qui ont perdu le contrôle de leur croissance.
Ainsi, elles peuvent se diviser à l'infini.

Plusieurs pensent que les estrogènes augmentent fortement le risque de cancer du sein parce qu'ils provoquent des divisions cellulaires. Ils se trompent.

En fait, les divisions de nos cellules (peu importe le type) nous sont bénéfiques, voire vitales.

Tous les tissus humains possèdent des cellules capables de se diviser. Plusieurs cellules dans notre corps se divisent d'ailleurs à un rythme rapide (p. ex. : cellules sanguines et intestinales), sans pour autant que nous déclarions cancérigènes les substances qui stimulent leur division. Déclarer cancérigènes ces substances équivaudrait à considérer comme cancérigène tout être vivant.

Tant que nous sommes vivants, nous produisons des milliers de cellules nouvelles chaque seconde. Ce qui permet ces divisions – essentielles à notre vie – ce sont les hormones et les facteurs de croissance.

POURQUOI NOS CELLULES SE DIVISENT-ELLES ?

Nos cellules naissent, vieillissent et meurent. Nos cellules se divisent pour remplacer celles qui meurent.

Ce renouvellement cellulaire constant fait que les cellules endommagées sont remplacées par des cellules nouvelles, ce qui constitue un puissant moyen de protection contre les cancers.

Sans les divisions cellulaires orchestrées par certaines de nos hormones et de nos facteurs de croissance, nous serions morts depuis belle lurette !

Lorsqu'une cellule se divise, elle doit faire une copie exacte d'elle-même, incluant une réplication de son ADN[1]. L'ADN, composé d'ADN codant (gènes) et non codant, contient des milliards de paires de nucléotides responsables de notre identité. Lors de la réplication de l'ADN, il peut y avoir des erreurs de copie. Ces erreurs sont appelées mutations[2].

Évidemment, plus il y a de divisions cellulaires dans un tissu donné, plus il y a de probabilités que des mutations surviennent.

Les mutations peuvent aussi être causées par des substances cancérigènes, c'est-à-dire des substances capables d'induire des mutations dans l'ADN (p. ex.: les radicaux libres). Il n'y a pas d'évidence scientifique voulant que les hormones sexuelles fassent partie de cette catégorie. Au contraire, ces hormones auraient des propriétés antioxydantes[3].

SAVIEZ-VOUS QUE...

Les mutations sont fréquentes et presque la totalité d'entre elles sont inoffensives.

Mutations n'égalent pas cancer. Loin de là! En effet, bien que fréquentes, elles sont rarement dangereuses.

Advenant la survenue de mutations potentiellement dangereuses, c'est-à-dire qui peuvent nuire au fonctionnement de nos cellules, notre corps a prévu des moyens efficaces de se protéger. Par exemple, il existe des mécanismes complexes de réparation de l'ADN (dont il ne sera pas question ici). D'autres moyens de protection puissants existent, dont le plus important est probablement l'apoptose.

QU'EST-CE QUE L'APOPTOSE?

L'apoptose de nos cellules est un phénomène extrêmement fréquent et salutaire.

L'apoptose – aussi appelée mort cellulaire par suicide – est une mort programmée dont les étapes se déroulent de façon organisée à l'intérieur de la cellule.

L'apoptose nous permet de nous débarrasser de cellules endommagées ou vieilles. Les globules rouges constituent une exception, ils ne peuvent apoptoser, parce qu'ils n'ont pas de noyau. Ils sont détruits par un processus différent dans la rate.

---

1. Acide désoxyribonucléique.
2. Une mutation est souvent causée par un changement de nucléotide.
3. Les antioxydants ont la capacité de capter les radicaux libres. Les radicaux libres peuvent causer des mutations par des bris dans l'ADN.

Toutes nos cellules ont une durée de vie limitée (voir le chapitre 9). Dans les tissus normaux adultes, le taux d'apoptose est généralement proportionnel au taux de divisions cellulaires (mitoses), et ce, afin de maintenir un nombre relativement constant de cellules dans chaque tissu.

En règle générale, une cellule a accumulé plusieurs mutations avant de devenir cancéreuse. De plus, il faut que ces mutations entraînent la perte de contrôle de la croissance cellulaire : il s'agit le plus souvent d'une perte de la capacité d'apoptose. Ainsi, la perte de cette capacité de mourir fait que les cellules peuvent se multiplier à l'infini et envahir à la longue tous les tissus.

QUE SONT LES CELLULES CANCÉREUSES ?

Toutes les cellules cancéreuses ont en commun la perte de contrôle de leur croissance : elles sont devenues immortelles !

Lorsque mises en culture (laboratoire), ces cellules se diviseront tant qu'il y aura des substances nutritives.

Plusieurs personnes me demandent : « Mais pourquoi les cellules cancéreuses nous font-elles mourir ? » Peu importe le type de cancer, ce ne sont généralement pas les cellules cancéreuses elles-mêmes qui font mourir, mais l'envahissement des organes par ces cellules qui prolifèrent à l'infini. Cet envahissement comprime différents tissus et organes, les empêchant de fonctionner normalement ; cela mène progressivement à une insuffisance sévère de ceux-ci qui est responsable du décès.

Les causes génétiques du cancer du sein

Juliette

« Dr Demers, j'ai deux sœurs dont une a eu un cancer du sein à 40 ans. Pour cette raison, mon médecin me fait passer une mammographie chaque année. J'ai 45 ans, suis-je à haut risque d'avoir un cancer du sein ? »

Juliette souffre de plusieurs symptômes de préménopause pour lesquels elle prend du Celexa® (un antidépresseur), de l'Imovan® (un hypnotique), du Pantoloc® (un inhibiteur de l'H+, K+ATPase), divers analgésiques et des produits naturels. Elle préférerait prendre des hormones bioidentiques, mais elle a peur d'avoir un cancer du sein. Elle me dit : « Je ne sais plus quoi faire pour me sentir mieux. »

Ma réponse :

« Il serait intéressant que votre sœur – étant donné son jeune âge lors du diagnostic de cancer du sein – passe un test génétique pour vérifier si elle est porteuse d'une mutation altérant le fonctionnement du gène BRCA1 ou celui du gène BRCA2. Si, et seulement si votre sœur est porteuse d'une de ces mutations, vous devriez passer le test pour savoir si vous êtes à risque d'un cancer héréditaire.

« Juliette, selon les connaissances actuelles, les causes génétiques héréditaires de cancer du sein semblent plutôt rares.

« Je vous avoue que je trouve désolant que ces tests ne soient pas facilement accessibles. Selon moi, l'accessibilité à ces tests éviterait aux femmes dans votre situation de vivre un stress et un mal-être bien souvent inutiles (hantise du cancer du sein, peur des hormones, investigations répétitives, symptômes de préménopause ou de ménopause mal traités, maladies cardio-vasculaires, ostéoporose, etc.). En réalité, la majorité des femmes ne sont pas porteuses de ces mutations, et nous pourrions alors les rassurer. »

Les gènes BRCA1 et BRCA2

C'est en 1994 que les premiers gènes[4] associés aux cancers héréditaires du sein et de l'ovaire ont été découverts. Ces gènes, BRCA1 et BRCA2, sont normalement exprimés dans les seins et dans les ovaires.

Chez les femmes porteuses d'une mutation BRCA1, le risque de cancer du sein avant l'âge de 70 ans est d'environ 87 %, et celui de cancer ovarien est d'environ 44 %.

Vous ne serez probablement pas surpris d'apprendre que ces deux gènes sont impliqués dans le contrôle de la croissance cellulaire, des mutations dans ces gènes pouvant favoriser la survenue éventuelle d'un cancer.

Actuellement, il semble que les causes génétiques héréditaires[5] ne soient pas des causes fréquentes de cancer du sein (environ 5 % des cas), et il n'existe pas encore de ligne directrice claire pour les médecins de famille concernant le dépistage des mutations BRCA1 et BRCA2. On estime qu'environ 3 % des cancers du sein seraient attribuables à des mutations dans ces deux gènes.

Il est possible que des mutations dans d'autres gènes que les BRCA1 et BRCA2, et qui sont aussi impliqués dans le contrôle de la croissance cellulaire, soient responsables d'un cancer du sein héréditaire.

En règle générale, les causes génétiques héréditaires des cancers (tous types confondus) sont beaucoup plus rares que celles non héréditaires. Les causes non héréditaires sont dues à l'environnement, à notre mode de vie, au hasard ou au vieillissement.

---

4. Un gène est une portion d'ADN qui contient généralement la séquence nécessaire pour produire une protéine spécifique (p. ex.: une enzyme).
5. Transmissibles à ses descendants.

Le gène p53

Un des gènes les plus connus dans le domaine du cancer (tous types confondus) est le gène p53. Une mutation dans ce gène peut entraîner une perte de régulation de l'apoptose, car ce gène agirait à titre de chef d'orchestre de l'apoptose.

Dans les cancers, les mutations dans le gène p53 sont généralement acquises (non héréditaires). Ces mutations joueraient un rôle dans plus de la moitié des cas de cancer.

L'estradiol-17β et la progestérone ne sont pas cancérigènes

Nous avons vu que des taux élevés d'estradiol et de progestérone ne sont pas associés à une augmentation du risque de cancer du sein. Si ces hormones étaient cancérigènes, il semble logique qu'il y ait un certain lien entre des taux plus élevés d'hormones et une plus grande probabilité d'avoir un cancer du sein, ce qui n'est pas le cas.

Personnellement, il m'a toujours semblé absurde de penser que les hormones féminines soient cancérigènes. Imaginez… les taux très élevés d'estrogènes et de progestérone mesurés chez les femmes enceintes entraîneraient de toute évidence des risques importants de malformations chez leurs fœtus et des risques de cancer du sein chez les futures mères. Les évidences scientifiques veulent plutôt le contraire, la grossesse étant un facteur de protection contre le cancer du sein et les femmes mettant généralement au monde de beaux bébés en santé.

Nous avons aussi vu que la fréquence accrue de tumeurs bénignes et malignes dans les seins est associée à un déficit en progestérone chez les femmes non ménopausées. Cette observation est d'une grande importance au point de vue de la médecine et mérite que l'on pousse plus loin les recherches.

Un phénomène similaire est observé dans l'utérus, où le rôle protecteur de la progestérone contre le développement d'un cancer de l'endomètre est bien connu (voir le chapitre 12).

Vous verrez, au cours des prochaines pages, que les hormones estradiol-17β et progestérone semblent sécuritaires à cause de leurs remarquables capacités d'autorégulation. Ces capacités d'autorégulation sont possibles grâce à la présence des enzymes et des récepteurs de ces hormones. De plus, les hormones féminines semblent posséder certaines propriétés anticancéreuses intrinsèques, incluant des propriétés antioxydantes.

L'ASPECT SÉCURITAIRE DES HORMONES FÉMININES

Les hormones féminines sont relativement sécuritaires,
grâce à leurs étonnantes capacités d'autorégulation.

Deux éléments sont essentiels pour comprendre pourquoi les hormones estradiol-17β et progestérone sont relativement sécuritaires comparativement à d'autres hormones. Ces deux éléments – enzymes et récepteurs – permettent aussi de mieux comprendre le cancer du sein, et les raisons pour lesquelles l'hormonothérapie féminine bioidentique doit être privilégiée plutôt que l'hormonothérapie non bioidentique.

Les enzymes, pour les hormones sexuelles, constituent en quelque sorte des mécanismes de contrôle de la quantité de ces hormones, tandis que les récepteurs (nombre et localisation sur les gènes) déterminent les actions que ces hormones déclencheront dans une cellule donnée. Les enzymes et les récepteurs ont pour fonction de réguler la réponse de nos cellules selon leurs besoins.

Ces mécanismes font que les hormones sexuelles féminines, malgré leurs fonctions remarquablement diversifiées et importantes, sont beaucoup plus sécuritaires que d'autres hormones, comme l'insuline ou les hormones thyroïdiennes. Par exemple, l'administration inappropriée d'insuline peut tuer un patient. Par contre, le corps féminin a dû s'adapter à des taux très variables d'hormones féminines, les rendant plus sécuritaires.

Les enzymes

QU'EST-CE QU'UNE ENZYME ?

En fait, les enzymes sont les outils qu'utilise notre corps pour faire de nouvelles substances – ou à l'inverse – pour les dégrader, comme un sculpteur qui réalise un chef-d'œuvre à partir d'une simple pierre, et ce, avec les outils appropriés (et bien sûr son talent artistique).

Une enzyme est une protéine capable de transformer une substance X en une substance Y en agissant à un endroit précis dans cette substance.

Le matériau de base servant à faire les hormones sexuelles est le cholestérol. À l'instar du sculpteur, nous fabriquons nos hormones sexuelles (chefs-d'œuvre) à partir du cholestérol (pierre), et ce, à l'aide d'enzymes spécifiques (outils).

La quantité d'hormones sexuelles produite dépend du taux de ces enzymes spécifiques dans les organes qui les fabriquent (tels les ovaires, l'utérus ou les seins).

Une fois produites, les hormones sexuelles peuvent aussi se transformer à l'aide d'enzymes en d'autres hormones sexuelles (p. ex.: transformation de la progestérone en testostérone). Notre corps cherche constamment le maintien d'un certain équilibre entre les taux des différentes hormones sexuelles.

La quantité d'estradiol-17β fabriquée par notre corps dépend en bonne partie des quantités d'enzyme HSD-17β et d'enzyme aromatase.

L'enzyme HSD-17β (types 1 et 2)

Quatre types d'enzyme HSD-17β[6] ont été identifiés, dont les deux principaux sont les types 1 et 2. Les enzymes HSD-17β (types 1 et 2) sont présentes dans plusieurs tissus, plus particulièrement dans les ovaires, l'utérus, les seins, le gras et les glandes surrénales.

La HSD-17β type 1 transforme l'estrone en estradiol-17β, tandis que la HSD-17β type 2 fait le contraire. Ces enzymes peuvent aussi agir sur d'autres molécules et vice versa, mais ce point ne sera pas discuté ici. Par exemple, dans l'endomètre, la progestérone fait augmenter l'activité de la HSD-17β type 2.

Comme dit précédemment, les taux de ces enzymes détermineront le taux d'estradiol-17β et vice versa, afin de maintenir un certain équilibre hormonal.

SAVIEZ-VOUS QUE...

Les hormones bioidentiques se comportent exactement comme les hormones produites par les ovaires ; ce qui est logique étant donné qu'elles sont pareilles. Comme je dis souvent à mes patientes : « Quand c'est pareil, c'est pareil ! »

Par exemple, lors de l'utilisation de l'estradiol-17β transdermique (p. ex. : Estrogel[MD]), environ 50 % de l'estradiol-17β se transforme en estrone (grâce à l'enzyme HSD-17β type 2) à l'image de ce que le corps fait naturellement.

L'enzyme aromatase

L'enzyme aromatase est présente dans plusieurs tissus, en particulier dans le tissu adipeux (gras). Notons que les seins contiennent généralement beaucoup de gras.

Chez les femmes ménopausées, les ovaires ne produisant plus d'estrogènes, la formation d'estrogènes nécessite obligatoirement la présence d'aromatase. L'aromatase transforme l'androstenedione[7] en estrone. Cette dernière pourra à son tour être transformée en estradiol-17β à l'aide de l'enzyme HSD-17β type 1. Les femmes ménopausées ont un taux d'estrone environ deux à trois fois supérieur au taux d'estradiol.

---

6. 17β-hydroxystéroïde dehydrogénase.
7. L'androstenedione provient de la DHEA (principalement synthétisée dans les surrénales).

La biosynthèse des hormones sexuelles

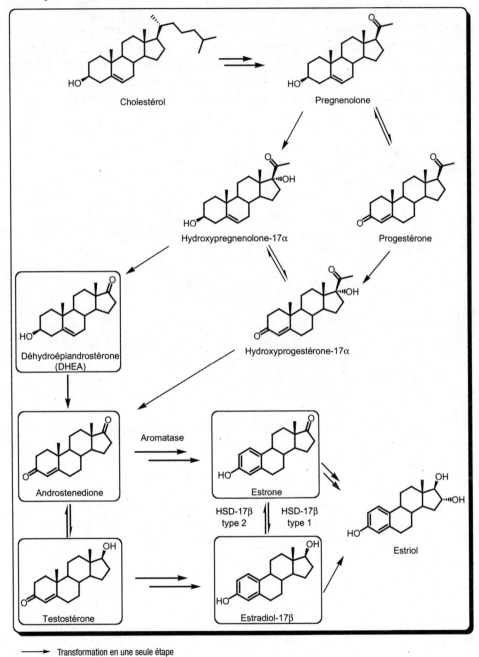

Cholestérol

Pregnenolone

Hydroxypregnenolone-17α

Progestérone

Déhydroépiandrostérone (DHEA)

Hydroxyprogestérone-17α

Androstenedione

Aromatase

Estrone

HSD-17β type 2

HSD-17β type 1

Estriol

Testostérone

Estradiol-17β

→ Transformation en une seule étape

⇒ Transformation en plus d'une étape

⇌ Possibilité d'équilibre

ANASTASIA

Au fil de ses lectures, Anastasia a constaté que chez les femmes ménopausées, le taux d'estradiol dans les seins n'est pas nécessairement corrélé au taux d'estradiol sérique.

En effet, des recherches ont montré que chez les femmes ménopausées, la quantité d'estradiol dans les seins dépend plus de leur production locale que de leur captation à partir de la circulation sanguine. En d'autres mots, le taux d'estradiol présent dans leurs seins vient davantage des seins eux-mêmes.

Anastasia se demande : «Pourquoi les seins de femmes ménopausées produisent-ils de l'estradiol-17β ? Le corps ne fait habituellement pas les choses pour rien. L'estradiol-17β serait-elle bénéfique ?»

En effet, les seins peuvent produire des quantités plus ou moins grandes d'estradiol-17β (en particulier, selon les taux d'enzymes aromatase et HSD-17β type 1 présents dans les seins).

ANASTASIA

Dans une de ses expériences, Anastasia a mesuré les taux d'estradiol dans des tissus provenant de biopsies mammaires chez des femmes ménopausées avec cancer du sein, afin de savoir s'il y a un lien entre un taux d'estradiol élevé dans le sein et le cancer.

Anastasia est stupéfaite de ce qu'elle vient de découvrir. Des taux d'estradiol élevés ont effectivement été mesurés dans les tissus cancéreux, mais non dans le tissu normal d'un même sein.

D'autres chercheurs en sont arrivés aux mêmes conclusions. Ces taux élevés pourraient être la conséquence de taux d'aromatase plus élevés dans la tumeur.

Ne trouvez-vous pas curieux que les augmentations des taux de l'enzyme aromatase et de l'estradiol ne soient observées que dans le tissu cancéreux, et non dans le tissu normal qui entoure ce même tissu cancéreux ? Qu'est-ce qui cause ces augmentations ?

ANASTASIA ET DR ISABELLE LAFLEUR

Anastasia, plutôt fière et excitée de ses résultats de recherche, décide d'aller en discuter avec sa directrice.

Anastasia a maintenant tendance à croire que le cancer du sein est bel et bien favorisé par l'estradiol, étant donné qu'un taux élevé d'estradiol est effectivement associé à la présence de ce cancer.

Le Dr Lafleur lui pose la question suivante : « Pouvez-vous m'expliquer, Anastasia, pourquoi des taux élevés d'estradiol et de l'activité aromatase sont retrouvés dans la tumeur, mais non dans le tissu sain adjacent à cette tumeur ? »

Le Dr Lafleur fait remarquer à Anastasia qu'il y a dans cette observation un paradoxe.

Les femmes ménopausées ont généralement des taux d'aromatase dans les seins plus élevés que les femmes non ménopausées.

Cependant, il est étrange que les tumeurs mammaires cancéreuses chez les femmes ménopausées en contiennent encore plus que le tissu sain environnant la tumeur, puisque ce qui stimule l'activité aromatase est le faible taux d'estradiol ! Autrement dit, nous devrions mesurer des taux d'estradiol plus faibles, et non l'inverse, pour expliquer la présence de taux d'aromatase plus élevés. *Il semble donc y avoir quelque chose d'illogique dans le cancer du sein !*

Le cancer du sein est-il causé par un problème de régulation de l'enzyme aromatase ?

Les chercheurs ont observé qu'après plus de 6 mois de privation en estradiol, l'activité aromatase dans des cellules de cancer du sein humain augmente de 4 à 8 fois (augmentation de 400 % à 800 %). À l'inverse, l'administration d'estradiol-17β entraîne une diminution de l'activité aromatase dans ces cellules, et ce, proportionnellement à la dose d'estradiol-17β.

Ces résultats suggèrent l'absence de problème de régulation de l'enzyme aromatase dans le tissu cancéreux, parce que le taux de l'activité aromatase semble répondre de façon normale à l'administration d'estradiol-17β. En effet, dans du tissu cancéreux étudié en laboratoire, à l'image de ce qui se passe dans du tissu normal, un faible taux d'estradiol entraîne une augmentation de l'activité aromatase dans les seins, tandis qu'au contraire, un taux élevé d'estradiol entraîne une diminution de l'activité aromatase.

DR ISABELLE LAFLEUR

Le Dr Lafleur est perplexe : « S'il n'y a pas de problème dans la régulation de l'aromatase dans le tissu cancéreux, alors pourquoi l'activité aromatase reste-t-elle élevée – même en présence de taux d'estradiol élevés ? »

C'est à cette question que nous devons répondre : qu'est-ce qui stimule de façon persistante l'activité aromatase ?

Tout d'un coup, le visage du Dr Lafleur s'illumine, elle lance : « *Et si nous faisions fausse route ?* »

Une idée, pour le moins saugrenue, commence à germer dans la tête du Dr Lafleur.

Les récepteurs

QU'EST-CE QU'UN RÉCEPTEUR ?

Nous pourrions comparer les récepteurs à des serrures et les hormones sexuelles à des clés. Une hormone (clé) va se lier à son récepteur spécifique (serrure) lorsqu'elle le rencontre à l'intérieur de la cellule.

Les hormones sexuelles étant liposolubles (solubles dans le gras), elles pénètrent facilement dans les différentes cellules. Si ces cellules contiennent des récepteurs de ces hormones, ces dernières vont se lier aux récepteurs disponibles. Le couple hormone-récepteur va ensuite pénétrer dans le noyau pour aller se fixer sur l'ADN[8] à des endroits sur les gènes[9] qui leur sont spécifiques.

Par exemple, si le couple hormone-récepteur se fixe sur le gène du collagène, cela pourra déclencher la synthèse du collagène.

Plus de 150 gènes réagissent aux estrogènes et à la progestérone, ce qui est un nombre tout à fait remarquable (voir le chapitre 6). Les gènes activés (ou au contraire réprimés) diffèrent selon les types de cellules, ce qui fait que les divers tissus et organes du corps humain (p. ex. : vaisseaux, cerveau, peau, os, muscles, pancréas, thyroïde, etc.) peuvent réagir de façon différente en présence des mêmes hormones sexuelles.

Les récepteurs des estrogènes et de la progestérone

En plus d'avoir chacune leurs nombreuses actions directes et indirectes, l'estradiol-17β et la progestérone travaillent souvent de concert. De façon imagée, nous pourrions affirmer que l'estradiol-17β et la progestérone sont de grandes besogneuses et d'excellentes amies, en plus d'être bienveillantes l'une envers l'autre.

---

8. Code génétique qui fait de nous des êtres uniques.
9. Portion d'ADN responsable de la production d'une protéine.

La plupart des tissus, du moins ceux analysés, contiennent des récepteurs des estrogènes et de la progestérone.

Deux types de récepteurs ont été identifiés à la fois pour les estrogènes (récepteurs α et β) et pour la progestérone (récepteurs A et B).

L'aspect sécuritaire de l'estradiol-17β

Le nombre de récepteurs des estrogènes et de la progestérone est directement influencé par le taux d'estradiol-17β.

En effet, un taux élevé d'estradiol-17β à l'intérieur des cellules entraîne une diminution du nombre de récepteurs des estrogènes, ainsi qu'une augmentation du nombre de récepteurs de la progestérone dans ces cellules. Avec un taux très élevé d'estradiol-17β, le nombre de récepteurs des estrogènes est à peu près nul, tandis qu'au contraire, le nombre de récepteurs de la progestérone est maximal.

De façon concordante, lorsque le taux d'estradiol-17β dans les cellules est faible, une situation inverse est observée : le nombre de récepteurs des estrogènes augmente, tandis que le nombre de récepteurs de la progestérone diminue.

En d'autres termes, avec des taux élevés d'estradiol sanguin, la cellule finira par capter moins d'estradiol parce qu'elle diminuera le nombre de ses récepteurs des estrogènes, et captera plus de progestérone parce qu'elle augmentera le nombre de ses récepteurs de la progestérone.

SAVIEZ-VOUS QUE...

L'estradiol-17β est une hormone qui, contrairement à ce que l'on pense, est plutôt sécuritaire grâce à une étonnante capacité d'adaptation aux besoins de la cellule.

En effet, le taux d'estradiol-17β exerce un contrôle sur :
- ➤ le taux d'enzymes HSD-17β (types 1 et 2) et aromatase ;
- ➤ le nombre de récepteurs des estrogènes et de la progestérone.

L'aspect sécuritaire de la progestérone

Le rôle de la progestérone dans les seins est moins bien connu que ceux des estrogènes. Cela est en bonne partie causé par le fait qu'il y a souvent une confusion entre la progestérone et les progestines. Cette confusion complique d'ailleurs passablement la compréhension du cancer du sein.

Un taux élevé de progestérone semble entraîner une baisse du nombre de ses récepteurs. Nous ne savons pas si le taux de progestérone influence le nombre de récepteurs des estrogènes dans les seins. Dans l'utérus, un taux élevé de progestérone ferait diminuer le nombre de récepteurs des estrogènes. Cependant, il semble que les molécules de progestérone (en se liant aux récepteurs de type A) puissent empêcher l'action de récepteurs des estrogènes sur les gènes. Donc, il est possible qu'une grande quantité de progestérone dans un tissu inactive des récepteurs des estrogènes.

Ainsi, les estrogènes et la progestérone ont la capacité de s'autoréguler de multiples façons.

POUR EN SAVOIR PLUS...

À propos des récepteurs de la progestérone

La progestérone, qui se lie au récepteur de la progestérone de type B entraîne généralement :

➢   la synthèse de nouvelles protéines ;

tandis que la progestérone, qui se lie au récepteur de type A peut :

➢   entraîner la synthèse de nouvelles protéines ;
➢   inactiver l'action de certains autres récepteurs (p. ex.: des estrogènes, de la progestérone de type B, des androgènes, des glucocorticoïdes et des minéralocorticoïdes).

L'ESTRADIOL-17β ET LA PROGESTÉRONE SONT-ELLES DES HORMONES ANTICANCÉREUSES ?

Un taux élevé de renouvellement cellulaire semble être un facteur de protection contre le cancer du sein.

DE QUOI EST COMPOSÉ LE SEIN ?

Le sein se compose surtout de glandes[10] et de canaux ductulaires ainsi que d'un tissu graisseux plus ou moins important qui lui donne sa forme.

Lors de la lactation, le lait est produit dans les glandes mammaires et se rend au mamelon par les canaux ductulaires. Le cancer du sein se situe habituellement dans les glandes (cancer lobulaire) ou les canaux ductulaires (cancer canalaire).

Au plan microscopique, le sein mature est composé de quatre tissus majeurs : le tissu épithélial, le tissu conjonctif, le tissu adipeux et les vaisseaux. Le cancer du sein touche surtout le tissu épithélial.

Le tissu épithélial est le principal composant des seins, et est constitué de deux principaux types de cellules :

> ➤ les cellules épithéliales sécrétoires qui composent les glandes mammaires. Ces cellules sont responsables de la production du lait maternel ;
> ➤ les cellules épithéliales ductales[11] qui forment les canaux ductulaires. Ces cellules (aussi appelées myoépithéliales) sont constituées d'éléments contractiles pour l'expulsion du lait.

Le rôle de la prolifération et de l'apoptose dans le renouvellement cellulaire

Une question fondamentale pour mieux comprendre le cancer du sein est de savoir si les hormones, et plus précisément quelles hormones, stimulent la division des cellules mammaires, c'est-à-dire leur prolifération. En d'autres termes, est-ce que l'estradiol, la progestérone ou les deux font augmenter la prolifération des cellules mammaires ? Cette question est importante à deux points de vue.

D'abord, ce qui m'intéresse particulièrement, c'est de savoir si les hormones qui stimulent la prolifération des cellules du sein augmentent ou non le risque de cancer du sein.

Le deuxième point est de savoir quelles hormones (et leurs doses) stimulent la prolifération des cellules mammaires cancéreuses, pour ne pas donner ces

---

10. Sous forme de lobules regroupés en lobes.
11. Aussi appelées canalaires.

hormones aux femmes atteintes d'un cancer du sein avec présence de récepteurs de ces hormones.

Vous avez sûrement remarqué que les seins sont relativement de même dimension d'un cycle menstruel à l'autre. Pourtant, durant le cycle menstruel, les seins deviennent légèrement plus gros (ou plus fermes) sous l'influence hormonale. Alors comment se fait-il que les seins ne deviennent pas de plus en plus gros d'un cycle menstruel à l'autre ?

La réponse est simple : il y a un équilibre entre le taux de prolifération des cellules mammaires et leur taux d'apoptose. Cet équilibre reflète un processus normal de naissance et de mort de nos cellules. Plus il y a de prolifération, plus il y a d'apoptose, et vice versa. En l'absence de cet équilibre, des masses dans les seins peuvent se développer : bénignes (kyste, fibroadénome, etc.) ou cancéreuses (adénocarcinome, etc.).

Le renouvellement cellulaire : un facteur de protection contre le cancer ?

L'équilibre entre la quantité de cellules qui se divisent et celles qui meurent (l'équilibre prolifération-apoptose) permet à un tissu donné de constamment se renouveler, et ce, à une vitesse proportionnelle au taux de prolifération cellulaire ou d'apoptose.

Au cours de mes lectures, j'ai noté deux observations importantes.

La première est que la prolifération et l'apoptose semblent étroitement liées, comme si l'une entraînait l'autre. Chez l'adulte, un taux élevé de prolifération cellulaire entraîne généralement un taux élevé d'apoptose (et vice versa) afin de maintenir un volume constant des organes et des tissus. Par exemple, si vous faites une hépatite aiguë à la suite d'un abus d'alcool, la mort de vos cellules hépatiques intoxiquées sera suivie par la prolifération (aussi appelée régénération) d'un nombre à peu près équivalent de cellules hépatiques saines.

Des chercheurs ont vérifié le lien entre les taux de prolifération et d'apoptose dans les seins au cours du cycle menstruel. Ils ont constaté que le nombre de cellules épithéliales est à peu près constant, et serait le résultat d'un équilibre entre les taux de prolifération et d'apoptose. En termes simples, lorsqu'une cellule se divise, une autre cellule meurt (et vice versa).

La deuxième observation, plus surprenante, veut qu'un taux de prolifération élevé des cellules mammaires et un taux d'apoptose élevé soient associés à une moins grande fréquence du cancer du sein. Les hormones sexuelles féminines à doses adéquates auraient-elles un effet protecteur contre le cancer du sein ?

Personne ne contestera le fait que la fréquence des cas de cancer du sein est plus élevée à la ménopause, alors que les taux d'estradiol et de progestérone sériques sont faibles comparés à ceux avant la ménopause. Comme dit précédemment, environ 78 % des cas de cancer du sein sont diagnostiqués chez les femmes ménopausées.

Des études ont montré une réduction importante de la prolifération des cellules épithéliales mammaires chez les femmes ménopausées comparativement aux femmes non ménopausées. Ce déclin de la prolifération mammaire commence à la préménopause. De même, le taux d'apoptose décline manifestement avec l'âge. En d'autres termes, la chute des taux d'hormones sexuelles féminines est associée à une chute du renouvellement des cellules mammaires : les cellules vieillissent et la fréquence des cancers augmente.

Au contraire, la grossesse et la lactation – deux situations associées à une importante prolifération des cellules mammaires – sont considérées comme des facteurs de protection contre le cancer du sein. Rappelons que lors de la grossesse, les femmes ont des taux d'estradiol et de progestérone très élevés (voir le chapitre 7).

Des études ont aussi montré que les femmes ayant déjà eu des grossesses ont en moyenne un taux d'apoptose des cellules mammaires plus élevé durant leur cycle menstruel que celles n'ayant jamais eu de grossesse.

L'utilisation de contraceptifs oraux fait augmenter la prolifération des cellules mammaires, proportionnellement à la quantité d'éthinylestradiol (mais non des progestines). Par contre, l'hormonothérapie féminine non bioidentique, aux doses utilisées, ne semble pas faire augmenter (du moins significativement) la prolifération cellulaire. Il est intéressant de constater que l'éthinylestradiol contenu dans les contraceptifs oraux, même ceux à doses élevées d'éthinylestradiol, n'augmenterait pas le risque de cancer du sein contrairement à l'hormonothérapie de type ECE/AMP (voir le chapitre 7).

LA PROLIFÉRATION CELLULAIRE

N'est-il pas ironique que l'on affirme que la prolifération cellulaire augmente le risque de cancer du sein, alors que les données scientifiques suggèrent le contraire ?

ANASTASIA ET DR ISABELLE LAFLEUR

« Dr Lafleur, il est étonnant que la prolifération des cellules mammaires causée par les estrogènes semble un facteur de protection contre le cancer du sein. Constatez-vous que c'est contraire à ce que l'on dit ? Alors, comment expliquer que l'on prescrive des anti-estrogènes pour traiter le cancer du sein hormonodépendant ? N'est-ce pas contradictoire ? »

« Anastasia, sais-tu comment fonctionnent les anti-estrogènes ? J'ai observé certaines choses troublantes... »

« Dr Lafleur, je trouve le cancer du sein de plus en plus intéressant... »

En fait, des observations m'ont amenée à penser que l'augmentation de la quantité d'estradiol dans les cellules cancéreuses n'est pas la cause du cancer, mais est plutôt la conséquence du dérèglement de la croissance cellulaire. S'agit-il d'un moyen pour le corps de tenter de se guérir (voir les chapitres 10 et 11)? Nous verrons qu'un taux élevé d'estradiol, entre autres, diminue probablement l'action des facteurs de croissance, ce qui est bénéfique.

L'EFFET PROTECTEUR DE L'ESTRADIOL-17β

L'estradiol-17β à doses élevées semble exercer un effet protecteur contre le cancer du sein.

Cette affirmation vous semble-t-elle complètement absurde, voire hérétique? Imaginez, l'information largement véhiculée est que moins il y a d'estrogènes mieux c'est, en matière de prévention du cancer du sein. Et là, j'arrive avec l'idée que des doses élevées d'estrogènes, en particulier d'estradiol-17β, peuvent possiblement protéger, et même constituer pour certaines un traitement contre le cancer du sein! Plusieurs se demanderont: «Le docteur est-il tombé sur la tête?»

Regardons-y de plus près. En présence d'un taux élevé d'estradiol sérique, les cellules mammaires réagissent de plusieurs façons, dont celle de fabriquer beaucoup de nouveaux récepteurs de la progestérone pour capter plus de progestérone, et en ne renouvelant pas les récepteurs des estrogènes pour capter moins d'estrogènes. De plus, l'estradiol-17β peut aussi se transformer en estrone ou en d'autres substances, permettant de faire diminuer le taux d'estradiol.

Tout cela constitue probablement des moyens de protection pour contrer un effet trop grand des estrogènes dans les cellules.

DES DOSES ÉLEVÉES D'ESTRADIOL-17β ONT-ELLES UN EFFET ANTICANCER?

Avec des doses très élevées d'estrogènes, il semble que les cellules mammaires ne fassent plus de nouveaux récepteurs des estrogènes. Si tel est le cas, les cellules ne répondent plus aux estrogènes.

Alors, des doses élevées d'estradiol-17β pourraient-elles constituer un traitement efficace contre le cancer du sein hormonodépendant? Quelles doses seraient nécessaires? Quels en seraient les effets secondaires comparés à ceux (nombreux) des traitements anti-estrogènes actuels?

Ces hypothèses de recherche devront, évidemment, être appuyées par des études rigoureuses.

Des chercheurs ont trouvé que des taux d'estradiol très élevés n'augmentaient pas davantage la prolifération cellulaire que des doses physiologiques, de plus, ils pourraient même favoriser l'apoptose de cellules cancéreuses (voir le chapitre 11). Ce sont vraiment d'excellentes nouvelles.

Étonnamment, en 1962, un chercheur avait remarqué que l'administration massive d'estrogènes chez des femmes ménopausées et préménopausées ayant un cancer du sein métastatique avait permis des rémissions du cancer chez certaines d'entre elles. Je vous avoue être restée estomaquée à la suite de la lecture de l'article traitant de cette observation, parce que jamais dans ma longue formation scientifique et médicale je n'en avais entendu parler. Pourtant, le cancer du sein est fortement médiatisé et plusieurs personnes désignent les estrogènes comme les principaux coupables du cancer du sein.

L'EFFET PROTECTEUR DE LA PROGESTÉRONE

La progestérone semble avoir un effet protecteur contre le cancer du sein.

Un manque de progestérone, situation fréquente à la préménopause, semble constituer un facteur de risque de cancer du sein. Il est d'une grande importance médicale de connaître les mécanismes précis de l'effet protecteur de la progestérone pour pouvoir la prescrire adéquatement. À quoi attribue-t-on l'effet protecteur de la progestérone?

La progestérone ne semble pas faire augmenter la prolifération

Selon les données scientifiques, l'estradiol, mais non la progestérone, serait responsable de la prolifération des cellules épithéliales mammaires.

Il faut savoir que lors d'un cycle menstruel normal, la prolifération des cellules mammaires a surtout lieu dans les cellules épithéliales. Les cellules épithéliales sont les cellules principalement touchées par le cancer du sein.

Plusieurs chercheurs ont observé que la prolifération des cellules épithéliales dans les seins est plus importante durant la 2e phase du cycle menstruel. Au cours d'un cycle normal, la prolifération des cellules mammaires est minimale du 7e au 10e jour, puis augmente graduellement par la suite pour être maximale vers le 21e jour.

Une étude d'immunohistochimie a montré que le pourcentage de cellules épithéliales mammaires qui prolifèrent durant la 1re phase du cycle menstruel est en moyenne de 1,66 %, tandis que ce pourcentage est d'environ 2,04 % durant la 2e phase.

Comme la prolifération est maximale à la période du cycle correspondant au taux de progestérone sérique le plus élevé, certains chercheurs se sont demandé si la progestérone augmentait la prolifération des cellules mammaires.

Dans le but de savoir si la progestérone exerce un certain effet prolifératif lors du cycle menstruel, des chercheurs ont implanté du tissu mammaire humain normal chez des souris. Ces souris ont reçu des doses graduelles d'estradiol-17β et de progestérone, pour atteindre les taux normaux observés chez les femmes. Les taux visés étaient ceux du milieu de la 2e phase, soit à la période de production la plus élevée d'estradiol et de progestérone. Des doses sous la normale et au-dessus de la normale d'estradiol ont aussi été testées. Les chercheurs ont observé que la progestérone administrée seule ou après l'administration d'estradiol-17β n'exerçait pas d'effet sur la prolifération cellulaire. La progestérone semble donc neutre à cet égard.

Les chercheurs ont conclu que, dans des conditions physiologiques, les cellules épithéliales prolifèrent davantage durant la 2e phase du cycle à cause de la plus grande quantité d'estradiol-17β produite durant cette période, et non à cause de la progestérone.

En effet, la production d'estradiol-17β est environ deux fois plus importante durant la 2e phase du cycle (entre 150 et 300 µg par jour) que durant la 1re phase (entre 60 et 150 µg par jour). Notons que juste avant l'ovulation, il y a aussi un taux très élevé de production d'estradiol-17β par les ovaires (entre 200 et 400 µg par jour).

Les chercheurs ont observé que le taux d'estradiol est directement lié au taux de prolifération cellulaire. Le taux d'estradiol qui entraîne le plus de prolifération cellulaire est d'environ 1500 pmol/l. D'autres chercheurs avaient aussi observé que la prolifération des cellules épithéliales mammaires augmentait selon le taux d'estradiol jusqu'à un certain taux au-dessus duquel il y avait moins de prolifération cellulaire.

La progestérone favorise-t-elle un renouvellement cellulaire contrôlé ?

L'étude dont nous venons de discuter, propose que la progestérone n'exerce ni effet prolifératif ni effet anti-prolifératif.

Cependant, d'autres chercheurs ont observé un effet anti-prolifératif de la progestérone dans les cellules épithéliales mammaires. Pour l'étude, 40 femmes préménopausées ont été divisées en quatre groupes utilisant différents gels sur les seins.

Groupe	Traitement
A	gel placebo
B	gel d'estradiol-17β (1,5 mg/jour)
C	gel de progestérone (25 mg/jour)
D	gel d'estradiol-17β et de progestérone

Environ deux semaines après le début du traitement, un échantillon de tissu ductulaire a été prélevé. Les résultats ont montré que l'utilisation du gel d'estradiol-17β a augmenté le taux de prolifération cellulaire de 230 % comparativement au groupe avec le gel placebo. Par contre, chez les femmes utilisant seulement un gel de progestérone, le taux de prolifération a diminué de 400 %. Fait intéressant, le taux de prolifération cellulaire chez les femmes ayant appliqué le gel contenant l'estradiol et la progestérone est resté normal, comme dans le groupe avec le gel placebo.

Cette expérience montre que l'estradiol-17β donnée seule (sans progestérone) stimule la prolifération des cellules épithéliales du sein, et que la progestérone exerce au contraire un effet anti-prolifératif ou encore favorise l'apoptose.

Des chercheurs ont repris le même protocole chez 40 femmes ménopausées pour vérifier si les hormones sécrétées par les ovaires des femmes préménopausées de l'étude précédente pouvaient avoir causé un certain biais dans les résultats obtenus. Ils en sont arrivés à la même conclusion : la progestérone diminue la prolifération induite par les estrogènes. Cependant, la progestérone seule ou en association avec l'estradiol-17β a induit une certaine prolifération cellulaire supérieure à celle du groupe placebo.

Une hypothèse, soulevée par certains chercheurs, est que la progestérone – en se liant aux récepteurs de la progestérone de type A – puisse inactiver l'action des récepteurs des estrogènes sur les gènes. Ainsi, une dose élevée de progestérone pourrait contrer l'action proliférative des estrogènes.

Plusieurs études ont montré que la progestérone exerce un effet anti-prolifératif dans l'endomètre, et la progestérone est connue comme étant un facteur de protection contre le cancer de l'endomètre (voir le chapitre 12). Il est possible que cet effet anti-prolifératif de la progestérone existe aussi dans les cellules mammaires.

En d'autres termes, la progestérone favoriserait-elle un renouvellement cellulaire contrôlé en contrant un trop grand effet prolifératif des estrogènes ? Nous verrons au chapitre 11 que la progestérone peut aussi favoriser un renouvellement contrôlé par d'autres mécanismes (p. ex. : contrôle des facteurs de croissance).

EN RÉSUMÉ...

Le renouvellement contrôlé des cellules mammaires constitue probablement un facteur de protection important contre le cancer du sein.

Nos organes, une fois adultes, restent de dimensions plutôt stables. Pour cela, il faut que le taux de divisions cellulaires soit égal au taux d'apoptose dans les organes. Ainsi, les seins ne grossissent généralement pas d'un cycle menstruel à l'autre, parce que la prolifération des cellules mammaires sous l'effet des estrogènes est compensée par un taux d'apoptose équivalent.

Ce processus assure d'une part une intégrité tissulaire et, d'autre part, permet une longévité accrue des tissus et une moins grande fréquence des cas de cancer, grâce à un renouvellement constant des cellules vieillissantes par des cellules plus jeunes et plus saines.

En effet, lorsque les cellules vieillissent, elles ont plus de probabilités de s'endommager et d'accumuler des mutations. Plusieurs mutations sont généralement nécessaires pour altérer les mécanismes de contrôle de la croissance cellulaire. La perte de ce contrôle est la cause fondamentale de tous les cancers.

À la ménopause, il semble qu'il y ait peu de renouvellement des cellules mammaires. Les cellules deviennent alors plus sujettes à accumuler des mutations et donc plus à risque de cancer du sein.

À l'inverse, lors de la grossesse ou de la lactation, les cellules mammaires prolifèrent beaucoup sous l'influence complexe de plusieurs hormones et les seins deviennent plus gros. Après l'allaitement (ou la grossesse), les seins perdent du volume par apoptose et retrouvent une taille plus ou moins semblable à celle d'avant la grossesse. Mon hypothèse est que l'effet protecteur de la grossesse et de la lactation dans la prévention du cancer du sein est surtout attribuable au grand nombre de cellules mammaires qui ont été renouvelées.

Selon moi, le renouvellement des cellules mammaires est aussi favorisé par leur maturation. Il devient alors pertinent de se demander : mais quels sont les rôles précis que jouent les hormones sexuelles dans ce processus ?

Nous avons vu que les estrogènes stimulent la prolifération cellulaire et que la prolifération cellulaire semble généralement suivie d'apoptose. Donc, à quoi sert la progestérone ? Son rôle est moins clair. Nous verrons qu'elle semble permettre une pleine maturation et un renouvellement cellulaire contrôlé (voir le chapitre 11).

Pendant la période de lactation, les taux d'estradiol et de progestérone ne sont pas élevés comme lors de la grossesse, par contre, il y a une maturation complète des glandes mammaires par un jeu subtil d'hormones, incluant la prolactine. N'oublions pas que les seins ont pour fonction de produire du lait et que la prolactine stimule les glandes mammaires à en produire. Je crois que la maturation des cellules mammaires mène à leur apoptose une fois leur rôle biologique accompli.

En d'autres termes, les cellules, ayant joué leur rôle biologique, meurent, favorisant ainsi la naissance de cellules nouvelles, et le cycle naturel de la vie se poursuit. *La vie, c'est avoir à se renouveler constamment.*

Chapitre 9

LE CANCER DU SEIN : À QUI LA FAUTE ?

L'insuline est plus impliquée dans le cancer du sein que les estrogènes.
Devrions-nous pour autant déclarer l'insuline ainsi que tous les facteurs
de croissance cancérigènes ? Non, bien évidemment.
Ce serait d'oublier que sans eux... nous serions morts !

La bête noire de l'hormonothérapie féminine est le cancer du sein. Pourtant, des taux élevés d'estradiol ou de progestérone ne sont pas reliés à un risque plus élevé de cancer du sein. Au contraire, ce sont de faibles taux d'estradiol ou de progestérone qui y sont généralement associés.

Nous avons vu que l'estradiol-17β est mitogène, c'est-à-dire capable de pousser certaines cellules du sein à se diviser. Vous êtes-vous déjà demandé si ce sont seulement les estrogènes qui stimulent les divisions des cellules mammaires ? La réponse est non.

En fait, plusieurs hormones et facteurs de croissance jouent un rôle dans la croissance normale de nos cellules. Pensons aux estrogènes, à la testostérone, à l'insuline, au facteur de croissance insulinique de type 1 ou 2, à l'hormone de croissance, à l'érythropoïétine et au facteur de croissance épidermique, pour ne nommer que ceux-là.

Il serait terrible d'affirmer que nos propres hormones et facteurs de croissance sont cancérigènes ! Affirmer cela signifierait que nous sommes, par nature, tous cancérigènes du fait que nos cellules se divisent. La probabilité d'erreur dans les divisions cellulaires augmente avec le nombre de divisions : ce n'est qu'une question de hasard et de probabilités. Notre corps a prévu ces éventualités en étant capable de réparer les cellules endommagées, sinon de provoquer leur mort par apoptose (voir le chapitre 8).

Pourtant, ce sont ces mêmes divisions cellulaires qui assurent notre longévité ; la plupart de nos cellules ayant une durée de vie limitée. Par exemple, la durée de vie de nos plaquettes sanguines est d'environ 10 jours et celle de nos globules rouges est d'environ 120 jours. Chaque seconde de notre vie, nous produisons plusieurs milliers de cellules nouvelles et plusieurs milliers d'autres cellules meurent durant cette même seconde (généralement par apoptose). Le renouvellement cellulaire contrôlé est probablement un des principaux mécanismes de défense qui nous protège contre la dysfonction cellulaire et le développement d'un éventuel cancer. Le corps adulte se maintient ainsi en équilibre, de même dimension et renouvelé périodiquement.

Dans les seins, il est important de savoir que plusieurs hormones et facteurs de croissance – autres que les estrogènes – peuvent stimuler les divisions cellulaires.

SAVIEZ-VOUS QUE...

Les récepteurs des estrogènes ne sont pas spécifiques à l'action des estrogènes !

J'ai été étonnée d'apprendre au fil de mes lectures que les récepteurs des estrogènes ne sont pas que des récepteurs des estrogènes. Cette notion peu connue est pourtant fondamentale dans la compréhension du cancer du sein. Par exemple, l'insuline, le facteur de croissance insulinique et le facteur de croissance épidermique interagissent avec les récepteurs des estrogènes et stimulent la prolifération des cellules mammaires (même en l'absence d'estrogènes).

Nous allons maintenant nous pencher sur l'un de ces facteurs qui semble jouer un rôle important dans le cancer du sein : l'excès d'insuline.

L'INSULINE ET LE CANCER DU SEIN

Les évidences scientifiques veulent que l'excès d'insuline joue un rôle plus important dans le développement d'un cancer du sein que les estrogènes.

Odette

Odette, comptable, 53 ans, éprouve toutes sortes de symptômes de ménopause depuis environ quatre ans.

Odette mesure 1,75 m (5 pi 9 po) et pèse 95 kg (209 lb), ce qui donne un indice de masse corporelle (IMC) de 31[1]. Dans sa famille (frères, sœurs et parents), à peu près tout le monde a un excès de poids.

Odette dort mal, se sent irritable et se dit « au bout du rouleau ». Elle a aussi l'impression que sa mémoire est « gelée », elle raconte : « Je cherche souvent mes mots… on dirait que mon cerveau est dans la brume et que mes neurones ne sont pas bien alignés. » Elle n'a plus envie d'entreprendre de nouveaux projets, elle qui était reconnue pour son initiative et sa grande capacité de travail. Odette n'a pas eu de menstruations depuis environ 18 mois.

---

1. Un poids santé est habituellement défini par un IMC inférieur à 25, et l'obésité par un IMC supérieur à 30. Un IMC entre 25 et 30 est une zone intermédiaire associée à un risque accru de développer des problèmes de santé.

Elle continue : « Dr Demers, je ne me reconnais plus. Puis, je n'accepte pas ma chute de libido, car mon Mario est encore bien fringant ! »

Elle me demande si elle peut prendre des hormones bioidentiques étant donné son surplus de poids. Elle a entendu dire que les hormones font augmenter le poids ainsi que le risque de cancer du sein : « Je veux votre avis, car ces deux points me préoccupent, vous savez, avec tout ce que l'on entend… »

Le seul médicament qu'elle prend est Lipidil Supra® contre son hypertriglycéridémie.

Ma réponse :

« Selon moi, Odette, vous auriez avantage à prendre de l'hormonothérapie féminine bioidentique. D'abord, lorsque prise adéquatement, cette hormonothérapie ne fait pas grossir. Au contraire, elle empêche la prise de poids causée par la baisse de production des hormones sexuelles féminines.

« De plus, les évidences veulent que l'hormonothérapie féminine fasse diminuer votre risque de cancer du sein – et non l'inverse.

« L'estradiol-17β transdermique pourrait aussi faire diminuer votre taux de triglycérides, et ce, sans compter tous les avantages de vos hormones féminines pour votre cœur, votre système nerveux et vos os. »

Depuis plusieurs années, les chercheurs ont remarqué qu'il existe un lien entre l'obésité et le cancer du sein. L'obésité est connue pour être associée à un taux d'insuline élevé et un taux d'insuline élevé est en cause dans le diabète de type 2 (voir le chapitre 6).

Des données épidémiologiques montrent que l'intolérance au glucose[2] et le diabète de type 2[3] sont environ de deux à trois fois plus fréquents chez les femmes ayant un cancer du sein que chez celles ayant une maladie bénigne du sein.

De façon concordante, une étude chez 87 000 femmes ménopausées a montré que la prise de poids fait augmenter le risque de cancer du sein, tandis que la perte de poids le fait diminuer.

L'explication actuellement répandue pour expliquer le lien entre l'obésité et l'augmentation du risque de cancer du sein serait que les femmes obèses produisent davantage d'estrogènes que celles non obèses.

En effet, le tissu adipeux contribue à la production d'estrogènes grâce à la présence de l'enzyme aromatase dans le gras. L'aromatase transforme l'androstenedione en estrone qui peut ensuite se transformer en estradiol-17β. L'estradiol-17β chez la femme ménopausée provient seulement de ce processus, les ovaires n'en produisant plus.

---

2. Glycémie à jeun entre 6,1 et 7 mmol/l.
3. Glycémie à jeun > 7 mmol/l, associée à un taux d'insuline élevé.

Ainsi, la version officielle est que l'augmentation du risque de cancer du sein est causée par une trop grande quantité d'estrogènes chez les femmes obèses. L'expression « trop d'estrogènes » se trouve ainsi étroitement associée au cancer du sein et les estrogènes sont souvent considérés comme les grands coupables. Je suis en désaccord avec cette version.

Même si cette explication semble logique *a priori*, elle n'est pas conforme aux données scientifiques actuelles. Voyons maintenant pourquoi.

Une étude d'envergure portant sur la taille et le poids par rapport au cancer du sein (morbidité et mortalité) a été faite chez 570 000 Norvégiennes. L'ampleur de cette étude permet d'affirmer que les résultats sont d'une très grande valeur scientifique.

Les résultats ont montré que l'obésité est un facteur de risque de cancer du sein, mais *seulement chez les femmes ménopausées*. L'obésité semble même protéger les femmes préménopausées contre le cancer du sein. Cependant, une fois le diagnostic posé, les femmes obèses – qu'elles soient ménopausées ou non – sont plus à risque de récidive et de mortalité que les femmes non obèses.

Ainsi, ce sont les femmes obèses ménopausées (qui produisent pourtant moins d'estrogènes), et non les préménopausées, qui sont plus à risque de cancer du sein. À la ménopause, le risque de cancer du sein augmenterait dès que l'indice de masse corporelle (IMC) dépasse 24[4].

En d'autres mots, parmi les femmes obèses, ce sont celles qui produisent le plus d'estrogènes (les préménopausées comparées aux ménopausées) qui sont le moins à risque de cancer du sein. C'est exactement le contraire de ce qui est véhiculé.

Ces données suggèrent ceci : les estrogènes, en particulier l'estradiol-17β (estrogène le plus puissant et important), exerceraient un certain rôle protecteur contre la survenue du cancer du sein chez les femmes obèses.

Il est d'un grand intérêt clinique et scientifique de noter que les femmes obèses qui prennent de l'hormonothérapie féminine à la ménopause semblent faire diminuer leur risque de cancer du sein par rapport à celles qui n'en prennent pas : c'est comme si l'excès d'insuline augmentait le risque de cancer du sein, et qu'à l'inverse les estrogènes exerçaient un effet protecteur chez les femmes obèses.

Chez les femmes ménopausées, l'obésité constitue un facteur de risque de cancer du sein près de quatre fois plus important que celui associé à la prise, pendant 15 ans, d'hormonothérapie de type ECE/AMP (voir le chapitre 7). Et cela, sans compter que l'AMP (contrairement à la progestérone) semble posséder des propriétés cancérigènes. Alors, imaginez le risque que peut représenter l'excès d'insuline.

---

4. L'IMC se calcule en divisant le poids exprimé en kilogrammes par la taille au carré exprimée en mètres : poids (kg)/taille (m^2).

SAVIEZ-VOUS QUE...

L'obésité joue un rôle important dans le cancer du sein.

➤ L'excès de poids chez les femmes ménopausées fait grimper le risque de cancer du sein.

➤ Le cancer du sein chez les femmes obèses (ménopausées ou non) est à moins bon pronostic.

L'OBÉSITÉ ET LE CANCER DU SEIN : LE RÔLE PRÉVENTIF DES ESTROGÈNES ?

L'estradiol-17β semble exercer un effet protecteur contre le cancer du sein chez les femmes obèses.

J'émets l'hypothèse que trois mécanismes peuvent expliquer l'effet protecteur des estrogènes, en particulier de l'estradiol-17β, chez les femmes obèses.

1er mécanisme protecteur : la compétition pour les mêmes récepteurs des estrogènes

Il est bien connu que l'obésité est associée à un taux d'insuline basal élevé.

Comme l'insuline interagit d'une certaine façon (*cross-talk*) avec les récepteurs des estrogènes dans les cellules mammaires, l'insuline et l'estradiol-17β peuvent être en compétition pour ces récepteurs. Une plus grande quantité d'estradiol-17β pourrait empêcher plusieurs molécules d'insuline d'interagir avec les récepteurs des estrogènes.

POUR EN SAVOIR PLUS...

Dans un milieu de culture dépourvu d'estrogènes, les recherches montrent que l'ajout d'insuline induit une forte prolifération des cellules mammaires, alors que l'ajout d'estradiol induit peu de prolifération.

Ainsi, dans les cellules mammaires mises en culture, l'estradiol-17β n'a pas (ou très peu) d'effet prolifératif, alors qu'au contraire, l'insuline exerce un fort effet prolifératif sur ces cellules. Nous sommes bien loin des « *dangereux et toxiques estrogènes* » !

L'estradiol-17β est un mitogène mineur comparativement à l'insuline. Les hormones féminines estradiol-17β et progestérone, en s'autorégulant et en contrôlant l'action de divers facteurs de croissance, exerceraient un renouvellement cellulaire contrôlé (voir le chapitre 8).

2e mécanisme protecteur : la diminution du nombre de récepteurs des estrogènes

Nous avons vu qu'un taux d'estradiol élevé est associé avec un moins grand nombre de récepteurs des estrogènes (voir le chapitre 8), donc moins de molécules d'insuline peuvent interagir avec ces récepteurs.

3e mécanisme protecteur : la diminution du taux d'insuline basal

L'utilisation des estrogènes, en particulier de l'estradiol-17β, dans l'hormonothérapie féminine semble être associée à une glycémie à jeun ainsi qu'à un taux d'insuline basal plus faibles chez les diabétiques de type 2, ce qui est bénéfique pour la santé (voir le chapitre 6).

UN TAUX D'INSULINE ÉLEVÉ CAUSE DIVERS PROBLÈMES DE SANTÉ

Un excès d'insuline augmente la fréquence de plusieurs maladies.

Il est d'un grand intérêt médical de constater que plusieurs problèmes de santé reliés à un excès d'insuline s'apparentent étrangement à ceux reliés à un déficit en estradiol. En voici quelques exemples.

L'excès d'insuline empêche-t-il certaines des actions bénéfiques de l'estradiol-17β ?

Un taux d'insuline élevé augmente de façon importante le risque de maladie cardiovasculaire

Des taux de glucose et d'insuline élevés sont caractéristiques du diabète de type 2. L'obésité est souvent associée au diabète de type 2 et peut même en être la cause. L'obésité et le diabète de type 2 sont aussi des maladies à prédisposition génétique, c'est-à-dire que certaines personnes sont plus prédisposées à avoir ces problèmes à cause de leur bagage génétique.

Il est notoire que le diabète de type 2 augmente de façon très importante le risque de faire un infarctus du myocarde ; il en constitue d'ailleurs le principal facteur de risque.

Nous avons vu au chapitre 3 les mécanismes responsables des multiples bienfaits cardiovasculaires de l'estradiol-17β dont, notamment, son rôle dans la prévention de l'athérosclérose. Au contraire, un excès d'insuline accélérerait le développement de l'athérosclérose.

Un taux d'insuline élevé augmente le risque de cancer

En 2005, lors du congrès annuel de l'American College of Gastroenterology, un lien a été établi entre le cancer colorectal et le diabète de type 2.

Ce lien repose sur les données du *National Health Interview Survey* compilées pendant sept ans et portant sur l'ensemble de la population américaine. Il s'agit donc d'une étude scientifique d'une valeur indéniable et inestimable. Les chercheurs ont observé que les diabétiques de type 2 ont un risque de cancer colorectal trois fois plus élevé que les non-diabétiques (augmentation du risque de 300 %).

Il est intéressant de rappeler que lors du premier volet de l'étude *WHI*, les chercheurs avaient observé une diminution des cas de cancer colorectal chez les utilisatrices d'hormonothérapie (voir le chapitre 2).

Une étude suédoise impliquant 65 000 personnes a montré que chez les femmes (âgées de 40 ans et plus) ayant des taux de sucre anormalement élevés, on retrouve plus de cas de cancers, dont le cancer du sein et de l'endomètre.

Un taux d'insuline élevé nuit à la mémoire et est aussi associé à des problèmes ovariens

Une étude réalisée par des chercheurs français a montré que l'obésité diminue la mémoire. «Curieuse coïncidence» direz-vous, maintenant que vous connaissez les bienfaits scientifiquement démontrés de l'estradiol-17β sur la mémoire (voir le chapitre 4). Selon moi, la diminution de la mémoire est principalement causée par l'excès d'insuline, et cet excès empêche les actions bienfaitrices de l'estradiol-17β.

Chez l'homme, un excès d'insuline est fréquemment associé à une dysfonction sexuelle (p. ex.: trouble de l'érection, taux de testostérone abaissé, etc.). Chez la femme, par contre, cet aspect est peu étudié. Cependant, dans le syndrome des ovaires polykystiques, le lien entre un taux d'insuline élevé et la dysfonction ovarienne est bien connu (p. ex.: problème d'ovulation causant une infertilité).

L'exercice physique et l'insuline

L'exercice physique pratiqué sur une base régulière est connu pour diminuer les risques de maladies cardiovasculaires, de diabète de type 2 et d'AVC. Selon des chercheurs, l'exercice ferait aussi diminuer les risques de cancers du sein et colorectal. Il est intéressant de savoir que l'exercice physique, à des niveaux adéquats fait aussi diminuer le taux d'insuline basal.

POURQUOI Y A-T-IL MOINS DE CAS DE CANCER DU SEIN CHEZ LES JAPONAISES ?

<table>
<tr><td>POUR EN SAVOIR PLUS...</td></tr>
<tr><td>Le soya et le cancer du sein</td></tr>
<tr><td>

Plusieurs croient que les phytoestrogènes présents dans le soya protègent contre le cancer du sein.

Les propriétés anti-estrogènes du soya sont fréquemment évoquées pour expliquer ce possible effet protecteur.

Une étude randomisée et avec placebo chez 40 femmes préménopausées avec maladies du sein (bénignes ou cancéreuses) a montré que 60 grammes de soya[5] pris pendant plus de 14 jours exercent une activité estrogénique dans les seins et non pas le contraire.

En effet, les résultats de biopsies du sein ont montré que le soya stimule la prolifération des cellules épithéliales mammaires, même lorsque le jour du cycle menstruel est pris en considération.

</td></tr>
</table>

Plusieurs croient que la production moindre d'estrogènes chez les Japonaises de même qu'une alimentation riche en anti-estrogènes (le soya étant perçu comme un anti-estrogènes) pourraient expliquer cette plus faible fréquence. Ces croyances ne sont pas fondées.

D'abord, les chercheurs n'ont pas observé de différences entre les taux plasmatiques d'estradiol-17β, d'estrone ou de progestérone des Japonaises et des Britanniques.

De plus, la plus faible fréquence des cas de cancer du sein chez les Japonaises comparativement à d'autres ethnies est surtout observée chez les femmes ménopausées.

Le fait que la fréquence des cas de cancer du sein chez les Japonaises est surtout diminuée à la ménopause ne soutient pas l'hypothèse d'un rôle négatif des estrogènes dans le cancer du sein, puisque les taux élevés d'estrogènes (en particulier d'estradiol) sont mesurés seulement avant la ménopause. À la ménopause, les taux d'estradiol sont bas et continuent de décliner avec l'âge. Alors, comment expliquer le fait que les Japonaises ménopausées ont un risque moindre de cancer du sein ?

Nous savons que la femme japonaise ménopausée typique pèse en moyenne 100 livres (45,4 kg), alors que la femme nord-américaine typique pèse en moyenne 140 livres (63,6 kg).

---

5. Contenant 45 mg d'isoflavones.

Il n'est pas nécessaire d'avoir un doctorat en médecine pour affirmer que le taux d'obésité chez les Japonaises est probablement moindre que celui observé chez les Nord-Américaines.

Nous avons vu que l'obésité est associée à une augmentation du risque de cancer du sein, et ce, seulement à la ménopause. J'ai alors émis l'hypothèse qu'un excès d'insuline (obésité) associé à un déficit en estradiol-17β (ménopause) est en cause.

Je crois que les Japonaises ménopausées vivant au Japon sont moins à risque de cancer du sein parce qu'elles ont tendance à être moins obèses que les Nord-Américaines. Un taux d'obésité moins élevé chez les Japonaises peut être attribuable à des facteurs génétiques ou alimentaires.

Plusieurs ont soulevé l'effet bénéfique d'une grande consommation de soya qui exercerait un effet anti-estrogénique. Nous venons de voir que le soya semble exercer, au contraire, une action estrogénique. Chez les femmes obèses ménopausées, le soya peut-il avoir un effet protecteur contre le cancer du sein à cause de son action estrogénique ? À mon sens, le soya ayant une action estrogénique faible, il ne faut peut-être pas s'attendre à des miracles.

ZONE D'INCONFORT HORMONAL

Il faut se préoccuper de la fréquence élevée de l'hypercortisolémie et de l'hyperprolactinémie chez les femmes.

L'hypercortisolémie : quels sont les véritables risques pour la santé des femmes ?

Taux de cortisol élevé, préménopause et ménopause

J'ai observé que plusieurs femmes préménopausées ou ménopausées ont un taux de cortisol[6] élevé (hypercortisolémie).

Plusieurs problèmes de santé sont bien connus comme étant associés à l'hypercortisolémie : anxiété, dépression, troubles du sommeil, ostéoporose, obésité, diabète de type 2, etc. Vous remarquez sûrement la similarité entre ces problèmes de santé et ceux causés par le déficit en hormones sexuelles féminines.

Des interactions évidentes existent entre le cortisol et les hormones sexuelles féminines.

---

6. Hormone stéroïdienne produite par les surrénales, et qui agit principalement sur le métabolisme des sucres, des protéines ainsi que sur le système immunitaire.

Taux de cortisol élevé et contraceptifs oraux

Alexane

Alexane, 29 ans, conseillère financière, vit avec Marc-Antoine depuis bientôt cinq ans. Elle me consulte pour des symptômes de ménopause.

En effet, à la suite d'une discussion avec sa mère, elle a remarqué qu'elle a des symptômes semblables à ceux que sa mère avait avant qu'elle ne commence son hormonothérapie.

Alexane prend un contraceptif oral, Brevicon^MD, depuis l'âge de 18 ans. Ses cycles menstruels sont réguliers avec des saignements peu abondants lors des règles.

Depuis plusieurs mois, Alexane a beaucoup de bouffées de chaleur, de la sécheresse vaginale, se sent très fatiguée, éprouve des problèmes de concentration, se sent déprimée, anxieuse et n'a plus de libido.

Elle me dit : « Docteur, je n'ai jamais eu une libido bien forte, mais depuis environ un an, c'est pire : maintenant, j'ai mal quand mon chum me pénètre ! C'est tellement sec, malgré les lubrifiants… » (Alexane pleure). Elle continue à voix basse : « J'en suis presque rendue à avoir une aversion pour le sexe. Je ne comprends vraiment pas ce qui m'arrive… Je pense laisser Marc-Antoine, même si je l'aime encore. Je ne peux pas toujours lui dire non ! Lui aussi trouve cette situation invivable. Il me conseille de consulter un psy, je me sens si nulle… »

Au bilan sanguin, comme je m'y attendais, Alexane a un taux de cortisol très élevé, à 1178 nmol/l (valeurs normales selon le laboratoire : entre 120 et 620 nmol/l).

Étant donné son hypercortisolémie associée à une prise de contraceptifs oraux pendant 11 ans, j'ai demandé une ostéodensitométrie. Les résultats ont montré qu'Alexane fait de l'ostéopénie. En effet, les densités osseuses du col de son fémur et de sa colonne lombaire sont celles d'une femme de 55 ans et de 65 ans, respectivement.

Lorsque j'ai expliqué à Alexane la cause de ses problèmes, elle s'est remise à pleurer, mais cette fois de soulagement.

Ma réponse :

« Alexane, selon mon expérience, vos problèmes de santé sont causés par l'utilisation à long terme de contraceptifs oraux. Vous savez, j'ai souvent eu l'occasion d'entendre des histoires semblables à la vôtre.

« Je crois que l'absence de progestérone dans les contraceptifs en est la principale responsable. J'ai observé qu'un déficit en progestérone peut entraîner, après une période de temps, une élévation progressive du cortisol. À un certain taux, l'hypercortisolémie peut interférer avec l'action de l'éthinylestradiol, causant une symptomatologie qui ressemble étroitement à celle des femmes ménopausées.

« Alexane, la solution est simple : il faut que vous cessiez vos contraceptifs oraux pour que vos ovaires puissent produire vos bonnes hormones féminines.

« Je vous suggère de prendre des hormones féminines bioidentiques le temps que votre taux de cortisol se normalise et que vos ovaires se remettent à fonctionner adéquatement. Il vous faudra aussi envisager un autre moyen de contraception si vous ne désirez pas de grossesse. »

Le message actuellement véhiculé est que les contraceptifs oraux sont sécuritaires pour la majorité des femmes en santé, qu'ils peuvent être pris pendant plusieurs années, et ce, jusqu'à la ménopause.

Nous savons que les contraceptifs oraux contiennent des doses d'hormones plus élevées que l'hormonothérapie féminine, et que ces hormones ne sont pas bioidentiques. Le risque thromboembolique avec les contraceptifs oraux a déjà été discuté (voir le chapitre 3).

Mes observations m'ont amenée à avoir des réserves quant à leur utilisation. En effet, plusieurs jeunes femmes me consultent parce qu'elles prennent des contraceptifs oraux – souvent depuis plusieurs années – et éprouvent divers symptômes de préménopause ou de ménopause. Ces femmes, parfois âgées de moins de 25 ans, ne se sentent vraiment pas bien. Certaines de ces histoires sont pathétiques.

Il n'est pas rare que ces femmes aient essayé différents types de contraceptifs sans noter d'amélioration de leurs symptômes. Au contraire, ceux-ci ont tendance à s'aggraver avec le temps. Ni elles ni leur médecin ne comprennent pourquoi elles ne tolèrent plus leurs contraceptifs.

J'ai découvert que la très grande majorité d'entre elles présentent des taux élevés de cortisol. Cela ne me semble pas associé à un contraceptif oral en particulier, car j'ai observé ce phénomène avec différents contraceptifs.

L'arrêt des contraceptifs devient alors nécessaire. Généralement, je prescris des hormones bioidentiques, particulièrement si le taux de cortisol est très élevé et que la femme est plus âgée, pour que le taux de cortisol se normalise plus rapidement. Les femmes retrouvent alors leur zone de confort hormonal et elles l'apprécient grandement.

Sandrine

Un jour, Sandrine, une jeune femme de 27 ans, m'a consultée pour des symptômes sévères de préménopause : bouffées de chaleur, fatigue intense, douleurs musculo-squelettiques, syndrome prémenstruel, dépression, anxiété, irritabilité, diminution de la concentration, perte de mémoire et chute de libido.

Sandrine prenait de l'Evra^{MC}[7] depuis seulement deux ans. Son taux de cortisol était à 780 nmol/l (valeurs normales : entre 171 et 536 nmol/l). Son ostéodensitométrie était normale. Après la cessation de son contraceptif transdermique, suivie de la prise de Prometrium® (progestérone) pendant quelques mois, son taux de cortisol s'est normalisé.

Tous ses symptômes, incluant ses douleurs musculo-squelettiques (récemment diagnostiquées comme étant de la fibromyalgie), ont disparu.

---

7. Timbre contraceptif contenant de l'éthinylestradiol et de la norelgestromine.

À la préménopause ou à la ménopause, les taux de cortisol élevés sont en grande majorité causés par des taux abaissés ou non équilibrés d'estradiol ou de progestérone. J'ai remarqué que l'utilisation de l'hormonothérapie féminine bio-identique, à doses adéquates, normalise le taux de cortisol.

Il faut des études sur la fréquence de l'hypercortisolémie à la suite de la prise des différents contraceptifs, et ce, en fonction de leur temps d'utilisation et de l'âge des femmes. Nous devons aussi en connaître les risques pour la santé. En attendant, afin d'agir avec diligence et prudence, je recommanderais aux médecins de vérifier annuellement (ou avant au besoin) le taux de cortisol sérique chez les utilisatrices de contraceptifs.

À mon sens, un problème important avec la prise de contraceptifs à long terme est le déficit chronique en progestérone. N'oublions pas que les progestines ne sont pas équivalentes à la progestérone. L'allopregnanolone, métabolite actif de la progestérone, joue des rôles importants en santé notamment dans le contrôle du cortisol. Il importe de cesser de confondre les hormones féminines bioidentiques et non bioidentiques.

CONTRACEPTIFS ORAUX ET DÉFICIT EN TESTOSTÉRONE

Les contraceptifs oraux ne contiennent ni progestérone ni testostérone.

Les surrénales peuvent produire de la testostérone (grâce à la DHEA), cependant, elles ne compensent pas toujours le déficit de production de testostérone par les ovaires.

De plus, les contraceptifs oraux élèvent la PPSS (protéine porteuse des stéroïdes sexuels). Actuellement en médecine, on croit que les molécules de PPSS capturent littéralement des molécules de testostérone, les rendant non disponibles pour les tissus (voir le chapitre 13).

Des recherches s'imposent afin de tenter de mettre au point des contraceptifs contenant des hormones féminines bioidentiques (estradiol-17β transdermique, progestérone et peut-être testostérone) dans le but de favoriser la santé et le bien-être des femmes. D'autant plus qu'à notre époque, il est très fréquent que les contraceptifs soient pris à long terme.

L'hyperprolactinémie : quels sont les véritables risques pour la santé des femmes ?

La prolactine est une hormone sécrétée par l'hypophyse qui a plusieurs fonctions, dont celle de stimuler les glandes mammaires à produire du lait lors de la lactation. Un taux de prolactine adéquat semble aussi indispensable pour assurer une bonne fonction ovarienne.

Cependant, un excès de prolactine peut causer une insuffisance ovarienne ainsi que différents problèmes de santé (p. ex.: nausées, céphalées, troubles visuels, galactorrhée, etc.). Au Centre, il n'est pas rare que je rencontre des femmes ayant des taux de prolactine élevés. Cela est souvent imputable à la prise de médicaments pouvant stimuler la production de prolactine tels les antidépresseurs, les antipsychotiques, la dompéridone et les antagonistes des récepteurs histaminiques H2.

Étant donné les répercussions notables de l'hyperprolactinémie sur la santé, je m'inquiète de la banalisation de la polymédication fréquemment retrouvée chez les femmes à la préménopause ou à la ménopause. De plus, la prolactine étant mitogène pour les seins, nous pouvons nous demander quel est l'effet d'une hyperprolactinémie sur le risque de cancer du sein.

Nous avons aussi vu que les déficits en progestérone et en estradiol ainsi que l'obésité sont des facteurs de risque de cancer du sein. Est-ce que l'hypercortisolémie et l'hyperprolactinémie – pouvant favoriser l'insuffisance ovarienne et la prise de poids – font augmenter le risque de cancer du sein ? Je crois qu'il est important de trouver une réponse à cette question.

EN RÉSUMÉ...

Peu d'études cliniques se penchent sur l'impact d'un déséquilibre ou d'un déficit en hormones sexuelles sur la santé des femmes.

Les estrogènes que le corps des femmes produit, en particulier l'estradiol-17β, ne semblent pas faire augmenter le risque de cancer du sein. Il est même possible que l'estradiol-17β et la progestérone, à doses adéquates, fassent diminuer ce risque en favorisant, par exemple, un renouvellement cellulaire contrôlé des cellules mammaires. Ce renouvellement périodique permet de conserver un certain niveau de jeunesse dans ces cellules, et ainsi d'éviter la dysfonction cellulaire et l'accumulation de mutations.

Par contre, l'excès d'insuline semble jouer un rôle important dans le cancer du sein. Je soupçonne que les excès de cortisol et de prolactine peuvent aussi faire augmenter le risque de cancer du sein ainsi que d'autres maladies. Des taux élevés d'insuline, de cortisol ou de prolactine interfèrent avec la production ou l'action des hormones sexuelles féminines.

De même, le déficit en estradiol peut faire augmenter le taux d'insuline basal (voir le chapitre 6), et j'ai observé que le déficit en estradiol ou en progestérone peut faire augmenter le cortisol.

Il y a des interactions évidentes et réciproques entre les hormones féminines, l'insuline, le cortisol et la prolactine.

Il est aussi important que les femmes et la communauté médicale sachent que les contraceptifs oraux peuvent faire augmenter le cortisol, surtout lorsque pris à long terme, ce qui peut avoir des conséquences graves pour la santé des jeunes filles et des femmes (p. ex.: anxiété, dépression, ostéoporose, etc.). Étant donné que les contraceptifs oraux sont couramment prescrits, il s'agit d'une question importante de santé publique.

J'ai la conviction que la peur des hormones sexuelles féminines ainsi que la méconnaissance de leurs fonctions nous empêchent de nous poser les vraies questions et de bien orienter les recherches. Peu d'études cliniques se penchent sur l'impact d'un déséquilibre ou d'un déficit en hormones sexuelles sur la santé des femmes. À mon sens, cette méconnaissance fait courir des risques inutiles aux femmes.

Il ne faut jamais oublier que les hormones sexuelles sont les hormones qui exercent le plus de fonctions dans le corps humain. Elles sont aussi en grande majorité responsables des différences notables entre les femmes et les hommes; différences qui touchent d'ailleurs à peu près tous les systèmes. Arrêtez-vous juste une minute pour y penser: voix, dimensions et formes corporelles, traits du visage, poils, cheveux, peau, musculature, ossature, organes reproducteurs, etc. Et nous ne parlons ici que de signes extérieurs!

SELON MOI...

Pour tout problème de santé plus fréquemment associé à un sexe qu'à l'autre, il faut d'abord penser, jusqu'à preuve du contraire, que les hormones sexuelles peuvent jouer un rôle important.

C'est une simple question de logique et de gros bon sens.

Les hormones sexuelles sont des hormones nobles, mises à contribution dans notre bien-être et notre santé, qui assurent la survie de notre espèce – sans compter tout le plaisir qu'elles peuvent nous procurer en faisant de nous des êtres sexués. Sachons maintenant reconnaître leur importance.

Chapitre 10

LES TRAITEMENTS ANTI-ESTROGÈNES SONT-ILS VRAIMENT ANTI-ESTROGÈNES ?

Selon moi, les traitements anti-estrogènes sont efficaces grâce à leur effet proestrogènes.

LA SCIENCE NAÎT DE LA CONTROVERSE

Lorsqu'on découvre qu'une femme a un cancer du sein, il est important de savoir si son cancer est hormonodépendant ou non, afin de bien orienter les traitements. Environ 75 % des cas de cancer du sein sont hormonodépendants. Ils sont, par définition, composés de cellules cancéreuses qui possèdent des récepteurs des estrogènes et sont donc sensibles à l'action des estrogènes.

Les traitements spécifiques contre les cancers du sein hormonodépendants sont actuellement des traitements appelés « anti-estrogènes ». Ces traitements consistent à empêcher la formation des estrogènes ou les actions de ceux-ci.

Étant donné que les cellules cancéreuses ont perdu le contrôle de leur croissance, et que plusieurs croient qu'il n'y a que les estrogènes qui font proliférer les cellules mammaires, prescrire des estrogènes est donc considéré comme très dangereux. Prendre des estrogènes serait comme jeter de l'huile sur le feu ! Mais est-ce vraiment le cas ?

En effet, nous avons aussi vu que l'insuline et les facteurs de croissance jouent un rôle dans le cancer du sein, probablement bien plus que les hormones sexuelles féminines. Alors, comment fonctionnent réellement les traitements dits anti-estrogènes ? Sont-ils vraiment anti-estrogènes ?

QU'EST-CE QU'UN CANCER DU SEIN HORMONODÉPENDANT ?

Les cancers du sein hormonodépendants sont généralement à meilleur pronostic que les cancers du sein non hormonodépendants.

Le fait qu'un cancer du sein soit hormonodépendant ne signifie pas qu'il soit causé par les estrogènes

Plusieurs croient qu'un cancer hormonodépendant est causé par les estrogènes, parce que, comme l'expression semble l'indiquer, « il est dépendant des hormones ». Je ne suis pas d'accord avec cet énoncé. Ce n'est pas parce qu'un cancer est hormonodépendant que nous pouvons conclure qu'il est causé par les estrogènes.

Dans la *Million Women Study*, les femmes qui prenaient des hormones depuis plus de dix ans ont vu l'augmentation de leur risque de cancer du sein se résorber rapidement à l'arrêt de l'hormonothérapie (voir le chapitre 7). Ces faits proposent que les estrogènes ne causent pas le cancer du sein. En effet, le développement d'un cancer du sein est un processus graduel et long.

Par contre, lorsqu'un cancer du sein survient, les estrogènes pourraient stimuler la division de cellules cancéreuses. Il n'est pas étonnant que les cellules cancéreuses soient sensibles aux substances auxquelles les cellules saines de ce même tissu sont sensibles. En d'autres mots, il est normal que des cellules qui contiennent des récepteurs des estrogènes réagissent aux estrogènes !

Les cellules cancéreuses sont par définition des cellules qui ont perdu le contrôle de leur croissance. Il faut comprendre que la présence de substances mitogènes (estrogènes, insuline, facteurs de croissance, etc.) – qui est en soi tout à fait normale – provoquera la prolifération de ces cellules indéfiniment, étant donné la perte de contrôle de leur croissance.

Ainsi, bien d'autres substances peuvent faire proliférer les cellules mammaires cancéreuses (hormonodépendantes ou non).

Un cancer du sein hormonodépendant est généralement à meilleur pronostic

Ne trouvez-vous pas étrange le fait que les cancers hormonodépendants soient généralement à meilleur pronostic, alors que, contrairement aux cancers non hormonodépendants, ils peuvent proliférer sous l'influence des estrogènes ?

Une étude a effectivement montré que parmi les femmes ayant un cancer du sein avec récepteurs des estrogènes et de la progestérone, environ 83 % d'entre elles étaient vivantes de 8 à 18 ans après la chirurgie, tandis que ce taux a chuté à environ 46 % chez celles ayant un cancer non hormonodépendant.

SAVIEZ-VOUS QUE...

Certains types de cancers du sein sont tellement peu agressifs que les femmes peuvent vivre pendant plusieurs années avec ces cancers non traités sans qu'ils soient la cause de leur décès.

Une situation similaire est observée dans certains types de cancers de la prostate.

Un cancer du sein non hormonodépendant est tout de même dépendant

Un cancer du sein non hormonodépendant est un cancer qui, théoriquement, ne possède pas de récepteurs des estrogènes et de la progestérone. Cependant, contrairement à ce que certains en pensent, cela n'est pas une bonne chose en soi.

L'expression «cancer du sein hormonodépendant» veut tout simplement dire que le cancer est sensible aux effets des estrogènes. La confusion vient de la croyance que la prolifération de ces cellules mammaires ne dépend que des estrogènes. C'est loin d'être le cas. Un cancer non hormonodépendant est aussi sensible à certains facteurs de croissance, sinon il n'y aurait pas de cancer.

Toutes les cellules, qu'elles soient cancéreuses ou non, dépendent de substances nutritives, d'hormones et de facteurs de croissance pour vivre et se diviser. Ces hormones et facteurs de croissance dans les seins comprennent l'estradiol, l'insuline, la prolactine, le facteur de croissance épidermique, et bien d'autres. Tous ces facteurs sont essentiels à la bonne santé des cellules mammaires. Mais dans la vie, tout est une question d'équilibre.

En fait, il est important de savoir ce que veulent réellement dire les mots «hormonodépendant» et «non hormonodépendant» pour bien comprendre le cancer du sein.

POUR EN SAVOIR PLUS...

Les cellules cancéreuses mammaires

Lorsque les cellules mammaires perdent leur pouvoir d'apoptose, elles ne meurent plus et les mutations peuvent alors s'accumuler. Avec l'accumulation de ces mutations, les cellules mammaires deviennent de plus en plus dysfonctionnelles et différentes des cellules originales.

Au cours de ce processus, les cellules peuvent perdre leurs récepteurs des estrogènes et de la progestérone : le cancer devient alors non hormonodépendant, cancer généralement à moins bon pronostic.

Plus un cancer du sein est à mauvais pronostic, plus il a tendance à être composé de cellules indifférenciées. Ces cellules ressemblent de plus en plus à des cellules embryonnaires. Ces dernières peuvent alors posséder plusieurs récepteurs pour différents facteurs de croissance, les rendant promptes à se diviser plus rapidement.

Les femmes ayant un cancer du sein agressif ont tendance à avoir un nombre anormalement élevé de récepteurs pour certains facteurs de croissance (p. ex.: *HER-2*[1]), ainsi qu'une plus grande quantité de ces facteurs (p. ex.: *EGF*[2]), ayant pour résultat une prolifération plus rapide des cellules cancéreuses.

Dans le cancer du sein, les « méchants » ne sont peut-être pas ceux que l'on croit !

LE CANCER DU SEIN : QUELS SONT LES TRAITEMENTS ?

« J'ai un cancer du sein, et j'ai beaucoup d'effets secondaires à mes traitements. Docteur, pouvez-vous m'aider ? »

SAVIEZ-VOUS QUE...

Chez les femmes, le principal facteur de risque de cancer du sein est l'âge. L'âge moyen lors du diagnostic est de 62 ans.

Les femmes âgées de 75 à 79 ans sont les plus à risque de cancer du sein.

Plus la femme est âgée, plus le cancer risque d'être non hormonodépendant, par conséquent, plus difficile à traiter.

Les traitements qui peuvent être utilisés contre le cancer du sein sont la chirurgie, la radiothérapie, la chimiothérapie, les traitements anti-estrogènes et les traitements anti-récepteurs des facteurs de croissance. Le ou les types de traitements sont en fonction du type de cancer et de l'envahissement de la tumeur cancéreuse.

Tous ces traitements comportent des effets secondaires considérables.

La chirurgie, la radiothérapie et la chimiothérapie

La chirurgie

Après la chirurgie, il y a un risque de douleur chronique et de lymphœdème[3].

De nos jours, le lymphœdème est beaucoup moins fréquent grâce au raffinement des techniques chirurgicales. En effet, lorsque tous les ganglions de l'aisselle étaient enlevés, cela entraînait souvent un problème de drainage lymphatique dans le bras pouvant causer un lymphœdème douloureux avec limitation des mouvements. Maintenant, les chirurgiens essaient d'enlever le moins de ganglions possible en commençant par les ganglions sentinelles. Ces ganglions sont

---

1. Récepteur pour le facteur de croissance épidermique humain de type 2 (*Human Epidermal Growth Factor Receptor-2*).
2. Facteur de croissance épidermique humain (*Epidermal Growth Factor*).
3. Œdème (enflure) causé par une obstruction des vaisseaux lymphatiques.

ceux que les cellules cancéreuses essaiment en premier, selon la localisation de la tumeur dans le sein. En définitive, le nombre de ganglions enlevés dépendra de l'étendue du cancer évaluée lors de la chirurgie.

La radiothérapie

Les principaux risques de la radiothérapie connus sont le développement d'un second cancer, les fractures de côtes, la plexopathie[4], la pneumonite radique[5] et l'infarctus du myocarde.

La chimiothérapie

Avec la chimiothérapie, les femmes peuvent expérimenter une insuffisance ovarienne précoce. De nombreuses autres conséquences peuvent faire suite aux traitements de chimiothérapie (p. ex. : diminution du nombre de cellules sanguines, perte de cheveux, nausées, risque d'insuffisance cardiaque congestive, etc.).

Des chercheurs se sont rendu compte que la chimiothérapie est moins efficace pour les cancers hormonodépendants que pour ceux qui sont non hormonodépendants. Ce point est important étant donné les effets secondaires majeurs de la chimiothérapie. Certains chercheurs recommandent même de ne plus utiliser la chimiothérapie pour le traitement des cancers hormonodépendants.

Les traitements anti-estrogènes

Le traitement médical contre le cancer du sein hormonodépendant (c'est-à-dire ayant des récepteurs des estrogènes) consiste en une hormonothérapie dite anti-estrogènes.

Alors que la chirurgie permet d'enlever la tumeur cancéreuse (complètement si possible), et que la radiothérapie ou la chimiothérapie ont pour but de détruire les cellules cancéreuses, les traitements anti-estrogènes visent à empêcher la croissance ou le développement de cellules cancéreuses mammaires.

Actuellement, deux classes de médicaments dits anti-estrogènes sont utilisées pour le traitement du cancer du sein hormonodépendant. Ces deux classes sont les inhibiteurs de l'aromatase et les modulateurs sélectifs des récepteurs estrogéniques.

Les inhibiteurs de l'aromatase

Les inhibiteurs de l'aromatase sont, comme leur nom l'indique, des molécules capables d'empêcher l'action de l'enzyme aromatase.

---

4. Par exemple, l'atteinte du plexus brachial peut donner une brachialgie (douleur du bras) qui est une sorte de « sciatique » du bras.
5. Dommages aux poumons causés par la radiothérapie.

L'aromatase est une enzyme qui transforme l'androstenedione en estrone. L'estrone peut ensuite se transformer en estradiol-17β (voir le chapitre 8). La production d'estrogènes chez la femme ménopausée provient seulement de ce processus, étant donné que les ovaires n'en produisent plus. En théorie, les inhibiteurs de l'aromatase empêchent la formation d'estrogènes chez les femmes ménopausées.

Par contre, chez les femmes non ménopausées, les inhibiteurs de l'aromatase ne sont pas efficaces puisqu'ils n'empêchent pas la formation d'estrogènes par les ovaires.

Il existe actuellement trois inhibiteurs de l'aromatase approuvés pour le traitement du cancer du sein : le létrozole (Femara®), l'anastrazole (Arimidex®) et l'exemestane (Aromasin^MC).

Chez les femmes ménopausées, les inhibiteurs de l'aromatase réduiraient significativement le risque de récidive du cancer du sein et réduiraient aussi le risque de cancer dans l'autre sein d'environ 50 %.

Les effets secondaires des inhibiteurs de l'aromatase sont nombreux et incluent : myalgie, arthralgie, ostéoporose, hyperlipidémie, bouffées de chaleur, sécheresse vaginale et incontinence urinaire. On ignore l'efficacité et l'innocuité des inhibiteurs de l'aromatase à long terme.

Les modulateurs sélectifs des récepteurs estrogéniques

Cette classe de médicaments comprend les modulateurs sélectifs des récepteurs estrogéniques, soit le tamoxifène (Tamofen® ou Nolvadex®-D) et le raloxifène (Evista®). Ces molécules auraient des propriétés estrogéniques ou anti-estrogéniques selon les tissus, d'où l'expression « modulateur sélectif ».

Les scientifiques recherchent la molécule qu'ils considèrent comme « idéale », c'est-à-dire capable de bloquer les récepteurs des estrogènes dans les seins et dans l'endomètre, sans bloquer ces récepteurs dans les os. Cependant, peu de chercheurs se penchent sur tous les effets bénéfiques des estrogènes, et ils sont nombreux, notamment pour le système cardiovasculaire et le cerveau.

Dans cette classe, seul le tamoxifène est actuellement approuvé pour le traitement du cancer du sein hormonodépendant.

Lorsque les molécules de tamoxifène se lient aux récepteurs des estrogènes, elles empêchent autant de molécules d'estrogènes de s'y lier et d'y exercer leurs actions.

Cependant, nous savons que les récepteurs des estrogènes ne sont pas spécifiques aux estrogènes. Ainsi, le tamoxifène ne bloque pas seulement la liaison des estrogènes aux récepteurs des estrogènes, mais aussi l'interaction d'autres substances avec ces mêmes récepteurs, tels l'insuline et le facteur de croissance épidermique.

Le tamoxifène entraînerait une réduction du risque de récidive d'environ 50 % chez les femmes atteintes d'un cancer du sein hormonodépendant détecté à un stade précoce. Ils réduiraient aussi le risque de cancer dans l'autre sein.

En plus de son rôle contre le cancer du sein, les effets positifs du tamoxifène sont, à l'instar de l'estradiol-17β, la prévention de l'ostéoporose et l'amélioration du bilan lipidique.

Les effets négatifs du tamoxifène sont, par contre, nombreux et incluent notamment des saignements vaginaux, une augmentation du risque de cancer de l'utérus (cancer de l'endomètre et sarcome), une augmentation du risque de thromboembolie veineuse, de la sécheresse vaginale, des bouffées de chaleur, des nausées et des troubles de l'humeur. Donc, le traitement est loin d'être parfait. Par exemple, le cancer de l'endomètre survient chez 0,5 à 1 % des femmes qui ont pris le tamoxifène pendant cinq ans, particulièrement chez les femmes âgées de plus de 50 ans.

Entre autres à cause de ses nombreux effets secondaires, le tamoxifène n'est pas approuvé pour prévenir le cancer du sein chez les femmes à haut risque. Le tamoxifène aurait diminué ce risque d'environ 40 à 50 % chez ces femmes dans une étude, mais ne l'aurait pas diminué dans une autre étude. On ignore l'efficacité et l'innocuité du tamoxifène à long terme.

Comparaison entre le tamoxifène et les inhibiteurs de l'aromatase chez les femmes ménopausées

Chez les femmes ménopausées ayant un cancer du sein hormonodépendant, l'efficacité du tamoxifène serait équivalente ou légèrement inférieure à celle des inhibiteurs de l'aromatase. Par exemple, pour des cas de cancer du sein hormonodépendant opérable, la survie sans récidive après cinq ans a été de 81 % avec le tamoxifène et de 84 % avec le létrozole.

Des stratégies utilisant le tamoxifène de façon séquentielle avec un inhibiteur de l'aromatase augmenteraient l'efficacité du traitement, particulièrement chez les femmes âgées de moins de 60 ans.

Les traitements anti-récepteurs des facteurs de croissance

La croissance des cellules cancéreuses est stimulée par différents facteurs de croissance. Chez les patientes ayant un cancer du sein agressif ou métastatique, il n'est pas rare d'observer un nombre anormalement élevé de récepteurs pour un ou des facteurs de croissance. Chez ces patientes, les traitements anti-récepteurs des facteurs de croissance peuvent être utilisés.

Les médicaments développés au cours des dernières années contre les cancers du sein agressifs ou métastatiques sont des anticorps qui se lient aux récepteurs d'un facteur de croissance spécifique; ces anticorps bloquant ainsi l'action de ce facteur de croissance.

Par exemple, le trastuzumab (Herceptin®) est un anticorps qui inactive les récepteurs HER-2. On sait que les patientes ayant un nombre anormalement élevé de récepteurs HER-2 ont un risque accru de métastases, et que leurs chances de survie sont réduites. Le Herceptin® est utilisé avec un certain succès chez ces patientes. Son principal effet secondaire grave rapporté est le risque d'insuffisance cardiaque congestive.

L'EFFICACITÉ DES ANTI-ESTROGÈNES EST-ELLE ATTRIBUABLE À UN EFFET PROESTROGÈNES ?

Selon moi, l'efficacité des inhibiteurs de l'aromatase est principalement attribuable à un certain effet proestradiol.

Plusieurs observations m'amènent à me poser des questions concernant le mécanisme d'action réel des inhibiteurs de l'aromatase. La version officielle est que ces médicaments fonctionnent parce qu'en supprimant la formation des estrogènes, nous diminuons de façon importante le risque de récidive du cancer du sein.

Je suis en désaccord avec cette assertion.

J'ai la conviction qu'un seuil minimal d'estradiol-17β est vital pour la santé des cellules mammaires. Les seins sont capables de produire leurs propres estrogènes. D'ailleurs, chez les femmes ménopausées (sans hormonothérapie), le taux d'estradiol présent dans les seins serait surtout dû à cette production locale (voir le chapitre 8).

Alors soyons logiques : si les seins des femmes ménopausées en santé fabriquent eux-mêmes de l'estradiol, il est probable que cette hormone soit bénéfique pour les seins. En effet, le corps fait rarement les choses pour rien, et encore moins dans le but de se nuire !

La production d'estradiol à l'intérieur même du sein doit susciter un grand intérêt médical : elle pourrait être liée à l'histoire et au comportement de la tumeur cancéreuse. À la suite d'une chute radicale du taux d'estradiol – causée par un inhibiteur de l'aromatase –, nous verrons que les cellules réagissent de façon surprenante.

Pourquoi y a-t-il une augmentation de l'activité aromatase dans le tissu cancéreux ?

Nous avons vu que chez des femmes ménopausées ayant un cancer du sein avancé hormonodépendant, l'activité aromatase était plus élevée dans les portions de mastectomie où était retrouvé du tissu cancéreux.

Cette hausse de l'activité aromatase dans les tumeurs cancéreuses hormonodépendantes a incité les chercheurs à développer des inhibiteurs de l'aromatase afin de faire chuter les taux d'estradiol que l'on croit responsables du cancer du sein. Le but ultime recherché est d'empêcher toute formation d'estradiol (ou presque) chez les femmes ménopausées.

À mon sens, il faut plutôt tenter de comprendre l'augmentation paradoxale de l'activité aromatase dans le tissu tumoral et non dans le tissu sain adjacent. Un faible taux d'estradiol stimule une plus grande activité aromatase – et non le contraire – alors que dans la tumeur, on retrouve pourtant des taux élevés d'estradiol (voir le chapitre 8).

ANASTASIA ET DR ISABELLE LAFLEUR

« Vous savez Anastasia, il faut trouver ce qui stimule l'activité aromatase dans les tumeurs cancéreuses. Je crois qu'il y a des substances présentes dans les cellules cancéreuses qui stimulent l'activité de cette enzyme. »

Anastasia commence maintenant à comprendre où veut en venir sa directrice de recherche.

« Pensez-vous, docteur, que l'augmentation de l'aromatase peut être une tentative pour les cellules de s'autoguérir en produisant davantage d'estradiol ? L'estradiol serait-elle anticancéreuse ? »

Comment les inhibiteurs de l'aromatase fonctionnent-ils vraiment ?

Il faut savoir que les inhibiteurs de l'aromatase n'empêchent pas complètement la formation d'estrone. Heureusement, car à mon humble avis, les femmes risqueraient d'en mourir.

Des études ont montré que chez les femmes ménopausées, les inhibiteurs de l'aromatase diminuent de plus de 90 % le taux d'estrogènes sanguins. Il est généralement admis que l'efficacité des inhibiteurs de l'aromatase dépend de la suppression quasi totale de la stimulation estrogénique, mais cette suppression persiste-t-elle ? Je ne crois pas. Les cellules sont vivantes et dynamiques. Elles tenteront de revenir à leur état normal.

Que peut faire une cellule qui voit son taux d'estradiol chuter radicalement à la suite de l'utilisation d'un inhibiteur de l'aromatase ? Les cellules peuvent compenser en augmentant :
- l'activité aromatase ou l'activité HSD-17β type 1,

avec pour résultat : une augmentation du taux d'estradiol-17β ;
- le nombre de récepteurs des estrogènes,

avec pour résultat : une plus grande capacité d'action de l'estradiol-17β.

Évelyna

Évelyna, 55 ans, prend un antidépresseur et une médication pour dormir, depuis son hystérectomie et sa castration à l'âge de 47 ans.

Évelyna a appris, il y a trois ans, qu'elle avait un cancer du sein. Son médecin a palpé une masse au sein droit lors de son examen annuel, masse qui s'est avérée cancéreuse.

Elle me consulte afin d'avoir mon avis sur la pertinence de continuer son traitement avec l'Arimidex®, un inhibiteur de l'aromatase. Elle prend ce médicament depuis environ trois ans et présente plusieurs symptômes ménopausiques sévères, et particulièrement des douleurs articulaires et une grande asthénie. Elle me demande : « J'ai essayé toutes sortes de produits et de diètes sans grande amélioration. Que me conseillez-vous ? »

Fort curieusement, son taux d'estradiol était à 97 pmol/l.

Ma réponse :

« Évelyna, votre taux d'estradiol me surprend. Vous savez, une femme de votre âge et castrée depuis huit ans a habituellement un taux d'estradiol inférieur à 50 pmol/l.

« Pourquoi votre taux d'estradiol est-il plus élevé que la moyenne des femmes ménopausées chirurgicalement depuis plusieurs années, alors que vous prenez un inhibiteur de l'aromatase ? C'est paradoxal puisque ce médicament est supposé empêcher la formation d'estradiol. »

N'est-ce pas étrange, si l'efficacité d'un inhibiteur de l'aromatase dépend de la suppression quasi totale des estrogènes, que l'on ne vérifie pas périodiquement le taux d'estradiol sanguin ?

C'est comme si l'on prescrivait un anti-hypertenseur, un hypolipémiant ou un hypoglycémiant sans vérifier, lors du suivi médical, si ces médicaments abaissent efficacement la pression artérielle, les taux de gras ou de sucre dans le sang.

Pourtant, nous parlons ici d'un cancer du sein, maladie importante, dont l'efficacité du traitement est censée dépendre de la suppression des estrogènes. De plus, c'est sans compter le fait que les médicaments anti-estrogènes peuvent entraîner des effets secondaires importants.

Assurément, il y a quelque chose qui ne tourne pas rond dans notre compréhension du cancer du sein.

Selon moi, la prise d'un inhibiteur de l'aromatase entraîne au début une chute radicale des taux d'estradiol dans les cellules. Cependant, ces cellules réagissent à cette chute en mettant en branle divers mécanismes pour la contrer.

« Pourquoi ? » me demanderez-vous. Parce que nous sommes vivants, et que la vie c'est avoir à s'adapter constamment à notre environnement.

Les inhibiteurs de l'aromatase sont-ils efficaces grâce à un certain effet proestradiol ?

Il est probable que le taux d'estradiol inhabituellement élevé mesuré chez Évelyna soit causé par l'augmentation de l'activité aromatase et peut-être aussi de la HSD-17β type 1.

Des chercheurs ont déjà observé que l'activité aromatase dans des tumeurs cancéreuses était plus élevée après le traitement avec un inhibiteur de l'aromatase[6] qu'avant le traitement. Exactement le contraire de l'effet prévu.

---

6. L'inhibiteur de l'aromatase utilisé était l'aminoglutethimide.

La privation en estradiol à long terme augmente non seulement l'activité aromatase dans les cellules mammaires cancéreuses (p. ex.: augmentation de 4 à 6 fois après 6 mois de privation)[7], mais aussi la sensibilité des cellules mammaires à l'estradiol, c'est-à-dire que les cellules augmentent le nombre de leurs récepteurs des estrogènes, augmentant la capacité d'action de l'estradiol. Dans une étude, la privation d'estradiol à long terme a entraîné une hypersensibilité à l'estradiol des cellules mammaires, en augmentant de 4 à 10 fois le nombre de leurs récepteurs des estrogènes de type α, récepteurs d'ailleurs responsables de la prolifération cellulaire.

Ainsi, il est probable que l'utilisation d'un inhibiteur de l'aromatase ait comme résultat, après un certain temps, un effet proestradiol dans les seins, en augmentant à la fois les taux d'estradiol et le nombre de récepteurs α des estrogènes.

D'autres chercheurs ont aussi mesuré un taux d'estradiol plus élevé dans des tumeurs mammaires cancéreuses, mais non dans le tissu sain environnant, causé (du moins en partie) par une plus grande transformation de l'estrone en estradiol-17β grâce à une plus grande activité de la HSD-17β type 1.

SELON MOI...

Si les inhibiteurs de l'aromatase diminuaient de façon chronique le taux d'estradiol, il y aurait une augmentation du risque de cancer du sein.

Florence

Florence, 62 ans, retraitée, a eu un cancer du sein gauche qui a été diagnostiqué à l'âge de 57 ans. Elle a subi une mastectomie partielle et des traitements de radiothérapie. Par la suite, elle a pris de l'Arimidex® (un inhibiteur de l'aromatase) pendant une période totale de cinq ans.

Elle raconte: « Depuis que j'ai commencé l'Arimidex®, je me sens continuellement fatiguée, j'ai aussi des bouffées de chaleur, des maux de tête, des palpitations cardiaques et des douleurs aux muscles et aux os. Je prends beaucoup de pilules pour essayer d'aller mieux...

« Tout cela, sans compter les 20 kg que j'ai pris au cours des dernières années. Pourtant, docteur, je fais très attention à ce que je mange. Je me sens laide, grosse et nulle. »

Elle dit avoir terminé l'Arimidex® depuis trois mois, et aimerait maintenant retrouver un peu d'énergie: « J'ai déjà été une femme très énergique. Maintenant, lorsque je vais au lit, je suis tellement fatiguée que j'ai l'impression que je vais tomber sans connaissance. Je ne peux pas croire que je vais passer le reste de ma vie comme cela. »

---

7. Lignée cellulaire: cellules MCF-7.

À l'âge de 38 ans, Florence a eu une hystérectomie pour des saignements abondants. Par la suite, elle a fait une dépression majeure. Elle souffre d'anxiété et de fibromyalgie depuis plusieurs années. Voici la liste des médicaments qu'elle prend : Lipitor^MC (hypercholestérolémie), Effexor®XR (antidépresseur-anxiolytique), Risperdal® (antipsychotique), Desyrel® (antidépresseur), Rivotril® (anxiolitique-anti-convulsivant), Prevacid® (inhibiteur de l'H+, K+-ATPase), Voltaren® (anti-inflammatoire-analgésique) et Tramacet^MC (analgésique à action centrale).

Florence aimerait prendre des hormones bioidentiques. C'est une de ses amies, qui va maintenant bien, qui lui en a parlé. Elle continue : « Je suis fatiguée de la campagne de peur entourant les hormones. Je trouve cela stupide : je ne peux pas croire que le corps des femmes soit aussi mal fait !

« De toute façon, docteur, quels sont les risques pour ma santé de prendre toutes ces pilules par rapport aux risques pour ma santé de prendre des hormones féminines bioidentiques ?

« Je déteste ma vie actuelle. Vous ai-je dit que je n'ai pas eu de relations sexuelles depuis des années ? Ma libido est à moins 500 %, mais il paraît que pour nous autres les femmes ce n'est pas grave. Docteur, je suis tellement en colère ! Ces derniers temps, j'aimerais déjà être morte… »

Ma réponse :

« Florence, je comprends votre colère. J'espère que l'on va développer des traitements contre le cancer du sein qui permettront aussi aux femmes d'avoir une meilleure qualité de vie.

« Concernant la prise à long terme de vos médicaments, les risques pour la santé ne sont pas bien connus. Par exemple, les antidépresseurs et les antipsychotiques peuvent faire prendre du poids. La prise de poids est associée à plusieurs problèmes de santé sérieux, incluant les risques de maladies cardiovasculaires et de cancer du sein.

« De plus, contrairement à ce que l'on croit, rien n'indique que la prise d'hormonothérapie augmente votre risque de récidive du cancer du sein (voir le chapitre 11). Et ce, sans compter tous les nombreux avantages pour votre santé et pour votre bien-être qu'apportent les hormones féminines.

« J'ai souvent remarqué qu'avec l'hormonothérapie bioidentique, les femmes ont tendance à cesser des médicaments, tout simplement parce qu'elles n'en ont plus besoin. »

Au bilan sanguin de Florence, j'ai été surprise de son taux d'estradiol anormalement élevé pour une femme de 62 ans – soit 130 pmol/l. Ce taux est environ trois ou quatre fois plus élevé que celui que j'observe généralement chez les femmes de cet âge.

Pourtant, il y a trois mois, Florence a terminé un traitement d'une durée de cinq ans avec l'Arimidex® ; un traitement anti-estrogènes qui est censé faire diminuer le taux d'estradiol (et non l'inverse).

Curieusement, alors que le taux d'estradiol de Florence était très élevé, ses taux de testostérone (0,3 nmol/l) et de DHEA-S (0,5 µmol/l) étaient très faibles.

Ce qui n'est pas normal. Habituellement, des taux de testostérone et de DHEA-S faibles sont associés à des taux d'estradiol faibles chez les femmes ménopausées, puisque chez ces femmes, l'estradiol et la testostérone proviennent principalement de la DHEA.

En fait, tout se passe comme si le corps de Florence voulait produire plus d'estradiol-17β. Les taux de FSH et de LH étaient aussi très élevés (110 UI/l et 65 UI/l), ces hormones ayant pour but de stimuler les ovaires à produire des estrogènes. Comme Florence est ménopausée, il s'agit d'une vaine tentative.

Ensuite, nous constatons que les androgènes sont préférentiellement transformés en estradiol. Par exemple, nous observons un faible taux de DHEA-S (0,5 µmol/l) comparativement au taux élevé d'estradiol pour une femme ménopausée de 62 ans (130 pmol/l). Ces résultats suggèrent fortement une augmentation de l'enzyme aromatase.

Un an et demi après la cessation de l'Arimidex®, le taux d'estradiol de Florence était inférieur à 18,4 pmol/l[8], et son taux de DHEA-S était de 2,0 µmol/l.

Il est curieux et paradoxal que le taux d'estradiol de Florence soit beaucoup plus faible un an et demi après la cessation de l'Arimidex® (estradiol < 18,4 pmol/l) que le taux mesuré trois mois après sa cessation (estradiol : 130 pmol/l), et cela, malgré un taux de DHEA-S quatre fois plus élevé (2,0 µmol/l comparé à 0,5 µmol/l).

Ces résultats militent en faveur d'une augmentation de l'activité aromatase après une certaine période avec l'utilisation d'un inhibiteur de l'aromatase, permettant une plus grande formation d'estradiol.

Le tamoxifène

Selon moi, l'efficacité du tamoxifène est principalement attribuable à un certain effet proestradiol (et peut-être proprogestérone).

Une étude a montré que lorsque l'hormonothérapie féminine et le tamoxifène sont donnés de façon concomitante, l'hormonothérapie ne diminue pas l'efficacité du tamoxifène. Dans une étude randomisée, à double insu et avec placebo chez 5408 femmes hystérectomisées (suivi moyen de 46 mois), il y a eu une diminution statistiquement significative du risque de cancer du sein chez les femmes à haut risque traitées de manière préventive avec le tamoxifène et des estrogènes, mais non chez celles du groupe traitées seulement avec le tamoxifène. D'ailleurs, dans un autre ordre d'idées, même lors d'un traitement de chimiothérapie, la prise d'hormonothérapie féminine ne semble pas diminuer l'efficacité du traitement.

---

8. Taux trop faible pour être mesuré par l'appareil de laboratoire utilisé.

Si le rôle du tamoxifène est d'être anti-estrogènes, comment expliquer que le fait de prendre des estrogènes ne diminue pas l'efficacité du tamoxifène ? Cela ne vous semble-t-il pas contradictoire ?

Je crois que pour contrer l'effet anti-estrogènes du tamoxifène, les cellules essaieront d'augmenter leur production d'estradiol[9] ainsi que leur capacité d'action[10] pour finalement exercer une certaine action pro-estradiol, de façon similaire à ce que font les inhibiteurs de l'aromatase.

Selon moi, l'hormonothérapie féminine ne diminuerait pas l'efficacité du tamoxifène parce que ces deux traitements ont en commun un effet proestrogènes dans les cellules mammaires et que cet effet est bénéfique.

Gabrielle

Gabrielle, 56 ans, est professeur de droit à la retraite. Il y a trois ans, lors d'une mammographie de dépistage, plusieurs petites masses suspectes ont été détectées dans son sein droit. Une biopsie a confirmé qu'il s'agissait d'un cancer hormonodépendant. Gabrielle a subi une mastectomie droite et depuis trois ans, elle prend du Tamofen® (tamoxifène).

Comme antécédents médicaux, Gabrielle a eu une hystérectomie et une ovariectomie unilatérale à l'âge de 37 ans (pour saignements abondants et kyste ovarien). Elle a fait une dépression dans l'année qui a suivi sa chirurgie. Depuis, elle prend un antidépresseur (Effexor® XR).

Gabrielle a eu un infarctus du myocarde à l'âge de 52 ans et fait de l'hypertension artérielle pour lesquels elle prend du Diovan®, du Lipitor^MC et de l'aspirine.

Elle me dit : « Dr Demers, j'aimerais savoir si vous pouvez me prescrire des hormones bioidentiques, même si je prends un anti-estrogènes. Ma meilleure amie a commencé la prise d'hormones bioidentiques il y a quelques mois et je ne la reconnais plus, tellement elle va bien.

« Vous savez, je me sens toujours si fatiguée. Cette fatigue constante m'a forcée à prendre ma retraite d'un travail que j'aimais. J'ai aussi beaucoup de bouffées de chaleur et je me sens souvent anxieuse. Docteur, je suis inquiète : je vieillis à vue d'œil ! »

Gabrielle se demande si ses problèmes de santé ont pu être favorisés par un déficit de ses hormones féminines. C'est son médecin qui l'a envoyée pour que je puisse répondre à ses questions.

Gabrielle est persuadée que les hormones produites par le corps des femmes ne sont pas dangereuses. « C'est un non-sens. Ce serait tellement injuste pour les femmes ! », m'affirme la juriste.

Ma réponse :

« Gabrielle, vous prenez un anti-estrogènes qui a théoriquement pour but de contrer les actions de vos estrogènes. Cependant, j'ai une observation très importante à vous faire part concernant votre bilan hormonal.

---

9. Grâce aux enzymes aromatase ou HSD-17β type 1.
10. Grâce à une augmentation du nombre de récepteurs α.

« En effet Gabrielle, votre bilan hormonal est pour moi d'un véritable intérêt. Il n'est absolument pas typique de celui des femmes de votre âge. Vous avez un seul ovaire, et je vous assure qu'il produit une quantité impressionnante d'estrogènes. En effet, votre taux d'estradiol est très élevé (1290 pmol/l) ; il s'agit d'un taux mesuré habituellement en période périovulatoire. Je me demande si le tamoxifène n'a pas pour conséquence de stimuler la formation d'hormones par votre ovaire.

« De plus, je m'interroge sur les bienfaits possibles de vous prescrire de la progestérone à la lumière des lectures que j'ai faites récemment. »

Afin de mieux comprendre, deux autres bilans hormonaux furent effectués de façon aléatoire, trois et cinq mois plus tard. Étonnamment, lors de ces deux bilans, les taux d'estradiol de Gabrielle sont demeurés très élevés (1490 pmol/l et 1090 pmol/l respectivement).

Gabrielle a été particulièrement touchée par cette nouvelle : « Dr Demers, je suis consternée d'apprendre que mes taux d'estrogènes, en dépit de l'anti-estrogènes, sont des plus élevés. Mon corps, ce grand sage, produit donc ce que l'on a identifié comme mon pire ennemi… »

De plus, lors des trois bilans sanguins, les taux de la LH ont été environ deux fois plus élevés que ceux de la FSH (taux moyens de 36 UI/l pour la LH et de 18 UI/l pour la FSH). Ces résultats proposent que l'hypophyse de Gabrielle essaie de stimuler son unique ovaire à ovuler et à produire de la progestérone. Au moment des bilans, les taux de progestérone sont demeurés faibles (moyenne de 1,2 nmol/l), suggérant une absence de production de progestérone ovarienne.

À l'instar de l'estradiol-17β, la progestérone semble aussi jouer un rôle considérable dans l'efficacité du tamoxifène. En effet, l'absence de récepteurs de la progestérone (comme l'absence de récepteurs des estrogènes) est associée à une certaine inefficacité du tamoxifène. Il est d'un intérêt clinique de constater que l'hypophyse de Gabrielle essaie de stimuler son ovaire à produire non seulement de l'estradiol, mais aussi de la progestérone.

Des recherches montrent que le tamoxifène fait augmenter le nombre de récepteurs des estrogènes et de la progestérone dans les seins, augmentant par le fait même certaines des actions des hormones féminines, particulièrement celles associées à la prolifération des cellules. Dans du tissu ductal normal, le tamoxifène a fait augmenter le nombre de récepteurs des estrogènes. Dans des cellules humaines de cancer du sein, le tamoxifène a agi comme un estrogène puissant en augmentant de quatre à dix fois le nombre de récepteurs de la progestérone, et ce, après seulement cinq jours de traitement.

Un effet estrogénique avec le tamoxifène a aussi été rapporté. Par exemple, le tamoxifène a augmenté les divisions cellulaires de l'épithélium vaginal chez des femmes ménopausées, il a aussi favorisé le développement des glandes mammaires chez des rates de façon équivalente à l'estradiol-17β.

Comme l'estradiol-17β, le tamoxifène semble exercer une action biphasique dans les seins, en favorisant la croissance des cellules mammaires à faibles doses et en l'inhibant à fortes doses.

EN RÉSUMÉ...

Certains diront : « Si l'on traite efficacement un cancer du sein hormonodépendant avec des anti-estrogènes, n'est-ce pas la preuve formelle que les estrogènes sont dangereux dans le cancer du sein ? » Je répondrais : « Mais non ! » Les cellules sont vivantes et actives, et non passives. Il faut chercher à les comprendre.

Selon moi, les anti-estrogènes, lorsqu'ils sont efficaces, n'agissent pas comme des anti-estrogènes mais, au contraire, comme des proestrogènes dans les cellules épithéliales mammaires.

La chute radicale du taux d'estrogènes (inhibiteurs de l'aromatase) ou du nombre de récepteurs des estrogènes disponibles (tamoxifène) amènera les cellules mammaires à réagir en mode urgence en augmentant (ou en tentant d'augmenter) :

- leur production d'estradiol-17β ;
- leur nombre de récepteurs (tels les récepteurs α) des estrogènes.

Ce qui aura pour bienfait d'augmenter l'action de l'estradiol-17β dans les cellules cancéreuses mammaires.

AINSI...

Je crois que si les inhibiteurs de l'aromatase et le tamoxifène fonctionnent comme traitement contre le cancer du sein, c'est grâce au fait qu'ils peuvent augmenter :

- ➤ le taux d'estradiol (grâce à l'augmentation des enzymes aromatase ou HSD-17β type 1) ;
- ➤ la sensibilité des cellules mammaires à l'estradiol (grâce à l'augmentation du nombre de récepteurs α des estrogènes).

L'efficacité des inhibiteurs de l'aromatase et du tamoxifène serait liée à un certain effet proestrogènes. Le tamoxifène semble aussi avoir un certain effet proprogestérone ; par contre, nous ne savons pas si les inhibiteurs de l'aromatase peuvent avoir un tel effet.

Évidemment, il s'agit ici surtout d'hypothèses et beaucoup de recherches sont nécessaires. Vous savez, un des buts de ce livre est de susciter la recherche en santé des femmes. Un de mes souhaits les plus chers est que les femmes soient mieux traitées, dans une perspective de santé et de bien-être.

Chapitre 11

L'HORMONOTHÉRAPIE FÉMININE BIOIDENTIQUE APRÈS OU PENDANT UN CANCER DU SEIN : ET POURQUOI PAS ?

L'hormonothérapie féminine, prise après ou pendant un cancer du sein, ne semble pas faire augmenter la morbidité et la mortalité.

ET SI NOUS PRESCRIVIONS DES HORMONES FÉMININES...

Une de mes patientes m'a déjà dit en parlant du résultat normal de sa mammographie de dépistage : « C'est le plus beau cadeau que l'on puisse faire à une femme. »

À mes patientes anxieuses d'avoir un cancer du sein (en l'absence d'antécédents familiaux), il m'arrive de dire : vous savez, comme médecin, j'ai vu davantage de femmes décéder de maladies cardiovasculaires ou de complications de fractures ostéoporotiques que d'un cancer du sein. Le risque pour une femme de mourir d'une maladie cardiovasculaire est d'environ 46 %, alors que son risque de mourir d'un cancer du sein est d'environ 3 %.

J'ai émis l'hypothèse que l'estradiol-17β et la progestérone, à doses adéquates, en favorisant le renouvellement cellulaire contrôlé (le RCC) des cellules mammaires, exercent un certain effet protecteur contre le cancer du sein.

D'ailleurs, à la ménopause, la fréquence des cas de cancer du sein augmente alors que le taux de renouvellement des cellules mammaires chute. À l'inverse, lors de la grossesse et de la lactation, qui sont deux facteurs de protection reconnus contre le cancer du sein, des taux élevés de renouvellement sont observés. Environ 95 % des cas de cancer du sein surviennent après l'âge de 40 ans, période coïncidant avec le déclin des taux d'hormones sexuelles féminines.

L'HORMONOTHÉRAPIE FÉMININE BIOIDENTIQUE APRÈS UN CANCER DU SEIN

La contre-indication de l'hormonothérapie féminine après un cancer du sein n'est pas basée sur des études cliniques.

Pour la majorité des gens, l'hormonothérapie féminine constitue une contre-indication absolue après un diagnostic de cancer du sein. Il est pertinent de se demander pourquoi.

Plusieurs femmes ayant eu un cancer du sein souffrent de symptômes sévères de ménopause, et des chercheurs ont demandé de reconsidérer l'utilisation de l'hormonothérapie féminine chez ces femmes.

En 2004, la Société des obstétriciens et gynécologues du Canada a affirmé que l'hormonothérapie féminine est une option que les femmes ménopausées ayant déjà reçu un traitement contre le cancer du sein peuvent envisager.

Selon les données scientifiques actuelles, il n'a pas été démontré que l'hormonothérapie augmente le risque de récidive ou de mortalité suite à un traitement contre le cancer du sein.

De nombreuses études proposent même que l'hormonothérapie féminine peut améliorer la survie des femmes ayant eu un cancer du sein, ou du moins, qu'elle ne la réduit pas.

Par exemple, lors d'une étude de longue durée (jusqu'à 12 ans) chez des femmes ayant eu un cancer du sein, les chercheurs ont observé une récidive de ce cancer de 7 % chez les 90 utilisatrices d'hormonothérapie comparativement à une récidive de 17 % chez les non-utilisatrices. De plus, les chercheurs n'ont observé aucun décès parmi les utilisatrices d'hormonothérapie comparé à un taux de mortalité de 10 % chez les non-utilisatrices.

Une autre étude importante a porté sur 1472 femmes ayant eu un cancer du sein sur une période de suivi s'étalant jusqu'à 22 ans, dont 167 ont pris de l'hormonothérapie féminine (moyenne de 1,6 an) suite à un traitement contre le cancer du sein. Les résultats ont montré que chez les utilisatrices d'hormonothérapie, le taux de mortalité a été de 1,2 % comparativement à 11,5 % chez les non-utilisatrices, soit environ 10 fois moins.

Cependant, ces études n'étaient ni randomisées ni à double insu. Ainsi, il n'est pas exclu que les femmes ayant eu un cancer du sein et qui prenaient des hormones aient de façon générale été mieux suivies ou en meilleure santé, ou que leur cancer était à meilleur pronostic que celles qui ne prenaient pas d'hormones.

Une synthèse des articles publiés (jusqu'à 1998 environ) a conclu que les utilisatrices d'hormonothérapie sont moins à risque de récidive d'un cancer du sein, et meurent moins que celles qui n'en prennent pas. Selon les auteurs, si l'hormonothérapie équivalait à jeter de l'huile sur le feu, les résultats seraient différents de ceux observés, même en tenant compte des biais inhérents aux études d'observation.

Une étude menée par le Group Health Cooperative of Puget Sound a montré que les taux de mortalité imputables au cancer du sein étaient de 5 sur 1000 femmes/an chez les utilisatrices d'hormonothérapie féminine à la suite d'un traitement contre le cancer du sein comparativement à 15 sur 1000 femmes/an chez celles qui ne prenaient pas d'hormonothérapie – soit une diminution du risque de 300 %. Les taux de mortalité (toutes causes confondues) étaient de 16 sur 1000 femmes/an chez les utilisatrices comparativement à 30 sur 1000 femmes/an chez les non-utilisatrices.

Récemment, trois études randomisées, quoique fort incomplètes, ont porté sur le sujet. Deux de ces études ont été cessées prématurément : l'une pour augmentation possible du risque de récidive du cancer du sein chez les utilisatrices d'hormonothérapie, et l'autre pour problème de recrutement et de suivi. Dans deux de ces études, les données disponibles veulent que l'hormonothérapie féminine n'augmente pas le risque de récidive.

L'HORMONOTHÉRAPIE FÉMININE BIOIDENTIQUE PENDANT UN CANCER DU SEIN

Est-ce si hérétique ? À vous de juger.

Les traitements avec les estrogènes

Pendant près de 60 ans, le cancer du sein avancé a été traité avec les estrogènes tant chez les femmes ménopausées que non ménopausées. Cela ne vous semble-t-il pas très surprenant ?

Plus récemment, des chercheurs ont montré que, chez des femmes d'âge moyen de 68 ans précédemment traitées (chimiothérapie, anti-estrogènes, etc.), des doses élevées d'estrogènes synthétiques[1] pourraient être efficaces lors d'une récidive d'un cancer du sein métastatique.

Les trois principaux membres de la famille des estrogènes sont l'estradiol-17β, l'estrone et l'estriol (voir le chapitre 1). Pour plusieurs, l'estradiol-17β est cancérigène alors que l'estriol ne l'est pas. Pour certains, l'estriol peut même se comporter comme un anti-estrogènes, mais je suis en désaccord avec ces croyances.

Selon moi, tous les estrogènes produits par le corps des femmes sont estrogéniques et non cancérigènes.

---

1. Les estrogènes utilisés étaient le diéthylstillbestrol.

L'estradiol-17β

Dans le corps des femmes, les cellules mammaires ne sont jamais complètement privées d'estradiol, et un taux minimal d'estradiol est nécessaire pour la bonne santé de ces cellules.

J'ai été étonnée des résultats rapportés par certains articles.

Des recherches chez des rates castrées ayant reçu un implant de tumeur humaine de cancer du sein ont montré que le traitement avec du valérate d'estradiol ou de l'estradiol-17β a réduit la croissance de la tumeur, et ce, peu importe le moment où le traitement a été commencé.

L'effet anticancer des estrogènes était cependant plus important quand le traitement était amorcé dès les premiers stades de la croissance tumorale. Les estrogènes ont inhibé la croissance de la tumeur, et ce, en fonction de la dose : des doses plus élevées ont diminué la taille de la tumeur davantage.

Dans une autre recherche, des doses faibles d'estradiol-17β ont augmenté la croissance de la tumeur d'environ 25 %. Cependant, des doses élevées ont non seulement retardé la croissance de la tumeur, mais ont aussi diminué son volume d'environ 90 %, ce qui est impressionnant.

D'autres chercheurs ont aussi observé que l'estradiol-17β à doses faibles stimule la croissance de cellules humaines en culture de cancer du sein, tandis qu'à doses élevées, elle supprime leur croissance. Cette étude a aussi mis en évidence que la progestérone (sans estradiol) n'exerçait aucun effet prolifératif ou antiprolifératif sur les cellules cancéreuses.

Je me suis posé les questions suivantes : les taux très élevés d'estradiol présents lors de la grossesse (pouvant atteindre 50 000 pmol/l) permettraient-ils de prévenir le cancer du sein ? De plus, prescrire de l'estradiol-17β aux femmes ayant un cancer du sein, à des doses permettant d'atteindre de tels taux, permettrait-il de traiter certains cancers ?

ANASTASIA ET DR ISABELLE LAFLEUR

Anastasia a décidé de faire croître des cellules humaines de cancer du sein[2] dans un milieu dépourvu en estrogènes pendant une période variant de 6 à 12 mois. Par la suite, l'estradiol-17β a été ajoutée. Les résultats sont fascinants : l'estradiol-17β a entraîné une diminution du nombre de cellules cancéreuses, et ce, par apoptose.

Anastasia demande au Dr Lafleur : « À doses adéquates, l'estradiol-17β pourrait-elle être utilisée pour le traitement du cancer du sein ? »

---

2. Cellules MCF-7.

Anastasia avait repris les mêmes recherches qu'un autre groupe de chercheurs et est arrivée aux mêmes conclusions.

Des chercheurs en oncologie se demandent si l'administration d'estradiol-17β peut être un traitement efficace à la suite d'une récidive du cancer du sein après un traitement avec un inhibiteur de l'aromatase.

Pourquoi ne donnerions-nous pas de l'estradiol-17β à dose adéquate en traitement de première ligne? Ou encore, après une courte période de traitement avec un inhibiteur de l'aromatase, le temps que les cellules mammaires cancéreuses soient hypersensibilisées aux estrogènes? Je rappelle ici que ce ne sont que des hypothèses, et qu'évidemment, des études rigoureuses sont nécessaires.

En résumé, toutes ces observations montrent qu'un taux d'estradiol élevé serait loin d'être cancérigène. À l'inverse, aussi étonnant que cela puisse paraître, aucune étude n'a montré que la suppression maximale d'estrogènes est associée à un meilleur pronostic. Des chercheurs ont même observé qu'un déficit en estradiol peut causer des tumeurs au sein! D'ailleurs, en l'absence prolongée d'estrogènes (p. ex.: pendant 5 à 6 mois), les cellules cancéreuses ne prolifèrent pas moins qu'en présence d'estrogènes.

DÉFICIT EN ESTRADIOL ET RISQUE DE CANCER DU SEIN

Des recherches ont montré que la privation chronique en estradiol peut causer des tumeurs mammaires chez les femmes.

Un déficit chronique en estradiol ou en progestérone favoriserait une augmentation du nombre de récepteurs pour des facteurs de croissance, augmentant par le fait même le risque de cancer du sein. Nous savons que les cancers associés à une augmentation du nombre de ces récepteurs sont généralement plus agressifs.

D'autres chercheurs ont observé que des facteurs de croissance (tel le facteur de croissance épidermique) stimulent l'activité de la HSD-17β type 1. Ainsi, une augmentation de l'activité de cette enzyme, à l'instar d'une augmentation de l'activité aromatase, a été retrouvée dans des cellules mammaires cancéreuses. Selon moi, un taux élevé d'estradiol serait donc une conséquence et non la cause du cancer du sein. En fait, c'est plutôt le faible taux d'estradiol qui ferait grimper le risque de cancer du sein!

L'estriol

L'estriol provient de la dégradation de l'estrone dans le foie et ne se transforme pas: l'estriol reste l'estriol. L'estriol est la moins abondante des trois estrogènes (hormis lors de la grossesse), et semble contribuer très peu à l'activité estrogénique chez les femmes non ménopausées ou ménopausées.

Il n'y a qu'une seule période où l'estriol devient très abondante et c'est pendant la grossesse. Lors du 3e trimestre, les femmes ont des taux d'estriol très élevés qui varient de 18 400 à 100 300 pmol/l.

Les grandes quantités d'estriol produites par le placenta lors de la grossesse ont fait dire à certains que c'est l'estriol qui protège les femmes contre le cancer du sein. Cependant, il faut savoir que le taux d'estradiol[3] est aussi très élevé lors de la grossesse, et que le taux de progestérone[4] l'est encore bien plus.

En fin de grossesse, le placenta humain sécrète de très grandes quantités d'estradiol-17β (10 à 15 mg/24 h), d'estriol (60 à 150 mg/24 h) et de progestérone (200 à 600 mg/24 h). Par contre, le placenta ne sécrète que très peu ou pas d'estrone.

Les principales raisons invoquées pour expliquer l'effet protecteur de l'estriol contre le cancer du sein proviennent des observations suivantes :

À la suite de l'injection d'une substance cancérigène chez des rates, 54 % d'entre elles ont développé un cancer du sein environ cinq mois plus tard. Cependant, lorsque l'estriol a été donnée aux rates avant l'injection du cancérigène, et de façon périodique ensuite, seulement 6 % d'entre elles ont développé un cancer du sein environ sept mois plus tard (diminution du risque de plus de 900 %). Quant à l'administration d'estradiol-17β ou d'estrone, chacune d'elle a aussi entraîné une diminution du risque de cancer du sein de 200 %.

Ce qui est intéressant, c'est que non seulement l'estriol a eu un effet protecteur contre le cancer du sein induit chimiquement chez des rates, mais aussi l'estradiol-17β et l'estrone. Ce qui diffère, c'est que l'estriol aux doses étudiées, et administrée de façon répétitive, a été plus protectrice.

L'estriol pourrait aussi avoir une certaine efficacité pour le traitement du cancer du sein métastatique. L'administration d'estriol à des doses variant de 2,5 à 15 mg par jour chez des femmes ayant un cancer du sein métastatique aurait permis une rémission ou une stabilisation du cancer chez environ 37 % d'entre elles.

Certains ont expliqué le rôle protecteur de l'estriol de la manière suivante : l'estradiol-17β étant l'estrogène qui stimule le plus les seins, l'estriol pourrait jouer un rôle protecteur en étant en compétition avec l'estradiol-17β pour les récepteurs des estrogènes, et ainsi bloquer l'action des molécules d'estradiol-17β. Cette hypothèse veut que l'estriol soit anti-estrogénique dans les cellules mammaires.

Je ne suis pas d'accord avec cet énoncé : l'estriol est bel et bien un estrogène estrogénique.

En effet, des chercheurs ont noté que l'injection de 10 à 20 μg d'estriol par jour stimule la croissance d'un fibroadénome mammaire, tandis que celle de 100 μg par jour inhibe sa croissance.

Nous avons vu que l'estradiol-17β semble faire la même chose : de faibles doses d'estradiol-17β stimulent la croissance des tumeurs, tandis que des doses élevées semblent avoir un effet inhibiteur.

---

3. Taux d'estradiol lors du 3e trimestre : de 6643 à 50 975 pmol/l.
4. Taux de progestérone lors du 3e trimestre : 200 à 800 nmol/l (200 000 à 800 000 pmol/l).

L'estriol ne peut être convertie en estradiol ou en estrone. Elle doit donc exercer son action dans sa forme originale. Bien que l'estriol soit un estrogène faible (à cause du faible lien avec son récepteur), elle exerce une action estrogénique, et ce, en fonction de sa concentration et de sa fréquence d'administration.

De façon concordante, des chercheurs ont observé chez des rates que l'estriol à faibles doses ne fait pas augmenter le poids de l'utérus, alors qu'à des doses suffisamment élevées et répétées, elle le fait de façon similaire à l'estradiol-17β.

POUR EN SAVOIR PLUS...

Le cancer du sein et l'estriol

Des chercheurs ont rapporté que les femmes ayant un cancer du sein semblent éliminer moins d'estriol dans leur urine que d'estradiol et d'estrone, toutes proportions gardées, (comparativement à celles sans cancer du sein). Ils ont alors proposé que les femmes ayant un cancer du sein aient des taux d'estriol sériques moins élevés, et que l'estriol soit protectrice contre le cancer du sein.

Cependant, selon d'autres chercheurs, ces conclusions seraient erronées parce qu'ils ont observé que les femmes – qu'elles soient à risque ou non de cancer du sein – avaient des taux similaires d'estradiol, d'estrone et d'estriol sériques.

En fait, un taux d'estriol élevé dans l'urine ne serait pas dû à une excrétion urinaire plus élevée d'estriol, mais à une excrétion diminuée d'estradiol et d'estrone.

En d'autres mots, il semble que le corps qui capte plus d'estradiol serait moins à risque de cancer du sein. Cela est très différent, même contraire aux croyances voulant que l'estradiol soit la màuvaise hormone et que l'estriol soit la bonne.

Des recherches montrent aussi qu'il n'y a pas d'évidence que l'estriol empêche la captation de l'estradiol dans les tumeurs mammaires cancéreuses. De plus, en période de lactation, le taux d'estriol est faible et la lactation constitue un facteur protecteur contre le cancer du sein. En résumé, l'estriol semble bel et bien exercer une activité estrogénique (et non une activité anti-estrogénique), et il n'y a pas de mauvais estrogènes.

La progestérone

La progestérone peut-elle être utile contre le cancer du sein?

L'efficacité de la progestérone dans le traitement du cancer du sein

Dans les années 1990, une progestine, l'acétate de megestrol (Megace®), était utilisée pour traiter le cancer du sein métastatique. Son principal effet secondaire était le gain de poids. Chez les patientes prenant de l'acétate de megestrol, l'espérance de vie a été plus grande (69 mois) comparée à celle des patientes qui n'en prenaient pas (46 mois).

Nous avons vu que la progestérone semble exercer un certain effet protecteur contre le cancer du sein (voir le chapitre 7). Par exemple, dans une étude en clinique de fertilité (suivi entre 12 et 33 ans), chez les femmes qui avaient un déficit en progestérone, il y a eu environ 5,4 fois plus de cas de cancer du sein et plus de décès (toutes causes confondues) que chez les femmes sans déficit en progestérone.

Le Dr John Lee a été un ardent défenseur de la progestérone (voir l'introduction). Il a prescrit de la progestérone pendant une vingtaine d'années à un très grand nombre de femmes, et a affirmé qu'aucune d'entre elles n'est décédée d'un cancer du sein. Plusieurs de ses patientes avaient même déjà eu un cancer du sein avant de commencer la prise de progestérone.

Des études semblent aussi appuyer les bienfaits de l'utilisation de la progestérone pour le traitement du cancer du sein.

D'abord, des observations proposent que les femmes non ménopausées qui subissent une chirurgie pour cancer du sein devraient être opérées pendant la phase lutéale de leur cycle menstruel. En effet, des chercheurs ont observé que le taux de survie à un cancer du sein est fortement corrélé avec le taux de progestérone le jour même de la chirurgie.

L'étude a montré que 65 % des femmes ayant un taux de progestérone de 14,6 nmol/l ou plus le jour de la chirurgie étaient vivantes 18 ans plus tard, tandis que ce pourcentage a chuté à 35 % chez celles ayant un faible taux de progestérone le jour de leur chirurgie. Intéressant, n'est-ce pas ?

SAVIEZ-VOUS QUE...

Au cours de mes lectures, j'ai été surprise de découvrir que dans une même étude, l'utilisation de la progestérone a été comparée avec celle du tamoxifène, chez un modèle animal de rates susceptibles de développer un cancer du sein avec la prise d'estrogènes.

Les résultats ont montré que le tamoxifène et la progestérone ont tous deux exercé un effet protecteur contre le cancer du sein.

Chez les femmes, la progestérone peut-elle être efficace pour le traitement du cancer du sein ?

Pourquoi des études cliniques avec la progestérone n'ont-elles pas été faites à la suite de ces résultats encourageants, d'autant plus que la progestérone est une molécule naturelle, connue et peu coûteuse ?

La présence de récepteurs de la progestérone est associée à un meilleur pronostic

Lorsque les cellules commencent à acquérir des caractéristiques similaires aux cellules cancéreuses indifférenciées, elles peuvent perdre leurs récepteurs des estrogènes et de la progestérone. La perte de ces récepteurs est un facteur de mauvais pronostic.

Pour plusieurs, la présence de récepteurs des estrogènes est le facteur le plus important pour prédire le pronostic et l'efficacité des traitements contre le cancer du sein. La recherche de récepteurs de la progestérone est souvent considérée comme moins importante. Il faut revoir notre façon de penser.

En effet, les cancers dont les cellules n'ont pas de récepteurs de la progestérone sont généralement à moins bon pronostic, et ont aussi tendance à avoir un plus grand nombre de récepteurs pour les facteurs de croissance tels HER-1 et HER-2.

Par exemple, des chercheurs ont observé chez 189 femmes ayant un cancer du sein[5] que la présence de récepteurs de la progestérone était même plus importante que celle des récepteurs des estrogènes pour prédire la probabilité de récidive du cancer du sein.

La présence ou l'absence de récepteurs de la progestérone permettrait aussi de prédire si le tamoxifène sera efficace. Dans une étude, environ 28 % des patientes avaient un cancer du sein hormonodépendant sans récepteurs de la progestérone, et le tamoxifène a été peu efficace chez ces patientes.

En d'autres mots, en l'absence de récepteurs de la progestérone, le tamoxifène ne semble pas prévenir significativement les récidives, proposant que la progestérone joue un rôle dans l'efficacité du tamoxifène. Des chercheurs pensent que de faibles taux de progestérone peuvent mener à une augmentation du nombre de récepteurs de facteurs de croissance (tel l'HER-2), et ainsi à une plus grande agressivité de la tumeur.

Des chercheurs ont observé que l'administration de progestérone pourrait être utile même chez les patientes ayant un cancer du sein non hormonodépendant. Étonnamment, la progestérone a été capable de réactiver ses propres récepteurs, et alors d'exercer un effet anticancer en inhibant de façon marquée la prolifération des cellules cancéreuses.

Cette inhibition de la prolifération par l'administration de progestérone a été observée tant dans les cellules mammaires normales *in vivo*[6] que dans les cellules mammaires cancéreuses *in vitro*[7].

Des recherches ont montré que la progestérone a permis l'apoptose des cellules mammaires cancéreuses (comme dans les cellules normales), et qu'à des

---

5. De stade II.
6. Dans le corps des femmes.
7. En laboratoire (culture de cellules).

concentrations similaires à celles rencontrées durant le troisième trimestre de la grossesse, la progestérone a exercé un effet anti-prolifératif puissant sur des lignées de cellules cancéreuses mammaires humaines[8]. Je trouve passionnant que la progestérone – à l'instar de l'estradiol-17β – aux taux mesurés vers la fin de la grossesse puisse avoir de telles vertus anticancer.

Une étude avec des cellules cancéreuses mammaires[9] a montré que l'administration d'estradiol-17β a augmenté le nombre de récepteurs de la progestérone en fonction de la dose. De façon concordante, tout comme ce qui se passe dans les cellules normales, une chute du taux d'estradiol a entraîné une chute du nombre de récepteurs de la progestérone.

À mes yeux, le fait que les cellules cancéreuses semblent répondre normalement à l'administration d'estradiol-17β et de progestérone propose fortement que le cancer du sein n'est pas causé par les hormones féminines. Le problème est ailleurs.

La progestérone pourrait agir en favorisant la maturation et en diminuant la vitesse de croissance des cellules mammaires

Selon moi, la progestérone pourrait exercer un certain effet anticancer avec l'estradiol-17β en favorisant le RCC (renouvellement cellulaire contrôlé) dans les seins. Le RCC se ferait grâce à un processus de prolifération, de maturation et d'apoptose. Tandis que l'estradiol jouerait un rôle surtout dans la prolifération et l'apoptose, la progestérone jouerait surtout un rôle dans la maturation et la vitesse de croissance des cellules.

La progestérone exercerait un effet inhibiteur sur la vitesse de croissance grâce à son interaction avec des gènes jouant un rôle dans la croissance des cellules. Un de ces effets serait de diminuer le nombre de récepteurs de facteurs de croissance. Rappelons que dans les cancers du sein agressifs, il y a souvent une augmentation du nombre de ces récepteurs, et que les traitements plus récents visent à mettre au point des anticorps qui bloquent ces récepteurs.

En fait, je crois que l'estradiol-17β et la progestérone sont toutes deux impliquées dans la vitesse de croissance des cellules mammaires, en régissant par exemple le nombre de leurs propres récepteurs ainsi que ceux de facteurs de croissance. Les hormones féminines, en particulier l'estradiol-17β, ont aussi le potentiel de provoquer l'apoptose des cellules endommagées. Ce sont d'excellentes fonctions qui permettent un renouvellement cellulaire contrôlé.

---

8. P. ex.: inhibition maximale de 90 % de la prolifération des cellules T47-D.
9. Lignée cellulaire MCF-7.

Le point le plus important de ce chapitre est que peu importe sous quel angle le cancer du sein est analysé, il semble que les hormones estradiol-17β et progestérone, jouent toutes deux des rôles importants dans la bonne santé des cellules mammaires.

Les évidences scientifiques n'appuient pas l'hypothèse voulant que l'estradiol et la progestérone augmentent le risque de cancer du sein. C'est même plutôt le contraire : un déficit en estradiol ou en progestérone (en dehors de la lactation) semble faire augmenter ce risque. Reprenons quelques-unes de ces évidences.

Chez les femmes non ménopausées, aucune corrélation n'a été trouvée entre un taux d'estradiol sanguin élevé et le cancer du sein. Une association a cependant été observée entre un faible taux de progestérone et le risque de tumeurs mammaires bénignes ou cancéreuses.

Chez les femmes ménopausées, de faibles taux d'estradiol et de progestérone sont mesurés, et la fréquence des cas de cancer du sein augmente de façon importante. En effet, la majorité (~ 78 %) des cas de cancer du sein sont diagnostiqués après l'âge de 50 ans.

La grossesse est connue pour être un facteur de protection contre le cancer du sein, alors que les femmes n'auront jamais eu des taux aussi élevés d'estradiol et de progestérone. Si les hormones féminines étaient dangereuses, voire cancérigènes, comment expliquer l'effet protecteur de la grossesse contre le cancer du sein, et comment expliquer le fait que les femmes puissent accoucher de beaux bébés en santé ?

Les femmes ayant un cancer du sein avec présence de récepteurs des estrogènes et de la progestérone ont généralement de meilleures chances de guérison et une meilleure espérance de vie. Ces observations sont en faveur d'un rôle possiblement bénéfique de l'estradiol et de la progestérone dans le cancer du sein.

Une des stratégies pour l'avenir en ce qui concerne le traitement du cancer du sein non hormonodépendant est de réactiver la production des récepteurs des estrogènes et de la progestérone dans les cellules cancéreuses. Une autre stratégie est de réaliser des recherches médicales rigoureuses sur l'utilité des hormones féminines bioidentiques pour le traitement du cancer du sein (en fonction du type de cancer), et surtout, des doses à utiliser. En effet, il y a certaines évidences voulant qu'une faible dose d'estradiol stimule la croissance des cellules cancéreuses hormonodépendantes, alors qu'une dose élevée exerce au contraire un effet inhibiteur. Une utilisation séquentielle de l'hormonothérapie féminine avec un inhibiteur de l'aromatase ou le tamoxifène est une avenue thérapeutique à considérer.

Il faut aussi que les tests de dépistage pour les cancers du sein héréditaires deviennent facilement accessibles, d'abord pour rassurer les femmes non porteuses (la majorité) et ensuite, afin que les traitements puissent être adaptés pour les porteuses.

Je considère que l'estradiol-17β et la progestérone sont essentielles pour la bonne santé des cellules mammaires. D'ailleurs, il est remarquable que les seins normaux produisent eux-mêmes de l'estradiol-17β. Ces hormones travaillent ensemble pour un renouvellement contrôlé des cellules mammaires.

L'estradiol-17β joue probablement un rôle important dans la prolifération cellulaire et l'apoptose, ce qui a pour effet de renouveler les cellules mammaires tout en maintenant une même grosseur des seins. J'ai émis l'hypothèse que la progestérone joue un rôle important dans la maturation de ces cellules, et que les deux hormones féminines agissent de concert dans le contrôle de la vitesse de croissance des cellules mammaires.

Il est possible que l'utilisation de l'estradiol-17β et de la progestérone, à des doses adéquates, chez les femmes ayant un cancer du sein permette de favoriser l'apoptose des cellules cancéreuses ou, du moins, de freiner leur croissance (p. ex.: en évitant une trop grande action des facteurs de croissance). Évidemment, plusieurs recherches sont nécessaires.

À l'inverse, des taux d'estradiol et de progestérone faibles, tels que mesurés à la ménopause, laissent le champ libre à d'autres hormones et à des facteurs de croissance plus mitogènes (tels l'insuline et le facteur de croissance épidermique), et ce, sans avoir les effets inhibiteurs sur la croissance ou le pouvoir d'apoptose des hormones féminines.

Selon moi, un déficit en hormones sexuelles féminines (estradiol-17β ou progestérone) est un facteur de risque de cancer du sein parce qu'il favorise le dérèglement de la croissance cellulaire.

Chapitre 12

LA CAMPAGNE ANTI-ESTROGÈNES

Nous banalisons la castration des femmes. Nous parlons des dangers que représentent les estrogènes, hormones symbolisant la féminité. Mais quelle image envoie-t-on aux femmes par rapport à leur féminité ?

LA GRANDE PEUR DES HORMONES FÉMININES

Il y a quelque chose de misogyne dans le fait de penser que les hormones sexuelles féminines sont dangereuses.

Jour après jour, je constate la crainte des hormones sexuelles féminines. Des femmes appellent régulièrement au Centre après avoir lu le dépliant informatif énumérant les nombreux effets secondaires potentiellement graves des hormones bioidentiques que je leur ai prescrites : elles ont alors une certaine crainte à prendre leurs hormones... Surtout dans le contexte actuel qui favorise une grande peur des hormones.

Il faut savoir qu'à la suite de l'étude *WHI*, la Food and Drug Administration aux États-Unis *(FDA)* a exigé que tous les types d'hormonothérapie féminine, sans exception, fassent l'objet de mises en garde sérieuses. À mon sens, il s'agit là d'une erreur d'interprétation.

Comment se fait-il que la communauté médicale ne se lève pas pour dire haut et fort que les ECE et l'AMP utilisés dans l'étude *WHI* ne sont pas l'estradiol-17β et la progestérone, et que plusieurs différences notables les distinguent ? Comment se fait-il que les médecins ne reconnaissent pas les bienfaits multiples de l'estradiol-17β et de la progestérone ?

L'étude *WHI* a fait perdre à plusieurs leur sens critique. De nombreuses recherches scientifiques qui nous apprenaient tellement de choses positives sur les hormones féminines semblent avoir été oubliées. Une amnésie difficilement explicable.

Nous vivons actuellement une campagne anti-hormones féminines particulièrement malsaine. Peu de médicaments, de produits naturels et d'aliments ont fait l'objet d'une telle campagne de peur et de suspicion. Aucune autre hormone humaine ne fait l'objet de mépris. N'est-ce pas étrange ?

Nous en sommes rendus à ne pas vouloir prescrire des estrogènes par crainte des maladies cardiovasculaires ou des cancers, alors qu'au contraire, l'estradiol-17β à doses adéquates exerce un puissant effet protecteur contre ces maladies et n'est pas cancérigène.

Comment en sommes-nous arrivés à faire haïr aux femmes leurs propres hormones ?

Nous préférons prescrire aux femmes plusieurs médicaments ou produits naturels, pour leurs symptômes ménopausiques, dont nous ne connaissons pas bien les risques ni les interactions.

Par exemple, sommes-nous certains que les antidépresseurs n'augmentent pas les risques de maladies cardiovasculaires, de diabète ou de cancer ? On ne sait pas ce que l'on ne cherche pas.

Pourtant, on sait que les antidépresseurs ont tendance à faire prendre du poids. Cela est d'autant plus dramatique que les femmes, à la préménopause ou à la ménopause, ont déjà tendance à prendre du poids.

La prise de poids peut faire augmenter le taux d'insuline basal et nous avons vu qu'un taux d'insuline élevé est associé à une kyrielle de problèmes de santé, incluant les maladies cardiovasculaires, le diabète et les cancers (voir le chapitre 9).

Une étude concernant les antidépresseurs par rapport à l'ostéoporose soulève aussi certaines inquiétudes. En effet, dans une étude randomisée d'une durée de plus de cinq ans chez des femmes âgées de 50 ans et plus, la prise quotidienne d'un antidépresseur (de type ISRS) a doublé le nombre de fractures (risque de 2,1[1]). L'utilisation d'un ISRS a été associée à une augmentation du risque de chute ainsi qu'à une diminution de la densité minérale osseuse de la hanche. Ces effets sont en fonction de la dose de l'antidépresseur. Des observations chez des souris proposent que les antidépresseurs (de type ISRS) puissent causer une diminution de la formation osseuse.

Au contraire, l'hormonothérapie féminine bioidentique à dose adéquate apporte plusieurs bienfaits pour la santé et le bien-être des femmes. Cette approche consiste à traiter directement la cause de l'ensemble des symptômes et des signes ménopausiques (p. ex.: dépression, ostéoporose, athérosclérose, bouffées de chaleur, etc.) d'une façon que l'on peut qualifier de naturelle.

Au fond, c'est une question de gros bon sens !

---

1.   IC 95 %, 1,3-3,4.

On condamne actuellement l'hormonothérapie féminine avec une étonnante facilité. Voici quelques exemples d'affirmations récentes.

« Avoir trop d'estrogènes est toxique ! »
Sur quoi base-t-on cette assertion ? Étant donné les taux d'estrogènes vertigineusement élevés lors de la grossesse, les femmes enceintes et le ou les fœtus qu'elles portent devraient être gravement intoxiqués ! Pourtant, ce n'est pas le cas. Plusieurs femmes enceintes se sentent plus belles, plus femmes et plus épanouies que jamais.

En fait, la majorité des médicaments, des produits naturels et des aliments – même ceux bons pour la santé – peuvent être toxiques lorsque consommés en grande quantité. Par exemple, un excès de vitamine D peut causer des vomissements, de l'agitation, de l'urémie, des calcifications, etc.

Dans la vie, tout est une question de diversité et d'équilibre.

Les estrogènes ne sont ni toxiques ni cancérigènes. De plus, contrairement à d'autres substances, ils possèdent des capacités d'autorégulation remarquables à plusieurs égards.

« Madame, vous avez trop d'estrogènes, c'est ce qui engorge votre foie ! »
Les femmes enceintes devraient alors être en insuffisance hépatique grave avec tous ces estrogènes dans leur corps… Comment se fait-il que ce ne soit pas le cas ?

La vérité est que les estrogènes (produits par les ovaires, ou l'estradiol-17β transdermique à dose d'hormonothérapie) sont facilement métabolisés par le foie.

D'ailleurs, le foie se désintoxique très bien seul, c'est une des tâches qu'il accomplit généralement à merveille. Par exemple, lorsque des personnes intoxiquées à l'alcool arrivent à l'urgence, le meilleur traitement consiste souvent en une simple hydratation par voie intraveineuse.

N'ayez pas de craintes, mesdames, et aimez vos hormones féminines !

« Les AVC sont plus fréquents chez les femmes ménopausées ayant un taux d'estrogènes élevé. »
Je ne suis pas d'accord avec cette conclusion qui provient des résultats de l'étude *MORE (Multiple Outcomes of Raloxifene Evaluation)*. Cette étude, qui a duré quatre ans, avait pour but de vérifier, entre autres, les effets du raloxifène sur le système cardiovasculaire.

Les chercheurs ont observé un nombre plus élevé d'AVC chez les femmes ostéoporotiques ayant des taux d'estradiol supérieurs à 15 pmol/l (15 AVC/ 1828 femmes) comparativement à celles dont les taux étaient inférieurs à cette valeur (15 AVC/619 femmes).

D'abord, des taux d'estradiol de 15 pmol/l sont des taux extrêmement faibles. Rappelons qu'au début de la ménopause, les taux d'estradiol chutent radicalement pour se retrouver en moyenne autour de 60 à 80 pmol/l, et ces taux continuent généralement de décliner avec le temps. Pourtant, le risque d'AVC augmente avec l'âge (alors que le taux d'estradiol diminue).

À titre comparatif, en période ovulatoire, les femmes ont des taux d'estradiol pouvant atteindre 2000 pmol/l, et en fin de grossesse, ces taux peuvent avoisiner 50 000 pmol/l.

Alors, ne nous énervons pas. Le critère de 15 pmol/l constitue une erreur d'appréciation pour parler de taux d'estradiol *élevés*. Les hommes dans la cinquantaine ont des taux d'estradiol autour de 90 pmol/l, soit environ six fois plus élevés. Je réitère qu'un taux d'estradiol de 15 pmol/l est un taux extrêmement faible !

TROUVEZ L'ÉNIGME

Pourquoi pensez-vous que les femmes ostéoporotiques, d'âge moyen de 80 ans qui ont un taux d'estradiol supérieur à 15 pmol/l, font davantage d'AVC ?

Mais… parce que les femmes obèses se retrouvent sûrement dans ce groupe ! En effet, on sait que les femmes obèses ont généralement plus d'estrone et d'estradiol que celles non obèses du même âge.

Le risque d'AVC serait plus élevé chez les femmes ménopausées obèses.

Rappelons que l'obésité est associée à un taux d'insuline élevé, et qu'un taux d'insuline élevé augmente de façon importante le risque de plusieurs maladies, incluant les AVC.

SELON MOI…

Les AVC sont beaucoup plus fréquents chez les femmes ménopausées ayant un taux d'estradiol très faible (ostéoporose) et un taux d'insuline élevé (obésité).

D'ailleurs, on sait que les femmes ostéoporotiques sont plus prédisposées aux AVC. Une étude avait déjà montré que le risque d'AVC augmentait de 31 % chez les femmes pour chaque diminution de déviation standard de la densité osseuse du calcanéum.

Ces résultats proposent fortement que des taux d'estradiol faibles (responsables de l'ostéoporose), et non l'inverse, augmentent le risque d'AVC.

La campagne anti-estrogènes est si importante que presque tout est interprété en défaveur des estrogènes. Notre vision est devenue tellement faussée et malsaine!

« Les femmes obèses sont plus à risque de cancer du sein parce qu'elles ont des taux d'estrogènes plus élevés. »

Au contraire, nous avons vu que les estrogènes exercent un effet protecteur contre le cancer du sein chez les femmes obèses (voir le chapitre 9). Ces femmes sont plus à risque de cancer du sein, mais seulement à la ménopause, parce qu'à cette période, leur taux d'estrogènes est trop faible pour exercer un effet protecteur contre un taux d'insuline élevé.

Cette assertion devrait donc plutôt être : « Les femmes obèses ménopausées sont plus à risque de cancer du sein parce qu'elles ont généralement des taux d'insuline élevés (obésité) associés à des taux d'estradiol faibles (ménopause) ».

À LA MÉNOPAUSE, LE TAUX D'ESTRADIOL EST TOUJOURS FAIBLE

À la ménopause, le taux d'estradiol endogène est influencé par :
> ➤ le nombre d'années écoulées depuis le début de la ménopause (le taux d'estradiol diminue alors avec les années) ;
> ➤ l'obésité (le taux d'estradiol est généralement augmenté).

Cependant, toutes les femmes ménopausées (non traitées), obèses ou non obèses, ont des taux d'estradiol faibles. Ces taux sont généralement plus faibles que ceux des hommes du même âge, et cet écart entre les sexes s'accentue avec le temps.

Cessation de l'hormonothérapie et baisse du nombre de cas dépistés de cancer du sein : « un lien remarquable ! »

En 2003, comparativement à 2002, les chercheurs ont observé une diminution de 6,7 % du nombre de cas de cancers du sein dépistés aux États-Unis. Depuis 1998, les chercheurs avaient déjà noté une baisse du nombre de cas (de 1 % par année). Cependant, elle a été plus prononcée en 2003 et s'est poursuivie en 2004.

Plusieurs croient que cette baisse est due à la diminution de la prise de l'hormonothérapie féminine depuis la publication des résultats de l'étude *WHI* (juillet 2002). Des auteurs qualifient même ce lien de *« remarquable »*. On estime que du mois de juillet 2002 au mois de décembre 2002, 38 % des Américaines ont cessé leur hormonothérapie.

Cependant, ces données ne signifient nullement que l'arrêt de la prise d'hormonothérapie entraîne une diminution du risque de cancer de sein. Il est important de comprendre que le cancer du sein est un long processus, et que les effets de l'arrêt de l'hormonothérapie ne peuvent pas être observés la même année ou l'année suivante. En moyenne, un cancer du sein évoluerait depuis cinq à huit ans avant d'être détecté cliniquement.

Il est possible que la baisse du nombre de cas dépistés soit simplement due au fait que, parmi les femmes qui ont cessé leur hormonothérapie, un certain nombre d'entre elles ne soient pas allées voir leur médecin au cours de l'année, n'ayant plus besoin de faire renouveler leur ordonnance. Par conséquent, ces femmes n'ont pas eu d'examen des seins ni reçu une requête de mammographie de leur médecin. Cela peut avoir entraîné une sous-évaluation du nombre de cas de cancer du sein. Il est possible que d'autres facteurs soient aussi en cause et n'aient rien à voir avec l'arrêt de l'hormonothérapie.

Jocelyne a peur pour son amie Pauline

Pauline a commencé l'hormonothérapie féminine bioidentique il y a cinq mois. Elle confie lors d'un souper de filles au restaurant : « Depuis que je prends mes hormones, je me sens tellement plus en forme et heureuse. J'ai l'impression d'être tombée dans un bain de jouvence… »

Jocelyne lui dit d'un ton inquiet, entre deux bouffées de chaleur : « Pauline, je te conseille de cesser tes hormones tout de suite. Ton père est mort d'un infarctus, veux-tu en mourir toi aussi ? Puis le cancer du sein, ça ne t'inquiète pas ? Tout le monde ne parle que de ça ! »

Mais Pauline est une femme avisée : « Jocelyne, de quelles hormones parles-tu ? » Avec toute la patience et la diplomatie qu'on lui connaît, Pauline rassure et informe ses amies.

Nous avons vu que le seul effet négatif majeur significatif avec l'utilisation des ECE, avec ou sans AMP, est une augmentation du risque thromboembolique (caillots) (voir le chapitre 2). Cette augmentation est principalement imputable à la voie d'administration des estrogènes et à la nature étrangère de ces substances.

Au contraire, l'hormonothérapie féminine bioidentique à doses adéquates n'augmente pas le risque thromboembolique, et peut exercer des effets bénéfiques multiples notamment pour le cœur, les vaisseaux, le cerveau, les os, les muscles et les tissus. Il est possible qu'elle diminue aussi les risques de cancers. Pour profiter de façon optimale de tous ces avantages, l'hormonothérapie doit être commencée dès la survenue du déficit en progestérone ou en estradiol, avant que les dommages cellulaires ne s'installent.

LES HORMONES SEXUELLES ET LE CANCER

Le fait de dire que les estrogènes sont cancérigènes a quelque chose
de méprisant envers les femmes.

En 2005, l'hormonothérapie féminine a été classifiée cancérigène par le Centre international sur le cancer de l'Organisation mondiale de la Santé.

En 2006, le National Toxicology Program a aussi inclus les estrogènes à sa liste d'agents cancérigènes. Selon ce rapport, «les estrogènes stéroïdiens, composants essentiels de l'hormonothérapie de substitution prescrite aux femmes ménopausées, réduisent le risque de cancer de l'ovaire, mais augmentent ceux des cancers du sein et de l'endomètre.»

Cet énoncé reflète bien l'état de confusion qui entoure le sujet des hormones. Pourtant, quatre points sont à souligner et à retenir:

- premièrement, nous confondons les estrogènes non bioidentiques et bioidentiques;
- deuxièmement, même avec les estrogènes non bioidentiques, il n'y a pas d'augmentation démontrée du risque de cancer du sein (voir le chapitre 7);
- troisièmement, nous avons vu que s'il y a une substance cancérigène dans l'hormonothérapie féminine, il faut plutôt regarder du côté des progestines. Rappelons qu'il ne faut pas confondre progestine et progestérone: il n'y a qu'une seule et unique progestérone, et c'est une hormone à découvrir;
- quatrièmement, les hormones sexuelles peuvent jouer un rôle dans trois types de cancers féminins, soit les cancers du sein, de l'endomètre et des ovaires. Cependant, il se pourrait que ce soient les déficits en estradiol ou en progestérone – déficits s'accentuant avec le vieillissement – qui augmentent ces risques.

SAVIEZ-VOUS QUE...

Chez les Nord-Américaines, la probabilité de recevoir un diagnostic de cancer du sein est d'environ:
- ➤ une femme sur 50 à l'âge de 50 ans;
- ➤ une femme sur 20 à l'âge de 70 ans;
- ➤ une femme sur 10 à l'âge de 90 ans.

Les cancers du sein et de la prostate

Le cancer du sein est à la femme ce que le cancer de la prostate est à l'homme.

Voici un extrait d'un article de monsieur Jean-Claude Lapierre paru dans le quotidien *La Presse* à l'automne 2005, et qui fait réfléchir : « Au cours de sa vie, une femme sur neuf sera diagnostiquée avec un cancer du sein, une sur 27 en mourra... Un homme sur sept aura le cancer de la prostate au cours de sa vie, un sur 26 en décédera. Pourquoi le cancer de la prostate ne suscite-t-il pas autant d'attention ? » Monsieur Lapierre note que le Zometa® est non couvert par la RAMQ pour le traitement du cancer de la prostate, alors que l'Herceptin® est couvert pour le cancer du sein.

En effet, pourquoi le cancer de la prostate fait-il moins peur et suscite-t-il moins d'attention médiatique que le cancer du sein ? Pourtant, ce cancer est aussi fréquent et est responsable d'autant de décès que le cancer du sein. De plus, les conséquences des traitements sur la santé des hommes et leur qualité de vie peuvent être tout aussi désastreuses.

La vulnérabilité masculine est moins mise en évidence socialement et moins encouragée parce qu'elle ne correspond pas aux stéréotypes sexuels.

J'ajouterais une autre question : pourquoi les estrogènes ont-ils tendance à être considérés avec un certain mépris et la testostérone avec une fierté toute virile ?

Est-ce parce que nous associons la féminité à une certaine fragilité et la masculinité à la force ? En considérant la femme comme victime à la fois du cancer du sein et de ses propres hormones, faisons-nous d'elle une victime de sa propre féminité ?

Beaucoup de gens reconnaissent les vertus de la testostérone contrairement à celles des estrogènes. Cependant, plusieurs ont peur de la testostérone parce qu'ils croient qu'elle peut causer un cancer de la prostate. Ainsi, on craint que la prise de testostérone par les hommes (hormonothérapie masculine) – à l'instar de l'hormonothérapie féminine – augmente le risque de cancer, et par conséquent soit dangereuse.

Une analyse des résultats provenant d'une douzaine d'études a montré que des taux élevés de testostérone ne sont pas associés à une augmentation du risque de cancer de la prostate.

C'est plutôt le contraire : un faible taux de testostérone est davantage associé à un risque de cancer de la prostate, et de plus, à un cancer plus agressif.

Ainsi, autant chez les femmes que chez les hommes, des taux élevés d'hormones sexuelles ne sont pas associés à une augmentation du risque de cancer du sein ou de la prostate. Encore une fois, c'est exactement le contraire de ce qui est véhiculé !

Des biopsies de la prostate ont montré qu'après six mois d'utilisation, la testostérone n'a pas entraîné de changements cellulaires. Cette observation est en faveur de l'innocuité de la testostérone à doses physiologiques pour la santé prostatique.

Le Dr Abraham Morgentaler, urologue américain, directeur du Men's Health de Boston et professeur associé à la Harvard Medical School, a récemment affirmé : « Malgré le fait que des gens tentent encore et encore de démontrer un lien entre de fortes concentrations de testostérone et le cancer de la prostate, personne n'a encore été en mesure de le faire. »

Il semble que certains mythes concernant les hormones sexuelles soient persistants.

Le cancer de l'endomètre

L'endomètre est la muqueuse qui tapisse la cavité utérine et qui donne lieu aux menstruations sous l'influence hormonale.

Lors de la 1re phase du cycle menstruel, l'endomètre prolifère sous l'influence des estrogènes, tandis que lors de la 2e phase, la progestérone (de concert avec l'estradiol) entraîne une maturation de l'endomètre qui devient alors sécrétoire.

L'endomètre est constitué de glandes et d'un stroma à trois couches (basale, spongieuse et superficielle). Pendant les règles, la couche spongieuse et la couche superficielle (composée de cellules épithéliales) sont desquamées, alors que la couche basale sert à régénérer les deux autres couches à chaque cycle.

N'oublions pas que le rôle de l'endomètre est de préparer un petit nid douillet au cas où il y aurait un œuf fécondé. Grâce à un jeu subtil de variations hormonales (principalement l'estradiol-17β et la progestérone), le petit nid se fait et se défait tous les mois en l'absence de grossesse.

Le cancer de l'endomètre se manifeste souvent de façon précoce par des saignements utérins anormaux, et de plus, les métastases apparaissent assez tardivement. Ainsi, plusieurs femmes atteintes d'un cancer de l'endomètre guérissent, parce qu'elles sont traitées à temps.

La seule cause connue du risque de cancer de l'endomètre est la présence d'une quantité d'estrogènes non équilibrée avec la progestérone. Ainsi, le cancer de l'endomètre n'est pas causé par les estrogènes, mais plutôt par le déficit relatif ou absolu en progestérone. Chez les femmes non ménopausées ayant un cancer de l'endomètre, une plus grande fréquence de cycles anovulatoires a été retrouvée.

Je suis convaincue que la prise de progestérone par les femmes préménopausées ayant un déficit en progestérone pourrait avoir plusieurs rôles protecteurs. Par exemple, pour l'utérus, la progestérone, à dose équilibrée avec les estrogènes, pourrait faire diminuer la fréquence de plusieurs pathologies tels les saignements utérins dysfonctionnels, l'endométriose, les fibromes et le cancer de l'endomètre.

Selon moi, le déficit en estradiol constitue aussi un facteur de risque important. D'ailleurs, le cancer de l'endomètre est rare avant la ménopause.

Le cancer ovarien

Le cancer ovarien est lui aussi rare avant la ménopause, et survient généralement plusieurs années après le début de la ménopause.

L'utilisation des contraceptifs oraux ainsi que la grossesse sont associées à une diminution du risque de cancer ovarien. « Mais pourquoi ? » me direz-vous.

Plusieurs ont suggéré que l'effet protecteur des contraceptifs oraux et de la grossesse est attribuable à la suppression des ovulations. Cependant, cette hypothèse ne tient pas la route.

En effet, une lecture des articles scientifiques montre que cet effet protecteur ne serait pas dû à la suppression des ovulations, mais plutôt à la présence des hormones féminines protectrices, telle la progestérone.

Les contraceptifs oraux entraîneraient une diminution du risque de cancer ovarien d'environ 30 à 50 % après trois ans et plus d'utilisation.

Les chercheurs ont remarqué que les contraceptifs oraux contenant des progestines plus puissantes confèrent une protection plus grande que ceux avec des progestines plus faibles. Cet effet protecteur est observé peu importe leur concentration en estrogènes ainsi que leur durée d'utilisation.

Récemment, une étude d'une durée de trois ans chez des primates a montré que la composante progestine des contraceptifs oraux a pour effet de mener à l'apoptose des cellules de l'épithélium ovarien. (L'épithélium est le principal tissu touché par le cancer ovarien.) Ces chercheurs croient que les contraceptifs oraux peuvent faire diminuer le risque de cancer ovarien grâce à l'induction d'un mécanisme protecteur telle l'apoptose. À mon sens, l'effet protecteur est dû au travail des estrogènes et de la progestérone qui favorisent un renouvellement cellulaire contrôlé.

Des chercheurs ont noté que lors de la grossesse, le nombre d'ovulations évitées est beaucoup trop faible par rapport au nombre total d'ovulations dans la vie d'une femme pour expliquer l'ampleur de l'effet protecteur observé. Il est probable que la grande quantité d'hormones féminines présentes lors de la grossesse soit responsable de cet effet protecteur.

N'oublions pas qu'à la ménopause le risque de développer un cancer ovarien augmente, et ce risque s'élève encore plus avec les années, alors qu'il n'y a plus d'ovulation depuis belle lurette.

.Récemment, une étude a fait couler beaucoup d'encre à propos du lien entre le risque de cancer des ovaires et l'utilisation de l'hormonothérapie féminine. Dans cette étude, parmi les femmes qui ont pris des hormones pendant plus de cinq ans, il y a eu 0,4 cas de cancer ovarien de plus sur 1000 femmes que chez celles qui n'en prenaient pas.

Ces résultats sont issus de la *Million Women Study* (voir le chapitre 7), et sont basés sur des réponses à des questionnaires envoyés à des femmes. Cette étude comporte plusieurs failles. Par exemple, les cancers ovariens ont été diagnostiqués en moyenne 2,4 ans après la dernière collecte des données, et il est possible que certaines femmes aient changé de catégorie entre-temps.

De plus, aucune augmentation du risque de cancer des ovaires n'a été observée chez les femmes ayant pris des hormones dans le passé. Cette observation laisse à penser que l'hormonothérapie n'est pas cancérigène : le cancer étant un phénomène lent et graduel.

Il faut aussi avoir en tête que dans plusieurs études (telle la présente), les hormones utilisées sont majoritairement non bioidentiques.

Il semble qu'il y ait actuellement un courant de pensée, que j'espère non volontaire, qui tend à vouloir tenir responsables les hormones sexuelles féminines de toutes sortes de problèmes.

SELON MOI...

Le fait de donner des hormones féminines bioidentiques à doses adéquates pourrait faire diminuer le risque de cancer ovarien grâce aux vertus anticancer des hormones sexuelles : en favorisant le RCC (renouvellement cellulaire contrôlé), et peut-être par la diminution des taux de FSH et de LH (ces hormones agissant sur les ovaires dans le but de les stimuler).

LA GROSSESSE, LA CASTRATION, LES MENSTRUATIONS ET LE CANCER DU SEIN

Le manque d'hormones sexuelles féminines est nocif.

La grossesse n'augmente pas le risque de récidive du cancer du sein

Nous avons vu que les femmes ont leurs taux les plus élevés d'hormones sexuelles féminines lors de la grossesse.

Des chercheurs ont évalué les effets des grossesses survenues après un traitement contre le cancer du sein. Ils ont trouvé que non seulement la grossesse n'influençait pas négativement l'espérance de vie, mais certains rapports suggèrent même une espérance de vie plus longue à la suite d'une ou plusieurs grossesses.

Si les hormones sexuelles féminines étaient impliquées de façon négative dans le cancer du sein, il m'apparaît évident que ces observations seraient différentes.

Une étude, récemment publiée, a porté sur 123 femmes âgées de 15 à 44 ans qui ont eu une ou plusieurs grossesses après un traitement contre le cancer du sein[2]. Ces femmes n'ont pas eu davantage de récidive ou de décès. Au contraire, chez celles devenues enceintes plus de deux ans après le diagnostic, leur espérance de vie a été améliorée de façon statistiquement significative. Dix ans après le diagnostic, 86 % de ces femmes étaient vivantes.

La castration féminine ne protège pas contre le cancer du sein

Il est généralement considéré comme un fait scientifique établi que la castration féminine exerce un effet protecteur contre le cancer du sein. Curieusement, peu de bonnes recherches portent sur le sujet.

Dans une recherche non randomisée à laquelle certains se réfèrent pour affirmer que la castration est protectrice, des observations pour le moins étonnantes sont retrouvées. Cette étude montre qu'après l'âge de 44 ans, la castration féminine ne protège pas contre le cancer du sein, et ce, même chez les femmes non ménopausées. Cette observation est bien étrange, parce que la majorité des cas de cancer du sein surviennent après cet âge. Alors comment peut-on expliquer le fait que chez les femmes les plus à risque de cancer du sein, la castration n'exercerait aucun effet protecteur ?

La deuxième observation, tout aussi bizarre, est la suivante : pour les femmes de moins de 44 ans (seul groupe d'âge où la castration a été protectrice), enlever un seul ovaire, ou seulement l'utérus, ou même faire une simple ligature tubaire serait tout aussi protecteur. Comment expliquer que ce n'est pas tant la castration qui est protectrice contre le cancer du sein, mais le fait d'avoir subi une chirurgie gynécologique (même une ligature tubaire) ?

En référence à ces observations, il y a lieu de remettre sérieusement en question l'hypothèse voulant que la castration soit protectrice contre le cancer du sein.

D'ailleurs, une étude prospective et randomisée sur le recours à la castration chez les femmes non ménopausées ayant eu un cancer du sein a montré que ni le taux de récidive ni l'espérance de vie de ces femmes n'ont été améliorés à la suite de leur castration.

---

2. La majorité d'entre elles avaient eu un cancer du sein de stade 1 (32 %) ou de stade 2 (53 %).

> ## LE CANCER DU SEIN HÉRÉDITAIRE
>
> Nous pouvons nous demander si la castration peut être protectrice contre le cancer du sein chez les femmes porteuses des mutations BRCA1 ou BRCA2. (Des études sont nécessaires.) Ces femmes ont une plus grande probabilité de cancer du sein, et souvent à un âge plus précoce.
>
> Dans les seins des femmes porteuses d'une de ces mutations, il y aurait un déséquilibre entre le nombre de récepteurs de la progestérone de type A et de type B, suggérant un déficit d'action de la progestérone.
>
> En effet, dans les seins normaux, ces deux types de récepteurs (A et B) seraient présents en quantité similaire, alors que chez les porteuses des mutations BRCA1 ou BRCA2, il y aurait un défaut de production des récepteurs de type B.

Les résultats d'une étude importante publiée en 2006 auraient dû attirer l'attention de la communauté médicale. Il s'agit d'une recherche réalisée chez 1293 femmes ayant subi une ovariectomie unilatérale, 1091 femmes ayant subi une castration chirurgicale pour des raisons autres que le cancer des ovaires et 2390 contrôles. Ces femmes ont été suivies sur une période moyenne variant de 25 à 30 ans.

Les résultats ont montré que les femmes castrées avant l'âge de 45 ans ont eu un risque de décès prématuré d'environ 1,67 (augmentation du risque de 67 %) comparativement à celles castrées du même âge qui prenaient des hormones féminines. En particulier, cette augmentation du risque a été plus importante pour les maladies cardiovasculaires, les maladies cérébrales et les cancers reliés aux estrogènes. C'est tout à fait impressionnant !

Vous avez bien compris ! Les femmes castrées qui ne prennent pas d'hormones meurent davantage de cancers reliés aux estrogènes que les femmes qui en prennent. Encore exactement le contraire de ce qui est véhiculé !

Ainsi, cette étude montre l'effet dévastateur de la castration féminine chez les femmes non ménopausées, et à l'inverse, l'effet protecteur des hormones féminines pour le cœur, le cerveau et les cancers reliés au déficit en hormones féminines.

La présence de cycles menstruels n'augmente pas le risque de cancer du sein

Certains croient que le cancer du sein est dû à la présence de cycles menstruels répétés. J'ai déjà lu dans une revue la phrase : « Toutes ces agressions hormonales ! », faisant référence aux effets agressifs des hormones produites par les ovaires sur les seins. Pourtant, les données scientifiques suggèrent le contraire.

Le taux de survie à la suite d'un diagnostic de cancer du sein chez les femmes non ménopausées est supérieur à celui des femmes ménopausées. Selon une analyse d'articles scientifiques, le taux de survie à cinq ans après un diagnostic de cancer du sein est plus élevé avant la ménopause (groupe d'âge : 35 à 49 ans) qu'à la ménopause (50 ans et plus). Cela reste vrai même en comparant les femmes âgées de 45 à 49 ans avec celles de 50 à 54 ans, proposant fortement que la persistance du cycle menstruel pourrait entraîner une croissance plus lente de la tumeur.

De plus, le nombre de grossesses semble inversement relié au pourcentage de patientes ayant des cancers du sein plus agressifs. Le taux de survie à un cancer du sein est aussi plus élevé chez les femmes ayant eu au moins une grossesse comparativement à celles n'en ayant jamais eu.

Toutes ces observations veulent que la présence d'ovaires qui ovulent soit bénéfique pour le contrôle de la tumeur.

Cela n'est pas en accord avec la croyance qui veut qu'enlever les ovaires supprime la croissance tumorale ou réduit la fréquence du cancer du sein. La présence de cycles ovulatoires serait protectrice contre une progression rapide de la tumeur, grâce aux effets bénéfiques des hormones sexuelles féminines, en particulier de la progestérone.

Nous pouvons cependant nous demander si la castration peut être protectrice contre le cancer du sein chez les femmes ayant des cycles menstruels anovulatoires (donc absence de progestérone ovarienne). Selon moi, non. La solution n'est certes pas la castration, mais la prise adéquate de progestérone. En effet, le déficit en hormones sexuelles féminines – tant en estradiol qu'en progestérone – semble faire augmenter le risque de cancers reliés aux estrogènes.

LA CASTRATION DES FEMMES

Pourquoi castre-t-on les femmes ? Les ovaires sont aussi importants dans la vie d'une femme que les testicules dans la vie d'un homme.

Marie-Jeanne

Marie-Jeanne n'en peut plus. En entrant dans mon bureau et avant même de s'asseoir, elle me dit que je suis son dernier espoir ! Marie-Jeanne a 35 ans et a subi une hystérectomie et une castration pour endométriose, il y a environ deux ans.

Elle raconte : « Si seulement j'avais su, je ne me serais jamais fait opérer, je suis bien pire qu'avant, c'est invivable docteur ! Depuis ma chirurgie, ma vie est devenue un véritable enfer… (Marie-Jeanne pleure à chaudes larmes). Je n'ai plus de concentration. Je suis un vrai paquet de nerfs. »

Marie-Jeanne n'a pas d'autres antécédents médicaux. Elle prend Effexor® XR (un antidépresseur) depuis plus d'un an, sans grande amélioration de son état général. D'autres antidépresseurs ont aussi été essayés, sans succès.

Elle continue : « Je n'ai pas dormi une seule bonne nuit depuis ma chirurgie et j'ai des bouffées de chaleur atroces. Je dois changer mes draps chaque nuit même si j'ai deux ventilateurs qui fonctionnent en permanence. Je me sens toujours épuisée. J'ai mal partout, mes muscles sont lourds et ne suffisent pas; mes articulations me font mal; j'ai même mal au cuir chevelu. Je me lève quatre à cinq fois par nuit pour uriner. Le jour, ce n'est pas mieux, je suis une pisse-minute.

« Avant ma chirurgie, j'avais une bonne libido… malgré l'endométriose. Cela fait plus d'un an que je n'ai pas eu de relations sexuelles… ça me fait trop mal, ça brûle, ça a même déjà saigné. Mon mari et moi sommes en instance de divorce. Je me sens vide et complètement désincarnée. »

Ma réponse :

« Vous souffrez, Marie-Jeanne, parce que votre castration a causé une chute radicale de vos hormones qui exercent le plus de fonctions dans votre corps. Si les médecins enlevaient les testicules aux hommes comme ils enlèvent les ovaires aux femmes, ça ferait des lunes que toute l'importance des hormones sexuelles serait reconnue. »

De toute évidence, Marie-Jeanne croyait que les ovaires ne servaient pas à grand-chose lorsqu'on ne voulait plus d'enfant. En ce moment, elle éprouve de la colère.

Elle a pris des ECE 0,625 mg pendant quelques mois après sa chirurgie. Elle a décidé de cesser ses hormones parce qu'elle ne se sentait pas adéquatement soulagée, et qu'elle a lu sur Internet que « les hormones sont dangereuses ».

Marie-Jeanne prend maintenant de l'hormonothérapie féminine bioidentique (estradiol-17β transdermique et progestérone) à doses adéquates. Ses symptômes ont pour la majorité disparu. Elle est en thérapie de couple avec son mari, mais est surtout heureuse de ressentir à nouveau « la joie d'être une femme », et ce, sans l'endométriose.

Quelques jours après avoir commencé son hormonothérapie, Marie-Jeanne a téléphoné au Centre pour nous confier que pour la première fois depuis deux ans, elle avait enfin bien dormi et avait dû revêtir « une petite laine » : « C'est que j'ai eu un petit frisson ! » Elle riait de bon cœur. « Je sens la sève remonter en moi, et c'est tellement bon. »

J'imagine que vous ne serez maintenant pas trop surpris d'apprendre que je prescris de la progestérone (mais jamais de progestine) aux femmes ayant eu une hystérectomie, et ce, pour ses bienfaits multiples.

Les rôles des hormones sexuelles féminines sont nombreux et diversifiés : effet bénéfique sur le bilan lipidique, effet vasodilatateur, prévention de l'athérosclérose, augmentation de la production de divers neurotransmetteurs et neurostéroïdes dans le système nerveux, effets bénéfiques multiples pour les neurones et pour les cellules gliales, propriétés anti-inflammatoires, propriétés antioxydantes, production de collagène, prévention de l'ostéoporose, propriétés anti-hypertensives, propriétés antidépressives, propriétés anxiolytiques, etc.

J'ai aussi remarqué que la progestérone et l'estradiol-17β, à doses adéquates, peuvent aider à soulager, voire parfois à guérir, des patientes atteintes de douleurs musculo-squelettiques incluant la fibromyalgie.

Marie-Jeanne venait d'ailleurs de recevoir un diagnostic de «fibromyalgie» avant de nous consulter. À présent, elle n'accuse presque plus de douleurs musculaires et articulaires. Je suis persuadée que plusieurs cas de fibromyalgie, de même que des cas de tendinites survenant à la préménopause ou à la ménopause, sont causés par un déficit en hormones sexuelles.

La castration féminine a tendance à être banalisée

Est-ce que l'expression «castration féminine» vous rend mal à l'aise ? Il est bien possible que oui.

Il est socialement plus acceptable de dire ovariectomie bilatérale (ou encore oophorectomie bilatérale), et non castration féminine, parce que plusieurs considèrent cette intervention comme étant généralement justifiée médicalement et presque bénigne.

D'ailleurs, lorsque l'on évoque le mot castration, on a tendance à penser seulement aux hommes. Le terme castration pour les femmes ne vous semble peut-être pas «politiquement correct».

La castration masculine est associée à la perte de la virilité et fait souvent très peur aux hommes. Les hommes tiennent mordicus à leurs testicules parce qu'ils tiennent – avec raison – au bien-être, à la force, à l'énergie et au plaisir que leur procure leur testostérone.

Certains d'entre vous se souviendront peut-être de la controverse suscitée par un livre paru au Québec en 2001 : *Pour la castration volontaire des pédophiles.*

Plusieurs experts dans le milieu médical se sont prononcés avec fermeté contre la castration masculine, parce qu'elle est perçue comme une mutilation corporelle grave et difficilement justifiable, et ce, même si celle-ci est volontaire et demandée par des pédophiles (qui sont à risque d'agresser sexuellement des enfants). C'est dire toute la résistance associée à la castration masculine.

Au contraire, la castration féminine est banalisée, parfois même encouragée.

Plusieurs femmes ont d'ailleurs une perception plutôt négative de leurs organes reproducteurs. La peur du cancer des ovaires, comme la peur du cancer du sein, est actuellement omniprésente. Enlever les organes reproducteurs féminins peut même être vu comme libérateur. Qu'en pensez-vous ?

DEUX POIDS, DEUX MESURES

Enlever les testicules, c'est épouvantable !

Enlever les ovaires, ça prévient le cancer des ovaires !

Et les bienfaits multiples et remarquables des hormones ovariennes, qu'en fait-on ?

Les ovaires et les testicules remplissent des fonctions similaires : ils sont non seulement producteurs de nos gamètes (ovules et spermatozoïdes), mais ils sont aussi producteurs des hormones sexuelles. Mais pourquoi castre-t-on les femmes ?

La raison la plus commune de la castration féminine est la prévention du cancer des ovaires. Médecine préventive, vraiment?

Des chercheurs ont estimé que pour éviter 5 décès à la suite d'un cancer ovarien, la castration des femmes causera 84 décès par maladie cardiaque. Et ce, sans compter les nombreux décès attribuables aux maladies du système nerveux, aux complications de fractures ostéoporotiques et aux cancers reliés aux estrogènes.

De plus en plus d'études montrent de façon claire que la castration des femmes avant leur ménopause augmente de façon importante leur morbidité et leur mortalité. Étant donné ces conséquences, des chercheurs proposent que les ovaires ne soient enlevés que dans des situations graves, telle la présence de kystes volumineux ou à risque de rupture, d'un cancer ovarien ou d'un risque très élevé de ce cancer.

En castrant une femme non ménopausée, nous diminuons tant sa qualité de vie que son espérance de vie (en l'absence d'hormonothérapie féminine adéquate).

EN RÉSUMÉ...

Au point de vue de la biologie moléculaire, l'estradiol-17β et la progestérone constituent l'essence même de la féminité, et méritent notre respect et notre considération.

Une méfiance presque maladive envers l'hormonothérapie et les hormones féminines existe actuellement. Pourtant, les hormones féminines ne sont ni cancérigènes ni plus dangereuses que les autres hormones humaines.

Il m'apparaît étrange que cette suspicion existe peu pour un grand nombre de médicaments et de produits naturels, beaucoup moins testés, et dont les effets sur la santé sont peu connus.

En réalité, peu de médicaments et de produits naturels ont fait l'objet d'autant d'études scientifiques que les hormones féminines bioidentiques, et aucun autre médicament ou produit naturel n'a, à ma connaissance, procuré autant de bienfaits.

Cette méfiance envers l'hormonothérapie féminine bioidentique est d'autant plus incompréhensible pour les cinq raisons principales suivantes.

Première raison: Les hormones féminines bioidentiques sont identiques aux hormones féminines produites naturellement. Comment peut-on penser que le corps féminin produit des hormones dangereuses, voire cancérigènes?

Deuxième raison: Si les hormones féminines ne jouaient pas de rôles bénéfiques, comment expliquer le mal-être et la détresse des femmes préménopausées ou ménopausées que nous voyons jour après jour au Centre, ainsi que l'extrême diversité de leurs symptômes?

L'insomnie, les douleurs musculo-squelettiques, la fatigue, l'irritabilité, les bouffées de chaleur, la sécheresse vaginale, la perte de libido, la dépression et l'anxiété sont des symptômes fréquents. Ces symptômes peuvent être sévères même si les femmes s'alimentent de façon exemplaire, qu'elles sont heureuses dans leur vie personnelle et professionnelle, qu'elles sont équilibrées mentalement et matures, et qu'elles font de l'exercice régulièrement.

Beaucoup de ces femmes ont essayé un nombre impressionnant de médicaments et de produits naturels, et plusieurs d'entre elles ne se sentent pas adéquatement soulagées, sans compter les effets secondaires de cette polymédication.

Troisième raison : Les données scientifiques abondent dans le sens que les hormones féminines sont d'excellentes hormones et semblent même avoir certaines propriétés anticancéreuses. Leurs bienfaits multisystémiques ont été démontrés par plusieurs groupes de chercheurs, dans différents domaines de recherche, dans différents pays et sur plusieurs années.

Rappelons encore une fois que les hormones féminines sont celles qui exercent le plus de rôles différents en santé humaine. Je ne connais aucun médicament qui possède le dixième de leur potentiel bénéfique. Pourquoi des hormones naturelles, qui exercent un effet protecteur contre un grand nombre de problèmes tels la démence, l'ostéoporose et l'athérosclérose ne sont-elles pas louangées ? Conjuguée avec de saines habitudes de vie, existe-t-il actuellement une meilleure médecine préventive chez les femmes vieillissantes ?

Les hormones bioidentiques constituent une forme d'hormonothérapie naturelle et efficace lorsque prescrites avec art et science. Cela exige de prescrire les bonnes hormones, de la bonne façon, à la bonne dose et au bon moment.

Quatrième raison : Les hormones féminines fascinent par leur remarquable capacité d'adaptation aux changements.

Que ce soit lors du cycle menstruel, de la grossesse ou de l'allaitement, les femmes tirent profit des nombreux effets positifs de leurs hormones.

EN BIOLOGIE...

On dit que l'intelligence se manifeste surtout par la capacité de s'adapter aux changements. Les hormones féminines seraient donc des hormones « intelligentes ».

Connaissez-vous d'autres molécules dans le corps humain qui subissent autant de fluctuations que les hormones féminines ? Imaginez si les taux d'hormones thyroïdiennes ou d'insuline étaient 100 fois plus élevés durant la grossesse : que penseriez-vous de ces hormones ? Sûrement qu'elles ne doivent pas être dangereuses pour qu'une telle augmentation ne fasse pas mourir les femmes et les fœtus qu'elles portent. En plus, avez-vous remarqué que beaucoup de femmes enceintes sont resplendissantes et leurs yeux brillants ?

Cinquième raison : Ajoutez à cela :

- que les taux d'estradiol et de progestérone sont bas à la ménopause et continuent de décliner avec l'âge, alors que la fréquence des maladies augmente, même celle des cancers reliés aux estrogènes ;
- que la grossesse exerce un effet protecteur contre le cancer du sein et des ovaires, alors que les taux d'hormones féminines sont extrêmement élevés ;
- qu'à la préménopause, le lien avec le cancer du sein n'est pas associé à un excès d'estradiol, mais à un déficit en progestérone ;
- que la castration des femmes diminue leur qualité de vie, augmente de façon importante leur mortalité et leur risque de cancers reliés aux estrogènes.

Vous avez là toutes les raisons logiques d'affirmer que les hormones féminines sont excellentes, et qu'elles ne sont sûrement pas plus dangereuses que les autres hormones humaines.

À mes yeux, l'utilisation judicieuse des hormones féminines constitue une des plus belles formes de médecine préventive en santé des femmes. Et elle donne une image positive des femmes...

...et, voyez-vous, cette image positive des femmes, j'y tiens.

Chapitre 13

L'ART ET LA SCIENCE DE L'HORMONOTHÉRAPIE FÉMININE

Sachons offrir aux femmes les meilleurs traitements.

LA MÉNOPAUSE EST UNE AFFAIRE D'OVAIRES

MADAME, POUR SOULAGER LES INCONFORTS DE VOTRE MÉNOPAUSE :
➤ Prenez du pain d'abeilles, du trèfle rouge, du soya, des graines de lin, du thé vert, du millepertuis standardisé, de la glucosamine, du collagène... ➤ Faites désengorger votre foie. ➤ Traitez votre *burnout* nutritionnel. ➤ Prenez des oméga-3, des antioxydants, des vitamines, des minéraux, des probiotiques... ➤ Traitez l'épuisement de vos surrénales. ➤ Faites davantage d'exercice. ➤ Mangez moins épicé. ➤ Buvez moins de vin. ➤ Mangez bio. ➤ Prenez des antidépresseurs. ➤ Pratiquez la pensée positive, etc.

Pourquoi ne pas traiter la cause réelle des *inconforts de la ménopause*? Donnerions-nous de tels conseils de traitements aussi hétéroclites aux personnes souffrant de diabète ou d'hypothyroïdie?

Avec l'actuelle peur des hormones féminines, une sorte de paralysie s'est installée et certains n'osent même plus en parler. Il y a aussi une tendance à sous-estimer l'impact qu'a la ménopause sur la vie des femmes.

Certaines se font dire: « La ménopause est naturelle et beaucoup de femmes avant vous sont passées au travers. Arrêtez donc de vous plaindre! »

La souffrance et la mort ne sont-elles pas aussi naturelles? Pourtant, la plupart d'entre nous demandons à être soulagés si nous souffrons, et nous désirons vivre le plus longtemps possible en santé. Nous utilisons fréquemment des médicaments à ces fins.

Les femmes préménopausées ou ménopausées peuvent être très souffrantes (dépression, douleurs musculo-squelettiques, insomnie chronique, irritabilité, etc.) et l'état de ménopause peut entraîner des conséquences importantes (maladies cardiovasculaires, ostéoporose, etc.).

Je crois que plusieurs d'entre vous comprennent maintenant la colère sourde qui m'habite depuis des années, et comprennent aussi l'effet libérateur qu'aura ce livre sur moi et sur l'ensemble des femmes.

L'estradiol-17β et la progestérone sont à l'insuffisance ovarienne (préménopause et ménopause), ce que l'insuline est à l'insuffisance pancréatique (diabète de type 1) et les hormones thyroïdiennes à l'insuffisance thyroïdienne (hypothyroïdie).

Au nom de quelles données scientifiques et de quelle logique devrions-nous nous abstenir de traiter adéquatement, avec les hormones bioidentiques, les femmes qui souffrent d'insuffisance ovarienne et qui désirent l'être?

LA COMPLEXITÉ DES HORMONES SEXUELLES FÉMININES

LES MODES D'ACTION DES HORMONES SEXUELLES FÉMININES

Les hormones sexuelles peuvent agir de plusieurs façons par leurs:
- ➤ actions directes;
- ➤ actions indirectes;
- ➤ transformations en d'autres hormones ou substances.

Les actions directes sont rapides. Deux exemples d'actions directes sont la dilatation des artères et la sécrétion d'insuline par le pancréas sous l'effet de l'estradiol-17β.

Les actions indirectes sont plus lentes, car elles nécessitent l'action des gènes. Un exemple d'action indirecte est la production de collagène sous l'effet de l'estradiol-17β à partir du gène du collagène, expliquant le délai d'action de plusieurs heures.

Les hormones sexuelles peuvent aussi se transformer. Par exemple, la progestérone peut se transformer en testostérone, en allopregnanolone, etc.

Il faut savoir que les hormones féminines non bioidentiques n'ont généralement pas la même affinité que l'estradiol-17β et la progestérone pour les différents récepteurs des estrogènes et de la progestérone. De plus, elles ne se dégradent pas et ne se transforment pas de la même façon. Ces différences peuvent engendrer des actions différentes, parfois contraires. Ce qui est loin d'être banal.

Seules les hormones féminines bioidentiques peuvent avoir exactement les mêmes effets dans les cellules, effets qui sont multiples et spécifiques à chaque tissu.

Les hormones féminines non bioidentiques et bioidentiques
ne doivent pas être confondues.

Les ECE et l'estradiol-17β

Les ECE sont composés d'estrogènes extraits de l'urine de jument gravide (voir le chapitre 1). Ils contiennent de l'estradiol-17β et différents autres types d'estrogènes (dont plusieurs sont des esters sulfatés). La majorité des ECE sont des estrogènes étrangers au corps féminin, et leurs effets dans les cellules ne sont pas bien connus.

Selon l'étude *WHI*, la prise d'ECE (débutée vers l'âge de 63 ans) affiche un bilan neutre, c'est-à-dire qu'elle présente autant de bienfaits que de risques pour la santé. Chez les femmes âgées de 50 à 59 ans – groupe de femmes le plus susceptible de commencer l'hormonothérapie – la prise d'ECE semble présenter plus de bienfaits que de risques, incluant une baisse globale de la fréquence des maladies graves et une baisse de la mortalité (voir le chapitre 2).

Les ECE et l'estradiol-17β exercent tous deux une protection cardiovasculaire grâce à différents mécanismes, incluant une diminution du taux de C-LDL (« mauvais cholestérol »), une vasodilatation et une diminution de la norépinéphrine (aussi appelée noradrénaline).

Par contre, les ECE peuvent malheureusement faire augmenter les taux de protéine C réactive, de triglycérides et de certains facteurs de coagulation. Ces effets négatifs peuvent causer une augmentation de l'état procoagulant du sang constituant un facteur de risque thromboembolique (p. ex. : thrombophlébite veineuse profonde, embolie pulmonaire).

Au contraire, l'estradiol-17β transdermique (dose d'hormonothérapie) non seulement n'a pas ces effets négatifs, mais peut faire abaisser le taux de protéine C réactive et celui des triglycérides. L'estradiol-17β a même des propriétés anti-inflammatoires intrinsèques (voir le chapitre 3).

L'AMP et la progestérone

Je l'ai déjà dit : je n'aime pas l'AMP, mais j'aime la progestérone.

L'AMP est une molécule qui se distingue de la progestérone par l'ajout d'un groupe méthyle à cette dernière (sur le carbone 6). Cette modification chimique donne à l'AMP des propriétés différentes de la progestérone.

Par exemple, l'AMP aurait une plus grande affinité que la progestérone pour les récepteurs des glucocorticoïdes.

Des expériences ont aussi montré qu'en présence d'AMP, les récepteurs de la progestérone ne sont pas (ou peu) renouvelés dans les cellules mammaires, alors qu'en présence de progestérone, ces récepteurs sont renouvelés en 24 heures environ.

SAVIEZ-VOUS QUE...

L'AMP aurait pour effet de faire diminuer le nombre de récepteurs de la progestérone.

Contrairement aux progestines, la progestérone est facilement métabolisée par les cellules, c'est-à-dire qu'elle est facilement dégradée ou transformée en d'autres substances. La présence continuelle de molécules de progestine non métabolisées empêche probablement le renouvellement des récepteurs de la progestérone. Un non-renouvellement de ces récepteurs peut faire que les molécules de progestine soient moins efficaces, ayant moins de récepteurs disponibles pour s'y lier.

La progestérone, contrairement à l'AMP, peut aussi se transformer en neurostéroïdes (p. ex.: allopregnanolone) ou en d'autres hormones.

Toutes ces différences ont des répercussions cliniques très importantes.

Par exemple, l'AMP peut exercer un effet néfaste sur le bilan lipidique (telle une diminution du taux de C-HDL), et provoquer une constriction des coronaires (voir le chapitre 3). Ainsi, l'AMP peut potentiellement faire augmenter le risque d'infarctus du myocarde.

L'AMP ainsi que l'acétate de noréthindrone (les deux progestines utilisées dans l'hormonothérapie féminine au Québec) peuvent tous deux faire augmenter la pression artérielle. Au contraire, la progestérone a des propriétés antihypertensives. L'AMP peut provoquer une rétention d'eau (faire gonfler) alors que la progestérone exerce une action diurétique. En effet, l'AMP stimule l'aldostérone, tandis que la progestérone fait le contraire. L'aldostérone est une hormone favorisant la rétention de sodium (et la perte de potassium) dans les vaisseaux sanguins.

L'AMP peut avoir des effets nocifs dans le cerveau, alors que la progestérone présente un profil d'effets bénéfiques remarquables dont un effet apaisant et une protection accrue des cellules nerveuses du système nerveux central et périphérique (voir le chapitre 4).

Nous avons aussi vu que l'AMP semble un facteur de risque de cancer du sein, alors qu'au contraire, la progestérone semble être un facteur de protection (voir le chapitre 7).

Curieusement, les propriétés de l'estradiol-17β et de la progestérone sont beaucoup mieux connues que celles des ECE et de l'AMP. Bien que les ECE et l'AMP aient été les hormones féminines majoritairement utilisées dans les études cliniques, l'estradiol-17β et la progestérone ont été majoritairement utilisées dans les nombreuses études en laboratoire (animales et cellulaires).

PRESCRIRE L'HORMONOTHÉRAPIE FÉMININE BIOIDENTIQUE

Il faut que ce soit fait avec art et science.

Le but ultime et franchement avoué de ce livre est de pouvoir donner leurs lettres de noblesse aux hormones féminines. J'espère que cette reconnaissance facilitera la mise sur pied de projets multidisciplinaires rigoureux, ayant pour but la prévention et le traitement des problèmes de santé associés au déficit en hormones ovariennes.

Lorsqu'elles sont bien prises, les hormones féminines bioidentiques sont aussi sécuritaires et bénéfiques que nos propres hormones, car il s'agit de copies exactes de celles-ci. Il faut optimiser la zone de confort hormonal des femmes dans une perspective de santé.

Je dis souvent à mes patientes que l'hormonothérapie féminine bioidentique leur permet de conserver les nombreux avantages d'être une femme. Cette prescription doit cependant se faire avec connaissance et plusieurs conditions doivent être respectées: les bonnes hormones, la bonne voie d'administration et les bonnes doses, au bon moment.

Étant donné que les hormones (sexuelles et autres) exercent des propriétés très importantes, toute prescription d'hormones doit relever de la médecine.

Règle 1: Prescrire les bonnes hormones
L'estradiol-17β et la progestérone (et éventuellement la testostérone)

Trouver la cause et traiter la cause.

La préménopause et la ménopause étant causées par une diminution ou une cessation de production des principales hormones sexuelles par les ovaires (estradiol-17β, progestérone et testostérone), le meilleur traitement consiste à redonner ces mêmes hormones.

Dans ce livre, je parle peu de la testostérone, cependant, j'apporterais ici quelques précisions.

Je ne conseille pas de prescrire de la testostérone aux femmes avant de s'assurer que celles-ci soient adéquatement « estrogénées » et « progestéronées », et ce, pour deux raisons importantes.

D'une part, il faut éviter chez les femmes tout signe de virilisation (p. ex.: poils indésirables, changement de voix, etc.). D'autre part, il faut pouvoir leur faire bénéficier des nombreux bienfaits de leurs propres hormones féminines.

Il faut aussi savoir que, contrairement à l'estradiol-17β et à la progestérone, la production de testostérone chez les femmes peut être compensée par les surrénales (jusqu'à un certain point). Ensuite, j'ai personnellement remarqué que la prise d'hormones féminines, particulièrement la progestérone, peut faire augmenter le taux de testostérone sérique.

Il manque actuellement d'études rigoureuses sur l'utilisation de la testostérone chez les femmes, ainsi que les doses requises, et ce, dans une perspective de santé globale et de bien-être. Il faut donc pour l'instant agir avec prudence.

TESTOSTÉRONE ET VIRILISATION DES FEMMES

Les signes de virilisation chez les femmes ne dépendent pas uniquement du taux sanguin de testostérone (ou de testostérone biodisponible), mais aussi d'autres facteurs importants, comme le rapport entre les taux d'estradiol et de testostérone.

Un jour, j'ai reçu au Centre une femme qui prenait à la fois des hormones féminines et de la testostérone. À ma grande surprise, son taux de testostérone était très élevé, et à ce taux, elle aurait dû présenter des signes de virilisation. Ce qu'elle n'avait pas. La raison est que cette dame avait aussi un taux d'estradiol élevé à cause de son hormonothérapie, qui assurait une balance positive en faveur de ses estrogènes.

À l'inverse, une autre de mes patientes ménopausées qui ne prenait pas d'hormones avait récemment remarqué la présence de poils disgracieux autour de sa bouche. Pourtant, cette dame avait des taux de testostérone et d'estradiol sériques très bas. La présence de poils était probablement causée par son taux d'estradiol trop faible.

Règle 2 : Prescrire la bonne voie d'administration
La voie transdermique pour l'estradiol-17β
Il faut donner l'estradiol-17β par voie transdermique afin d'éviter l'augmentation du risque thromboembolique observé avec les estrogènes pris par voie orale (voir les chapitres 2 et 3).

La prise d'estrogènes par voie orale nécessite des doses plus élevées étant donné que ces estrogènes doivent d'abord traverser le tube digestif, et qu'ensuite, le foie en dégrade une bonne partie avant leur mise en circulation.

> ## SELON MOI...
>
> ### L'estradiol-17β par voie orale n'est pas de l'hormonothérapie bioidentique
>
> Une dose standard d'estradiol-17β par voie orale (p. ex.: Estrace® 1,0 mg/jour) est environ 20 fois plus élevée qu'une dose standard d'estradiol-17β par timbre (p. ex.: Estradot® 50 µg/jour).
>
> Lors du processus d'absorption, l'estradiol-17β prise par voie orale est transformée majoritairement en sulfate d'estrone et en estrone. Le taux d'estrone sérique obtenu est alors environ trois à six fois supérieur au taux d'estradiol, ce qui n'est pas un rapport physiologique.
>
> Au contraire, le rapport obtenu entre les taux d'estrone et d'estradiol sériques à la suite de la prise d'estradiol-17β transdermique avoisine plus ou moins un. Ce rapport est physiologique, c'est-à-dire que c'est celui qui est normalement retrouvé chez les femmes non ménopausées.

Les estrogènes pris par voie orale peuvent aussi faire augmenter anormalement le taux de PPSS (protéines porteuses des stéroïdes sexuels[1]), tandis que l'estradiol-17β par timbre ne le fait pas. Une hausse du taux de PPSS aurait pour conséquence de diminuer le nombre de molécules de testostérone disponibles. En effet, selon les connaissances actuelles, la forte liaison unissant les molécules de testostérone et de PPSS rendrait les molécules de testostérone inaptes à exercer leurs actions biologiques.

Pour les estrogènes, je privilégie l'estradiol-17β sous forme de gel ou de timbre.

Concernant la progestérone, mon premier choix est actuellement le Prometrium®. Le Prometrium®, offert au Canada depuis 1995, est une progestérone orale micronisée qui a été développée pour résoudre les problèmes d'absorption. Avant la mise en marché de ce médicament, la progestérone devait être donnée par injection, par voie vaginale ou par voie rectale. Le Prometrium® ne doit pas, par contre, être prescrit aux patientes allergiques aux arachides, car la capsule contient de l'huile d'arachide (ingrédient non médicinal).

Règle 3 : Prescrire les bonnes doses
L'importance de doser les taux hormonaux

Contrairement aux hormones non bioidentiques (p. ex.: ECE, AMP, contraceptifs oraux), les hormones bioidentiques ont un autre grand avantage: elles sont dosables.

Il est tout à fait contradictoire d'affirmer d'une part que les hormones féminines sont dangereuses, et en même temps, d'affirmer que cela ne sert à rien de les doser. N'y a-t-il pas là un message de mépris envers les hormones féminines?

---

1. En anglais, *SHBG (Sex Hormon Binding Globulin)*.

Pourtant, les hormones féminines remplissent des rôles inestimables, et ne sont pas plus dangereuses que les autres hormones humaines. À bien des égards, elles le sont moins. En effet, étant donné l'importance vitale et les actions multi-systémiques des hormones féminines, le corps a prévu plusieurs mécanismes de contrôle pour encadrer leurs actions (voir le chapitre 8).

Il y a quelques années, j'ai complètement remis en question l'idée que doser les hormones féminines était inutile. J'avais l'impression que quelque chose ne tournait pas rond en santé des femmes.

J'ai remarqué que plusieurs problèmes de santé plus fréquents chez les femmes surviennent souvent à la quarantaine ou à la fin de la trentaine. Pensons à la fibromyalgie, à la dépression, à l'anxiété ou au côlon irritable.

Dites-moi, cher lecteur, à quoi sont attribuables les principales différences biologiques entre les hommes et les femmes ? Aux hormones sexuelles, bien sûr.

Depuis plusieurs années, je crois que la solution à plusieurs problèmes en santé des femmes se trouve du côté des hormones ovariennes. Rajoutez à cela l'incohérence et l'illogisme qui se sont insidieusement installés à propos des hormones féminines, et il y a matière à se poser de sérieuses questions.

Les hormones sont puissantes et essentielles à la vie. Elles sont les commandantes en chef de nos milliards de cellules. Mais comme pour toute ordonnance d'hormone, celles d'estradiol-17β et de progestérone nécessitent un suivi médical adéquat.

Que penseriez-vous si l'on vous prescrivait…
- de l'insuline, sans surveiller vos glycémies ?
- un anti-hypertenseur, sans vérifier vos mesures de pression artérielle ?
- des médicaments pour améliorer votre bilan de cholestérol, tout en jugeant inutile de contrôler à nouveau votre bilan en cours de traitement ?
- une hormone thyroïdienne, et que l'on vous disait qu'il n'est pas nécessaire de vérifier si la dose est adéquate (avec un bilan thyroïdien ultérieur) ?

Je le répète : comment peut-on prescrire des hormones féminines que l'on croit *a priori* dangereuses et prétendre qu'il est inutile de les doser ? Et, lorsque les femmes présentent des effets non désirés, tels les saignements, essayer un autre traitement ou affirmer tout simplement : « Ces hormones ne vous vont pas », sans avoir d'explication rationnelle. Comment peut-on prétendre pratiquer ainsi une bonne médecine ?

Doser les hormones féminines m'est d'une grande utilité pour mieux traiter les femmes. Par exemple, nous observons au Centre que plusieurs femmes ménopausées utilisant l'hormonothérapie bioidentique se sentent bien à des taux sériques variant entre 200 et 300 pmol/l d'estradiol et entre 15 et 25 nmol/l de progestérone. Un grand nombre de femmes ayant des taux d'estradiol plus élevés que 300 pmol/l nous font aussi part de leur bien-être.

LES SAIGNEMENTS UTÉRINS DYSFONCTIONNELS

Les saignements utérins dysfonctionnels sont un problème fréquent à la préménopause, comme en témoigne le taux élevé d'hystérectomies pratiquées pour cette raison.

Les saignements utérins sont aussi « la » complication de la prise d'hormonothérapie et sont d'ailleurs une cause importante d'abandon.

Selon moi, pour diminuer la fréquence des saignements utérins dysfonctionnels et les saignements associés à la prise d'hormonothérapie féminine, les médecins devraient tenir compte des taux d'estradiol et de progestérone sériques.

Selon l'étude *PEPI*, l'hormonothérapie utilisant la progestérone micronisée (Prometrium®) cause moins de saignements que celle utilisant l'AMP.

Les taux d'estradiol et de progestérone sériques, le rapport entre ces taux ainsi que leur mode d'administration (p. ex.: cyclique ou continu) sont tous des paramètres importants dont il faut tenir compte pour maximiser les bienfaits des hormones sexuelles féminines.

Par exemple, certains chercheurs ont trouvé que l'effet protecteur des estrogènes contre l'athérosclérose est conservé avec la progestérone prise en mode cyclique, tandis que la progestérone prise en mode continu annule cet effet protecteur[2]. De même, chez des rates, l'estradiol-17β prise avec la progestérone en mode cyclique – mais non en mode continu – a augmenté la captation de choline dans le cerveau, ce qui aurait un effet favorable sur la mémoire.

Cependant, la dose de progestérone utilisée en mode continu peut aussi être déterminante. Dans une étude chez des lapines castrées, l'effet protecteur des estrogènes contre l'athérosclérose a été annulé par la prise de progestérone en mode continu à doses élevées (supraphysiologiques), mais non à doses moins élevées. Les doses prescrites semblent donc importantes.

Beaucoup de recherches doivent être faites pour en arriver à prescrire les doses adéquates, en vue de faire profiter les femmes des bienfaits multisystémiques de leurs hormones.

Règle 4 : Commencer de façon précoce
Commencer à la préménopause
Pour profiter des bienfaits des hormones féminines, il est préférable de commencer à les prendre dès l'apparition d'un déficit en estradiol ou en progestérone.

---

2. Expériences utilisant du capronate de progestérone chez des lapines castrées.

Si elles sont commencées plus tardivement, les bienfaits de ces hormones peuvent être moins importants, voire nuls, dans la prévention de certaines maladies. Il n'y a évidemment pas de magie. En effet, en présence d'un déficit prolongé en progestérone ou en estradiol, des dommages dans les différents organes et tissus peuvent survenir progressivement, et devenir irréversibles.

Par exemple, nous avons vu que l'estradiol-17β joue un rôle clé dans la prévention de l'athérosclérose, de la démence et de l'ostéoporose lorsque commencée de façon précoce, mais ce rôle peut être moindre, voire nul, si elle est commencée tardivement.

Les hormones féminines exercent des rôles bénéfiques dans le contrôle des paramètres associés à la longévité, tels le bilan lipidique, la glycémie, la pression artérielle et je rajouterais l'état inflammatoire. Quels médicaments ou autres produits peuvent se targuer d'en faire autant ?

Les hormones féminines ont aussi plusieurs autres propriétés remarquables, notamment dans le système nerveux, en favorisant la production de divers neurotransmetteurs et neurostéroïdes, et en exerçant des effets protecteurs et de régénération pour les cellules nerveuses.

Étant donné qu'à la préménopause, le taux de progestérone est souvent le premier à décliner, je crois que la prise de progestérone lors de cette période, et éventuellement la prise d'estradiol-17β, pourrait exercer un effet protecteur contre plusieurs maladies. Il serait pertinent d'avoir des études permettant de connaître la fréquence des déficits en hormones sexuelles féminines selon l'âge des femmes et la présence de certains problèmes de santé (dépression, anxiété, insomnie, irritabilité, saignements utérins dysfonctionnels, fibromyalgie, ostéopénie, etc.).

Lorsque nous pensons aux hormones sexuelles, nous devons penser de façon multisystémique.

Un mot à propos des crèmes d'estrogènes et de progestérone

Des crèmes contenant des hormones féminines bioidentiques peuvent être conseillées aux femmes. Personnellement, je ne favorise pas l'utilisation de ces crèmes, du moins pas dans les formes actuellement offertes au Québec.

Au Québec, les crèmes d'estrogènes et de progestérone sont généralement préparées par des pharmaciens[3] à partir de poudres achetées de compagnies.

Les crèmes d'estrogènes sont composées majoritairement d'estriol. Les deux types de crèmes les plus vendues sont : Bi-Est, composée de 80 % d'estriol et 20 % d'estrone, et Tri-Est, composée de 80 % d'estriol, 10 % d'estrone et 10 % d'estradiol. La concentration de chacun de ces estrogènes peut cependant varier selon l'ordonnance du médecin.

---

3.   Appelés pharmaciens préparateurs.

L'absorption des crèmes d'estrogènes

Il n'y a actuellement pas de bonnes études scientifiques prouvant que les hormones féminines présentes dans ces crèmes sont bien absorbées dans le sang.

Des études indiquent plutôt le contraire. Par exemple, malgré le fait que les tests salivaires confirment que les crèmes de progestérone sont absorbées, peu de progestérone est mesurée dans le sang.

Des chercheurs ont observé que la crème de progestérone (40 mg/jour) prise pendant 42 jours entraîne de faibles taux d'absorption sanguine, avec un taux sérique moyen de progestérone de 2,9 nmol/l. Dans une autre étude avec la crème de progestérone ProGest, des taux inférieurs à 3,0 nmol/l ont été mesurés.

J'ai observé que l'augmentation des taux hormonaux sanguins (estriol, estrone, estradiol et progestérone) est faible pour la grande majorité des utilisatrices de ces crèmes.

Pour cette raison, je ne prescris pas de crème de progestérone aux femmes ayant leur utérus et qui prennent de l'estradiol-17β transdermique (ou des estrogènes par voie orale). On sait qu'un déficit relatif en progestérone peut faire augmenter le risque de saignements utérins dysfonctionnels, d'hyperplasie de l'endomètre et de cancer de l'endomètre.

La composition des crèmes d'estrogènes

Il faut se demander pourquoi ces crèmes contiennent majoritairement de l'estriol au lieu de l'estradiol-17β.

En effet (sauf lors de la grossesse), l'estriol est un estrogène peu abondant et peu important chez les femmes. De plus, c'est l'estradiol-17β qui est l'estrogène démontré bénéfique pour de nombreux systèmes.

Cependant, l'estradiol-17β étant considérée comme celle qui fait augmenter le risque de cancer du sein, plusieurs prônent l'utilisation de l'estriol, jugée plus sécuritaire. Pour certains, l'estriol exercerait même un effet protecteur contre le cancer du sein (voir le chapitre 11).

Selon eux, l'estradiol-17β ne doit pas être donnée, ou ne l'être qu'à la plus petite dose possible. J'ai maintes fois entendu l'affirmation : « L'estradiol, c'est bien trop fort ! » Et voilà le bouton panique rouge qui scintille de plus belle.

Pourtant, nous avons vu que l'estradiol-17β exerce des fonctions remarquables et n'augmente pas le risque de cancer du sein. Il faut maintenant rassurer les femmes.

Selon moi, il est possible que l'absence de saignements utérins secondaire à l'utilisation de ces crèmes (à cause de leur faible absorption sanguine) ne soit pas étrangère à leur popularité. Il ne faut pas oublier que les saignements sont la principale raison d'abandon de l'hormonothérapie, et qu'en plus, il nécessitent souvent un suivi médical.

En résumé, les crèmes d'estrogènes, telles qu'offertes actuellement au Québec, ne contiennent pas les bonnes hormones et ne semblent pas permettre d'obtenir des taux sériques adéquats d'hormones féminines. Selon mon expérience, les crèmes à base d'estrogènes ne se sont pas révélées efficaces pour le soulagement des symptômes ménopausiques modérés ou sévères. Des études cliniques sont cependant nécessaires.

Avec la prescription des crèmes, certains vous diront que vous avez aussi besoin de produits naturels. Pour moi, cela veut dire que les crèmes ne traitent pas adéquatement les symptômes de ménopause.

L'hormonothérapie féminine bioidentique prescrite avec art et science ne nécessite pas de produits naturels parce qu'elle traite directement et adéquatement la cause de la ménopause (soit l'insuffisance ovarienne).

Les tests salivaires

Dans certains milieux où les crèmes d'estrogènes et de progestérone sont vendues, des tests salivaires peuvent vous être proposés dans le but de savoir si les dosages de ces crèmes sont adéquats. On y affirme généralement que les tests salivaires sont supérieurs aux tests sanguins standards.

Le principal argument invoqué est que les tests salivaires mesurent le taux d'hormones libres, alors que les tests sanguins standards mesurent généralement le taux d'hormones totales (libres et liées à des protéines).

Dans la salive, les hormones sexuelles sont libres, tandis que dans le sang, elles peuvent être :

- libres ;
- liées à l'albumine ;
- liées à une protéine spécifique.

SAVIEZ-VOUS QUE...

Très peu d'hormones sexuelles circulent librement parce que ces hormones sont liposolubles, c'est-à-dire qu'elles sont solubles dans le gras et non dans l'eau. Pour se retrouver en quantité suffisante dans les tissus, les hormones sexuelles doivent être transportées dans le sang par des protéines (albumine, PPSS ou CBG[4]). Chez les femmes, environ 1,3 % de l'estradiol dans le sang est libre, tandis qu'environ 40 % est liée à la PPSS.

Lorsque les femmes ont des taux élevés d'estrogènes, elles ont généralement des taux plus élevés de PPSS. Les estrogènes stimulent la synthèse dans le foie des PPSS, tandis que la testostérone supprime leur synthèse.

---

4. Transcortine (*Corticosteroid Binding Globulin*).

Plusieurs mises en garde s'imposent concernant les tests salivaires.

D'abord, ces tests n'ont pas été validés par la communauté scientifique contrairement aux tests sanguins. De plus, aucune étude n'a démontré leur supériorité.

Il faut aussi savoir que les molécules d'estradiol-17β et de progestérone, même liées à leurs transporteurs spécifiques (PPSS et CBG respectivement), peuvent être aussi biodisponibles grâce à des interactions de ces transporteurs avec les membranes cellulaires. Quant aux hormones sexuelles liées à l'albumine (protéine la plus abondante du sang), il s'agit d'un lien très faible, les rendant très facilement biodisponibles. La mesure du taux d'hormones féminines total dans le sang est donc une mesure plus juste et précise.

De plus, le faible taux d'hormones féminines normalement présent dans la salive peut rendre les mesures moins fiables. Moins de 1 % du taux sérique de progestérone est retrouvé dans la salive. Les techniques de prélèvement faites par les patientes elles-mêmes peuvent aussi entraîner des imprécisions de mesure.

Finalement, et ceci est le point le plus important, rien n'indique que les taux hormonaux mesurés dans la salive sont représentatifs des taux mesurés dans les tissus. C'est notre sang – et non notre salive – qui irrigue nos différents tissus et organes (cœur, cerveau, os, muscles, etc.). Selon moi, l'absorption sanguine des hormones contenues dans les crèmes étant généralement très faible, l'utilisation des crèmes ne constitue pas un traitement efficace et les tests salivaires ne reflètent pas l'efficacité du traitement.

EN RÉSUMÉ...

Seriez-vous surpris si je vous affirmais que plusieurs auteurs de guides des bonnes pratiques médicales, à l'intention des médecins, ont des liens financiers avec les fabricants des médicaments dont traitent ces guides.

Quand on sait que les hormones féminines bioidentiques ne sont pas brevetables et que leur utilisation pourrait entraîner une diminution de la vente de certains médicaments et de produits naturels, vous avez là une situation potentiellement conflictuelle.

Est-ce un hasard si, dans les nombreuses revues médicales que chaque médecin reçoit régulièrement, on ne retrouve à peu près aucune information concernant l'hormonothérapie féminine bioidentique?

Alors, comment blâmer les médecins québécois de ne pas être au courant de l'existence et des bienfaits de l'hormonothérapie féminine bioidentique?

Mes suggestions

Premièrement, nous ne devrions prescrire que des hormones bioidentiques pour le traitement des affections reliées au déficit en hormones sexuelles féminines. Prescrire tout autre type d'hormonothérapie devrait être justifié.

Nous avons vu que tout changement dans la configuration moléculaire des hormones féminines risque d'altérer leurs bienfaits. Le système de santé public doit promouvoir le bien-être et la santé des femmes. D'autant plus que, j'en suis convaincue, l'utilisation judicieuse des hormones féminines bioidentiques ferait économiser de l'argent à l'État québécois.

Par conséquent, il est urgent que l'estradiol-17β transdermique (timbre et gel) et la progestérone soient assurées à nouveau par la RAMQ. Une formation sérieuse doit aussi être instaurée pour les médecins.

Deuxièmement, il faut prescrire les hormones sexuelles féminines avec art et science : les bonnes hormones, selon la bonne voie d'administration, à des doses adéquates, avec un bon suivi médical, et préférablement dès la préménopause.

Troisièmement, il faut aussi donner de la progestérone aux femmes hystérectomisées ayant un déficit en progestérone, et ce, pour ses bienfaits multisystémiques.

Quatrièmement, il faut remettre en question la contre-indication de prescrire des hormones bioidentiques aux femmes ayant eu un cancer du sein.

Les évidences scientifiques veulent le contraire. Les hormones féminines semblent plutôt exercer un effet protecteur contre les cancers reliés aux estrogènes. Il faut rassurer les femmes sur le rôle de leurs estrogènes dans le cancer du sein.

Il faut évaluer, avec des protocoles de recherche rigoureux, les rôles possiblement thérapeutiques de l'estradiol-17β et de la progestérone pour le traitement du cancer du sein (rôle de l'apoptose).

De plus, il ne faut jamais perdre de vue qu'en présence d'un déficit chronique en estradiol, les cellules normales ou cancéreuses peuvent proliférer encore plus rapidement. L'insuline ou les divers facteurs de croissance sont davantage à l'œuvre, et leur influence est majeure dans le cancer du sein.

Cependant, j'ai des réserves concernant les femmes qui peuvent avoir un cancer du sein héréditaire (p. ex. : les femmes porteuses de mutations dans les gènes BRCA1 ou BRCA2). Même s'il s'agit d'une cause relativement rare de cancer du sein, il faut d'une part, rendre ces tests génétiques plus faciles d'accès, et d'autre part, comprendre le rôle des hormones féminines chez les porteuses de ces mutations dans l'espoir de traiter efficacement toutes les femmes.

Cinquièmement, l'administration adéquate des hormones féminines bioidentiques constitue une des plus belles formes de médecine préventive en santé des femmes. Il faut stimuler la recherche dans ce domaine.

Il est important de prendre conscience que les principales causes de décès chez les femmes sont associées au déficit de leurs hormones sexuelles féminines (p. ex. : maladies cardiovasculaires, fractures ostéoporotiques, démence, etc.).

Les femmes ont toutes les raisons d'être fières de leurs hormones.

Chapitre 14

LES HORMONES SEXUELLES AU FÉMININ : ET MAINTENANT ?

*Je suis persuadée que les changements de mentalité seront possibles
grâce à la détermination et la solidarité des femmes
et de tous ceux qui les aiment.*

POUR L'AMOUR, PARLEZ-MOI D'HORMONES !

De plus en plus de femmes comprennent que «ménopause n'égale pas bouffées de chaleur»; et que rien ne peut remplacer tous les bienfaits de leurs hormones féminines. Jour après jour, je suis ravie de constater à quel point les femmes apprécient les hormones féminines bioidentiques: elles se sentent à nouveau dans leur zone de confort hormonal. D'ailleurs, elles en sont reconnaissantes et font part de leur expérience à leurs sœurs, à leur mère, à leurs amies, à leurs collègues... Ce qui fait qu'une bonne partie de notre clientèle s'est bâtie grâce au bouche à oreille. Pas une journée ne passe sans que je sois émue de cette réelle solidarité féminine.

Je constate, non sans une certaine satisfaction, que plusieurs femmes en ont assez du mépris véhiculé à propos de leurs hormones féminines. N'associe-t-on pas ces hormones à la fragilité physique et émotive des femmes, et à beaucoup de problèmes? Pourtant, les évidences scientifiques montrent qu'au contraire, ces hormones rendent les femmes plus résistantes physiquement et émotivement, et ne sont nullement cancérigènes. Les fluctuations hormonales, difficiles à vivre pour certaines, sont associées au pouvoir d'enfanter, ce qui n'est pas banal et sûrement pas une faiblesse de la nature féminine.

Par contre, les hormones masculines sont considérées (avec raison) comme énergisantes et puissantes. D'ailleurs, ne dit-on pas: «Il n'a pas de couilles.» en parlant d'un homme qui manque de courage et de détermination. Il n'y a aucune expression équivalente chez les femmes. Je trouve pourtant qu'il y a autant de femmes que d'hommes qui font preuve de courage et de détermination dans leur vie de tous les jours.

Je pense à nos mères, à nos grands-mères, à nos arrière-grands-mères qui furent si courageuses et si déterminées. Je pense à toutes ces femmes – qu'elles aient été mères, infirmières, religieuses, maîtresses d'école, etc. – qui ont peuplé, soigné et éduqué la nation québécoise, et souvent, avec bien peu de reconnaissance officielle.

Je me souviens que lorsque j'étais une élève du primaire, ma mère signait sur mon bulletin : « Madame Robert Demers », comme si elle n'avait pas d'identité personnelle officielle.

Lorsque j'ai eu 20 ans, je me suis intéressée à la lutte menée par les femmes pour se réapproprier leurs accouchements. Ma mère a accouché la majorité de ses enfants attachée et chloroformée ; mon père n'a pas eu le droit d'assister à la naissance de ses enfants. Un vaste mouvement des femmes a fait que les choses ont changé, – mais c'était il n'y a pas si longtemps.

J'appartiens à cette génération de femmes qui a largement profité des gains obtenus par celles des générations précédentes, et je leur en suis extrêmement reconnaissante. Grâce à ces femmes courageuses et déterminées, j'ai pu devenir biologiste, médecin, chercheur… et surtout un être humain libre et autonome. J'ai pu porter mon fils comme un trophée, le mettre au monde de façon sécuritaire et dans la dignité, et l'allaiter pendant plusieurs mois ; bref, retirer une immense satisfaction de ma féminité, de ma maternité et de mon humanité.

Un jour, une de mes patientes âgée de 55 ans, entra en colère dans mon bureau. Elle venait de rencontrer son médecin qui trouvait normal et sans importance qu'elle ait de la sécheresse vaginale et une baisse de désir sexuel, qu'après tout, à son âge, il fallait qu'elle accepte de vieillir. Elle me dit, les joues pourpres de rage : « Pour les hommes de mon âge, il y a plein de publicité de médicaments qui peuvent les aider côté sexe ! Dr Demers, à 55 ans, une femme n'est pas une vieille picouille ! »

Les femmes – tout comme les hommes – veulent vivre leur vie pleinement. C'est une attitude que j'aime et que je trouve tellement saine ! En moyenne, les Nord-Américaines passeront près de 40 % de leur vie ménopausées. Quand les femmes me disent : « Docteur, parlez-moi d'hormones », elles me demandent de les aider à vivre pleinement.

Je suis persuadée qu'un véritable changement concernant le bien-être, la santé et la dignité des femmes passe par la reconnaissance des multiples bienfaits de leurs hormones féminines.

Madame Patricia, « Ma façon de donner au suivant »

Madame Patricia, 57 ans, infirmière à la retraite, désirait que je lui prescrive de l'hormonothérapie féminine.

Elle avait cessé d'avoir ses règles à l'âge de 46 ans et prenait Ogen® et Provera® depuis une douzaine d'années. Malgré son hormonothérapie, elle souffrait de différents symptômes qui s'étaient intensifiés avec le temps : bouffées de chaleur, fatigue et dépression.

Son médecin avait décidé de cesser graduellement son hormonothérapie et désirait lui prescrire un antidépresseur, ce qui effrayait madame Patricia, car les deux fois où elle avait tenté d'arrêter ses hormones, elle avait eu l'impression de devenir folle et avait même envisagé le suicide. Madame Patricia m'a dit en pleurant : « Je suis non fonctionnelle lorsque je ne prends pas mes hormones. »

J'ai prescrit à cette dame de l'Estradot® et du Prometrium®. Trois jours plus tard, elle m'annonçait : « Je suis très heureuse. Je viens de faire ma première nuit complète depuis trois ans. »

Un jour, madame Patricia me demanda si elle pouvait témoigner lors d'une de mes conférences : « Docteur, je désire que les femmes puissent vivre une ménopause aussi facile et plaisante que celle que je vis maintenant. J'ai retrouvé rapidement l'harmonie, l'énergie de mon corps (et de mon mental) et le sourire contagieux de mes 30 ans. Aujourd'hui, je mords dans la vie à 100 %. Je souhaite donner au suivant, et que cette chaîne se continue afin de transmettre une information juste aux femmes qui souffrent de ces symptômes. Plusieurs femmes que je connais sont malheureuses et pensent que leur vie se termine ainsi. C'est faux, croyez-moi, car les hormones féminines bioidentiques sont simplement naturelles et ont été une réussite à tous points de vue (énergie, esprit créatif, sourire, sens de l'humour). »

J'ai été touchée par cette femme qui cherchait sincèrement à aider ses semblables. Madame Patricia a témoigné à la plupart de mes conférences, voulant partager les moments de vie pénibles qu'elle a vécus, parce qu'elle tenait à donner de l'espoir à des femmes souffrant en silence. « J'ai moi-même souffert en silence pendant plusieurs années, croyant qu'il n'y avait aucune porte de sortie. », confie-t-elle. Malheureusement, je constate que les femmes dans cette situation sont actuellement nombreuses ; la ménopause est devenue un sujet si controversé et tabou.

Il y a un principe de base en médecine qui dit : « D'abord, ne pas nuire. » Certains, craignant que les hormones féminines soient mauvaises, voire cancérigènes, préfèrent s'abstenir d'en prendre ou d'en prescrire en vertu de ce principe. Et ce, même si les femmes souffrent, et qu'un autre principe de base en médecine est : « D'abord, soulager la souffrance. »

Dernièrement, j'ai rencontré un médecin de famille qui m'a avoué se sentir désemparé : « Je ne sais plus quoi faire avec la ménopause, encore moins la mienne ! Pouvez-vous m'aider ? »

Dites-moi, cher lecteur, pour respecter le principe « D'abord, ne pas nuire. » doit-on prescrire ou non des hormones féminines bioidentiques ?

Pour moi, la réponse est claire. Le déclin des taux des hormones féminines entraîne des risques pouvant être graves, invalidants, voire mortels. Pensons seulement aux fractures ostéoporotiques si nombreuses chez les femmes vieillissantes comparativement aux hommes vieillissants.

Certaines femmes me demandent : « Lorsque l'on commence à prendre des hormones, peut-on les cesser sans risque ? »

Les hormones féminines ne sont pas des drogues dont il faut se sevrer ! Lors de leur cessation, vous retrouverez votre état de déficit hormonal – et les risques associés à ce déficit. Ces hormones vous auront tout de même procuré des bienfaits pour votre bien-être et votre santé le temps que vous les aurez prises.

Je suis présentement en train d'écrire un livre qui traitera de l'utilisation de l'hormonothérapie féminine pour traiter et prévenir certains problèmes de santé. En voici un avant-goût avec l'histoire de Vicky, une patiente que je suis depuis plus de trois ans.

Vicky

Vicky, 33 ans, architecte et mère de deux enfants, est en arrêt de travail depuis six mois pour fibromyalgie.

Depuis la naissance de son deuxième enfant, il y a neuf ans, rien ne va plus. Elle a régulièrement des bouffées de chaleur et a aussi commencé à faire de l'anxiété avec des attaques de panique.

À l'âge de 27 ans, Vicky a eu une hystérectomie pour endométriose et saignements abondants. L'année auparavant, elle avait fait deux fausses couches.

Elle éprouve des douleurs musculo-squelettiques sévères depuis quelques années, et un diagnostic de fibromyalgie a été posé par un rhumatologue. Elle me dit : « J'ai souvent l'impression que quelqu'un veut me défoncer le dos. Quand je marche, mes membres sont raides et lourds. »

Elle prend de l'Effexor® XR (antidépresseur-anxiolytique) et du Désyrel® (antidépresseur).

Elle continue : « Je suis constamment épuisée. Je dors mal et je me lève "la face à terre". Je me sens aussi souvent gonflée et j'ai mal aux seins. Je n'ai jamais le goût de sexe. Je suis rendue ultra-plate à vivre. Dr Demers, la fibromyalgie peut-elle être causée par un déséquilibre hormonal ? »

Ma réponse :

« Vicky, les causes exactes de la fibromyalgie ne sont pas connues. Elle est diagnostiquée plus fréquemment chez les femmes. Selon mon expérience clinique, un déficit en hormones sexuelles semble en être une cause importante. Il est possible que d'autres hormones produites par les ovaires soient aussi impliquées (p. ex. : la relaxine).

« Votre histoire et vos bilans sanguins sont compatibles avec un déficit en progestérone. Je vous suggère de prendre de la progestérone orale (Prometrium®), qui favorise le sommeil, ce qui est un avantage dans la fibromyalgie. »

Pour les femmes hystérectomisées, nous demandons deux bilans à deux semaines d'intervalle, n'ayant pas les règles comme point de repère pour calculer le jour du cycle.

Le premier bilan de Vicky (se situant probablement lors la 1re phase du cycle menstruel) montrait un taux d'estradiol de 240 pmol/l et un taux de progestérone de 1,3 nmol/l. Le deuxième bilan (se situant probablement lors de la 2e phase du cycle) montrait un taux d'estradiol de 300 pmol/l et un taux de progestérone de 10 nmol/l, suggérant un déficit relatif en progestérone.

Lors de sa visite de suivi, trois mois plus tard, Vicky se déclare extrêmement satisfaite. Elle m'affirme que ses symptômes de fibromyalgie ont pratiquement tous disparu! De plus, son anxiété a beaucoup diminué et elle n'a pas eu d'autre attaque de panique. Vicky se sent beaucoup plus énergique, n'a plus de bouffées de chaleur et ne se sent plus ballonnée. Elle a même perdu trois kilos.

Avant cette rencontre, deux bilans sanguins avaient été faits. Le premier bilan montrait un taux de progestérone autour de 15,0 nml/l (probablement durant la 1re phase du cycle), tandis que le deuxième bilan montrait un taux de progestérone de 37 nmol/l et un taux d'estradiol de 320 pmol/l (probablement durant la 2e phase du cycle). Ces résultats témoignaient d'une très bonne absorption sanguine du Prométrium$^®$.

Neuf mois plus tard, je proposai à Vicky d'utiliser la crème de progestérone (au lieu du Prometrium$^®$) croyant que la voie transdermique était plus naturelle. Deux mois après le début de l'utilisation de cette crème, Vicky demanda à me revoir d'urgence. Elle n'était vraiment pas contente et me dit: « Dr Demers, tous mes symptômes ont réapparu! Je veux reprendre immédiatement mon Prometrium$^®$! » Ses plus récents bilans sanguins affichaient des taux de progestérone de 3,0 nmol/l (probablement durant la 1re phase du cycle) et de 12,0 nmol/l (probablement durant la 2e phase du cycle). Ces résultats témoignaient d'une faible absorption sanguine de la crème de progestérone, et proposaient fortement l'hypothèse que la réapparition des symptômes de Vicky était causée par son taux sanguin insuffisant en progestérone.

Après un suivi médical de plus de trois ans, j'ai observé que Vicky va toujours aussi bien. Elle est retournée sur le marché du travail quelques mois après le début de la prise de Prometrium$^®$. Sa libido s'est très fortement améliorée. Elle me dit: « Je me sens si femme maintenant. »

J'ai remarqué que beaucoup de femmes à la préménopause ont des symptômes de fibromyalgie, et que la prise d'hormones féminines, à doses adéquates, constitue un traitement qui peut s'avérer efficace.

Au cours des dernières années, j'en suis venue à penser que les hormones ovariennes ont un rôle important à jouer dans l'apparition de plusieurs problèmes musculo-squelettiques survenant à la préménopause ou à la ménopause, incluant non seulement la fibromyalgie, mais aussi d'autres problèmes comme les tendinites et les capsulites.

Colette

Colette, 48 ans, directrice d'une galerie d'art, m'a consultée pour une tendinite de l'épaule droite récidivante. C'est sa physiothérapeute qui l'a envoyée. Celle-ci s'est demandé si un déséquilibre de ses taux d'hormones sexuelles pouvait être en cause.

Colette avait commencé à éprouver des douleurs à l'épaule, un an plus tôt. Elle qui fait du conditionnement physique depuis plusieurs années n'avait pourtant jamais eu de tendinite auparavant, et ne se souvenait pas d'avoir fait un quelconque exercice violent : « Je ne comprends pas pourquoi je fais une tendinite si sévère. J'ai même pensé à un moment donné que j'avais un cancer des os, tellement j'avais mal. Qu'est-ce qui se passe ? »

L'investigation médicale a révélé un déficit important en progestérone ainsi qu'un déficit occasionnel en estradiol. Colette prend depuis quelques mois de l'hormonothérapie bioidentique prescrite en fonction de ses besoins. À ce jour, la tendinite est pratiquement guérie et Colette a repris avec bonheur son entraînement.

Louise et moi avons vécu une histoire semblable à celle de Colette (c.-à-d. un problème de tendinite chronique de l'épaule sans histoire de traumatisme), qui est aussi celle de plusieurs de nos patientes préménopausées et ménopausées. Pour Louise et moi, la prise d'hormones féminines bioidentiques fut la solution à notre problème de tendinite.

Concernant un autre problème musculo-squelettique relativement fréquent, soit la capsulite rétractile (aussi appelée épaule gelée), nous savons que le diabète de type 2 – connu pour être associé à un taux d'insuline élevé – en est un facteur de risque. Étant donné les interactions entre l'insuline et les hormones sexuelles (voir le chapitre 9), je crois que la présence de capsulite peut être favorisée par un déficit de production ou d'action des hormones féminines.

Une expérience faite chez des modèles de souris rendues insensibles à l'effet de la progestérone a montré que l'hormone calcitonine n'est pas présente dans leurs glandes mammaires. Cette observation peut proposer qu'un déficit en progestérone ait un lien avec un déficit en calcitonine. On sait qu'une élévation du taux de calcitonine diminue la résorption osseuse, et qu'à l'inverse, un déficit en calcitonine l'augmente, ce qui a pour conséquence de faire sortir le calcium des os. Mais, dites-moi, cher lecteur, où se déposera tout ce calcium qui sort des os ?

Il n'est pas rare que des calcifications (ou des microcalcifications) soient observées dans plusieurs problèmes de santé chez les femmes à la préménopause ou à la ménopause : tendinite, capsulite, cancer du sein, athérosclérose, etc. Selon moi, le déficit en hormones féminines, en particulier en progestérone ou en estradiol, joue un rôle dans le dépôt du calcium dans les différents organes.

ESTROGÈNES ET VITAMINE D

La vitamine D est une hormone qui, entre autres, favorise l'absorption de calcium dans les os. La prise d'estrogènes fait augmenter les taux sériques de vitamine D (jusqu'à des taux normaux) chez les femmes préménopausées ou ménopausées.

Chez les femmes ménopausées, les faibles taux d'estradiol sont-ils responsables d'un certain déficit en vitamine D ?

Plusieurs défis passionnants restent à être relevés en santé des femmes. Les médecins de famille et les médecins spécialistes ont un grand rôle à jouer. C'est ensemble que nous ferons évoluer la médecine.

À chacune de mes conférences, il y a des professionnels de la santé – médecins, pharmaciens, infirmières, physiothérapeutes, nutritionnistes, psychologues, etc. – venus s'informer : plusieurs sont étonnés, voire choqués, de leur manque de formation sur le sujet.

Un de ces professionnels, le Dr Carole Gervais, médecin psychiatre et psychothérapeute analytique m'a demandé de lui donner une supervision médicale sur l'hormonothérapie féminine bioidentique afin qu'elle puisse la prescrire dans sa pratique.

« Je suis persuadée qu'une bonne utilisation de l'hormonothérapie féminine bioidentique serait un outil précieux en psychiatrie. », affirme le Dr Gervais. Voici son témoignage.

Dr Carole Gervais, M.D., FRCPC

« C'est avec beaucoup de joie, de fierté et de reconnaissance que j'ai appris la décision du Dr Sylvie Demers d'écrire un ouvrage crédible sur l'hormonothérapie visant à informer les femmes ainsi que tous ceux qui les aiment ou les traitent.

« Cet ouvrage est basé sur une lecture critique impressionnante et non biaisée des articles scientifiques, et aussi sur sa pratique clinique comptant plusieurs milliers de femmes écoutées, entendues et aidées.

« En tant que femme dans la quarantaine, mère de quatre enfants et médecin spécialisé en psychiatrie, je m'intéresse aux hormones d'un point de vue personnel et professionnel, et ce, depuis quelques décennies.

« Jusqu'à il n'y a pas très longtemps, la fonction primaire de la femme – surtout catholique – était de procréer. En fait, son espérance de vie coïncidait avec l'âge moyen de la ménopause, alors que de nos jours, en Amérique du Nord, on a réussi à lui permettre de vivre, en moyenne, jusqu'à environ 80 ans. Malheureusement, la qualité de vie de la femme est souvent précaire à cause de l'impact systémique du déclin hormonal qu'elle expérimente. Les femmes se retrouvent souvent conditionnées à *tolérer* leur condition plutôt qu'à la traiter d'une façon saine.

« Chez plusieurs de mes patientes, l'étiologie d'un déséquilibre des taux d'hormones fémi-nines m'apparaît évident et génère une panoplie de symptômes cliniques communs :

- humeur dépressive ou anxieuse, hypersensibilité, irritabilité, absence de stamina ;
- trouble du sommeil : fragmentation du sommeil et insomnie apparaissant souvent au début de la quarantaine ;
- dysfonctions sexuelles : baisse ou absence de désir, voire aversion sexuelle ;
- dysfonctions cognitives : baisse de la concentration, de la fluidité verbale, de l'acuité cogni-tive, de la mémoire surtout à court terme, diminution du champ d'attention (les femmes sont de plus en plus stressées de conduire une voiture) ;
- symptômes physiques : ballonnement, gain de poids, perte de cheveux, douleurs aux seins, bouffées de chaleur, cycles irréguliers, crampes, saignements vaginaux, apparition ou aggra-vation des maux de tête à la préménopause, « points » dans le dos, acné, ostéoporose, infertilité, etc.

« La liste pourrait s'allonger, tellement les rôles multiples des hormones féminines sont aussi subtils qu'importants.

« Une bonne évaluation psychiatrique se doit d'éliminer toute cause organique afin d'as-surer un traitement adéquat : par exemple, on ne soignerait pas une symptomatologie dépres-sive reliée à l'hypothyroïdie avec des antidépresseurs, mais, à ce jour, c'est souvent l'approche la plus commune lorsqu'un médecin traite une dysfonction hormonale ovarienne.

« Selon moi, il est important d'être vigilant afin d'identifier le rôle des hormones féminines comme étiologie organique, et ce, surtout chez des patientes n'ayant pas d'antécédents psy-chiatriques, ou chez celles avec des symptômes cliniques excluant l'anhédonie (perte d'intérêt global), qui fluctuent selon le cycle menstruel ou qui s'associent à la période de préménopause ou de ménopause, cette dernière se prolongeant jusqu'à la fin de la vie, et non pas à l'arrêt des bouffées de chaleur comme plusieurs personnes le croient.

« Il est tellement désolant de constater que plusieurs femmes se sentent fautives, voire même coupables à l'idée de considérer l'hormonothérapie et de questionner leur médecin pour un traite-ment hormonal.

« Les femmes s'affirment, se questionnent et se respectent de plus en plus, ce qui est très sain, et ce qui, à mon sens, motivera le monde médical à générer une mise à jour de nos connaissances actuelles et à encourager la recherche à atteindre des résultats crédibles sus-ceptibles non seulement de prolonger, mais aussi d'améliorer et de préserver une qualité de vie systémique.

« Je me surprends parfois à rêver que les femmes aient un jour un petit appareil (« un hormonomètre ») servant à doser et à individualiser le traitement de leurs fluctuations ou leur déclin hormonal selon les variations qu'elles vivent.

À suivre et… bonne vie ! »

Je remercie chaleureusement le Dr Gervais pour son soutien et ses encourage-ments constants, de même que pour son véritable intérêt en santé des femmes.

Maintenant, je tiens absolument à terminer ce dernier chapitre de mon livre avec le témoignage de Louise, « cette chère Louise », qui est mon bras droit depuis plus de trois ans (moi qui suis gauchère).

« En comprenant ce qui cause cette peur de l'hormonothérapie féminine, les femmes seront plus à même de choisir, dans la sérénité, le type de traitement qui leur convient. » résume-t-elle.

Louise Gagné, infirmière

« Le 26 janvier 2005, je franchissais les portes du Centre ménopause-andropause Outaouais à titre de patiente souffrant de symptômes importants de préménopause. J'ai été accueillie par le Dr Sylvie Demers, une femme à l'écoute, dévouée, passionnée et soucieuse d'en connaître plus sur les besoins de ses pairs. Je me suis vite sentie en sécurité…

« J'étais loin d'imaginer qu'après deux semaines seulement d'utilisation d'hormonothérapie féminine bioidentique, mes symptômes auraient disparu. En très peu de temps, donc, je suis redevenue une femme heureuse et dynamique, la tête pleine de projets, et ma vie a pris un nouveau tournant.

« Pourquoi les femmes, encore de nos jours, craignent-elles l'hormonothérapie ? Sont-elles influencées par une information alarmiste ou manquent-elles d'information, tout simplement ? Je cherchais à comprendre… Voyant mon grand intérêt pour l'hormonothérapie et pour la vocation du Centre, le Dr Demers m'a offert un poste d'infirmière au sein de son équipe, une proposition que j'ai accueillie comme un privilège. J'y ai reçu une formation pertinente qui me permet de rencontrer des femmes qui cherchent, parfois depuis plusieurs années, des solutions pour les soulager de leurs symptômes et de leur mal-être.

« Ayant vécu une préménopause plutôt longue et houleuse moi-même, j'éprouve une immense empathie devant la souffrance des femmes qui viennent nous consulter. Je reçois leurs confidences, je comprends leur désarroi et leur impatience d'être enfin traitées adéquatement.

« Je suis stimulée par leurs questions judicieuses et touchée par le vif intérêt de ces femmes qui veulent comprendre les raisons de tous les bouleversements qu'elles vivent et par leur désir profond de faire le bon choix quant au traitement à privilégier.

« Enfin, j'accompagne ces femmes dans leur cheminement, et elles en sont très reconnaissantes. Leur gratitude m'est précieuse et valorise mon travail d'infirmière clinicienne dans un domaine qui est, malheureusement, encore controversé.

« Un jour, le Dr Demers me proposa, tout bonnement, de réviser l'ouvrage sur lequel elle s'affairait depuis plusieurs mois. C'est avec émotion et bonheur que j'ai accepté de me lancer dans cette grande aventure. Depuis, une année s'est écoulée ; une année de travail acharné et assidu mais stimulant et enrichissant.

« Les lectures qu'impliquait la révision de ce volume, riche en informations, de même que les nombreuses discussions avec le Dr Demers, mon mentor en matière d'hormones, m'ont permis d'approfondir et d'étendre mes connaissances.

« Pour conclure, je tiens à remercier chaleureusement le Dr Demers, que je considère comme une femme de lumière, de conviction, de projet, et comme un exemple de ténacité et de rigueur, pour la confiance qu'elle m'a témoignée tout au long de cette belle expérience.

« Je souhaite de tout cœur que le contenu de cette œuvre permette de découvrir les bienfaits des hormones sexuelles féminines et d'en comprendre toute la complexité et l'importance pour le bien-être et la santé. Je souhaite aussi que ce livre ait démystifié l'hormonothérapie féminine bioidentique utilisée à la préménopause ou à la ménopause, ces étapes de la vie que la majorité des femmes appréhendent, redoutent même, pour n'en avoir vu – ou connu – jusqu'à maintenant que les aspects négatifs ou même ravageurs. À votre tour de faire en sorte que ces moments soient au contraire porteurs de nouveaux et grands projets. »

Conclusion

LE FÉMININ SACRÉ

Un véritable changement d'attitude passe par la reconnaissance
de la noblesse des hormones sexuelles féminines.

J'ai déjà dit que le but principal de ce livre est de donner leurs lettres de noblesse aux hormones féminines. L'autre but, non encore avoué, est de susciter de véritables débats. Ces débats, aussi pénibles soient-ils, sont nécessaires, dans l'intérêt supérieur des femmes.

Il n'est pas dans ma nature de dire : « Il faut que vous preniez des hormones, madame ». Cela reste un choix personnel et je respecte le choix des femmes, mais je veux que celles qui désirent prendre des hormones puissent le faire en gardant la tête haute, et qu'elles ne subissent plus la culpabilisation puérile des autres. La ménopause est une affaire d'ovaires, et non d'alimentation, de stress ou de problème psychologique.

Ce n'est pas parce que la ménopause est naturelle et qu'elle fait partie du vieillissement normal que la prise d'hormones est contre nature. La plupart des médicaments et produits naturels ont pour but de contrer les effets du vieillissement naturel.

À la ménopause, les taux d'hormones féminines chutent radicalement, le fait que cela soit naturel ne veut pas dire que c'est bon pour la santé, mais c'est malheureusement l'interprétation de beaucoup de gens.

La ménopause, qui signe l'arrêt des cycles menstruels, est la conséquence logique du rôle majeur des femmes dans la reproduction. Enfanter à un âge avancé comporterait des risques pour la santé de la mère et de son enfant à naître.

Au cours de leur vie, les femmes n'ont cependant pas été désavantagées par rapport aux hommes. Leurs bonnes hormones féminines ont circulé dans leur corps en quantité importante pendant environ 35 à 40 ans. Selon moi, la longévité plus grande des femmes serait principalement attribuable aux bienfaits de ces hormones.

Actuellement, nous avons une meilleure espérance de vie grâce aux progrès de la médecine et aux meilleures conditions de vie. Prendre des hormones féminines est une façon intelligente de jouir de cette longévité accrue. En effet, pourquoi ne pas profiter de la joie de se sentir femme et en forme le plus longtemps possible?

Prendre des hormones féminines ne signifie nullement que l'on refuse de vieillir. Au contraire, celles-ci permettent à beaucoup de femmes de mieux vivre leur vieillesse et de la redéfinir. Plusieurs d'entre elles me disent : « Je n'ai pas peur de vieillir ni de mourir, mais je tiens beaucoup à ma qualité de vie. »

Au Centre, il nous arrive de rencontrer des hommes qui ont eu un cancer de la prostate, et qui ont subi par la suite une castration chimique ou chirurgicale. Il est remarquable que ces hommes castrés souffrent des mêmes symptômes que les femmes ménopausées.

Nous en avons vu pleurer à chaudes larmes, découragés d'avoir mal partout, de ne pas dormir, d'être irritables, d'être déprimés, de ne plus avoir d'énergie ni de libido, et de ne plus se sentir hommes. Jamais il ne me serait venu à l'idée de leur dire : « Il faut que vous mangiez moins épicé, buviez du thé vert et moins de vin, fassiez davantage d'exercice, appreniez à mieux contrôler votre stress... » Ces hommes souffrent des conséquences de leur castration. Point à la ligne.

Si l'on castrait les hommes aussi facilement que l'on castre les femmes, il y aurait eu depuis longtemps une manifestation publique contre la banalisation de la castration, et les rôles multiples des hormones sexuelles seraient reconnus depuis belle lurette.

Le déclin des taux des hormones sexuelles est étroitement associé au vieillissement, et la ménopause est une étape importante de ce processus. J'ai souvent entendu la phrase : « Docteur, en quelques années, mon corps a incroyablement vieilli, et pourtant, j'y fais plus attention que jamais ! »

Comprenez-moi bien, les hormones sexuelles, comme l'insuline ou les hormones thyroïdiennes, ne font pas de miracles et n'assurent pas la vie éternelle, mais cela ne les empêche pas d'avoir des rôles inestimables et essentiels à la vie. Il faut trouver le juste milieu, le juste équilibre.

Beaucoup de choses restent à faire. Il faut aussi retrouver la mémoire. Depuis l'étude *WHI*, curieusement, plusieurs personnes l'ont perdue. Les hormones, qui étaient bonnes à une époque ont été, par la suite, presque diabolisées. Encourager l'hormonothérapie féminine semble presque devenu hérétique.

Les estrogènes n'ont-ils pas été classifiés comme des substances cancérigènes? La Société du cancer n'a-t-elle pas recommandé de ne prendre des hormones qu'en dernier recours, après avoir tout essayé, et ce, à la plus petite dose possible et le moins longtemps possible. Peu de médicaments ont fait l'objet d'aussi sévères mises en garde et d'une telle campagne de peur.

Au Centre, je vois un nombre impressionnant de femmes qui prennent des hormones et qui le cachent, et ce, malgré leur bien-être retrouvé. Une patiente me disait à ce sujet : « J'ai l'impression d'avoir réintégré mon corps ». Elles le cachent parce qu'elles n'ont tout simplement pas envie qu'on tente de les culpabiliser et qu'on les traite comme si elles étaient sottes. Elles ont véritablement marre de l'attitude de mépris adoptée face à leurs hormones.

L'étude *WHI* : de bonnes nouvelles ?

En rétrospective, les résultats de l'étude *WHI* sont de bien bonnes nouvelles.

Vous savez, dans la vie, nos perceptions dépendent souvent de notre façon de voir les choses. Quelqu'un a déjà dit : « Ce ne sont pas les événements qui amènent l'émotion, mais la façon dont on voit les événements. »

L'étude *WHI* aurait dû susciter une réaction différente. La peur des hormones, le manque de formation des médecins sur les multiples rôles des hormones féminines, ainsi que l'absence de bonnes informations et de promotion des hormones féminines bioidentiques ont favorisé une interprétation négative des résultats de l'étude *WHI*.

Ajoutez à cela le fait que traiter adéquatement la ménopause pourrait faire perdre de l'argent à plusieurs, et vous avez là une situation conflictuelle.

Voyons maintenant les faits sous un angle rationnel. L'étude *WHI* a montré que la prise D'ECE, commencée en moyenne vers l'âge de 63 ans, présente autant de bienfaits que de risques. Par exemple, chez ces femmes, il y a eu moins de cas de fractures ostéoporotiques, d'infarctus et de cancer du sein que chez celles n'ayant pas pris d'hormones. Si les femmes commencent la prise d'ECE plus tôt, les bienfaits dépassent les risques. Par exemple, la prise d'ECE commencée entre l'âge de 50 et 59 ans entraîne une diminution de 20 % du risque de maladies graves.

En d'autres mots, malgré les effets adverses connus des ECE (que ne partage pas l'estradiol-17β transdermique), la prise d'ECE présente plusieurs bienfaits. Si l'hormonothérapie bioidentique n'existait pas, j'en prendrais.

Le principal risque de la prise d'ECE – soit le risque thromboembolique – est dû au type d'estrogènes et à la voie d'administration utilisés. En effet, les ECE, contrairement à l'estradiol-17β transdermique, peuvent faire augmenter les taux de certains facteurs de coagulation, de triglycérides et de protéine C réactive, tous des facteurs de risque thromboembolique. Les ECE sont proinflammatoires, particulièrement en début d'utilisation, tandis que l'estradiol-17β transdermique (gel et timbre) est au contraire anti-inflammatoire. Sans compter que les ECE peuvent aussi entraîner une diminution de la testostérone biodisponible (en haussant anormalement le taux de PPSS), ce que ne fait pas l'estradiol-17β transdermique à dose d'hormonothérapie.

Quant à la progestérone et à l'AMP, comment pouvons-nous maintenant les confondre ? Contrairement à la progestérone, l'AMP peut avoir de nombreux effets adverses, notamment pour le système cardiovasculaire (effet vasoconstricteur, altération du bilan lipidique, augmentation de la pression artérielle et du poids, etc.) et pour le système nerveux (absence de transformation en allopregnanolone, inhibition du glutamate, absence d'effet protecteur contre les traumas, etc.).

En fait, les résultats de l'étude *WHI* et les nombreuses études scientifiques tant cliniques qu'en laboratoire vont toutes dans le même sens : elles laissent entrevoir l'immense potentiel de l'estradiol-17β et de la progestérone pour la santé et le bien-être des femmes, lorsque ces hormones sont utilisées avec art et science.

Le féminin sacré et le masculin sacré

Femmes et hommes, nous avons les mêmes besoins.

Quand j'étais une petite fille, les différences entre les gars et les filles se résumaient à peu près à ceci : les gars sont plus forts, et les filles peuvent avoir des bébés. Pour moi, c'était juste et bien. Il y avait des avantages à être un gars et il y avait des avantages à être une fille.

J'ai eu le privilège d'avoir des parents qui aimaient leurs neuf enfants. « Nous vous avons aimés avant de vous avoir faits », nous disaient-ils. J'ai toujours trouvé ces paroles tellement réconfortantes !

Comme je viens d'une famille qui valorise la vie familiale, je vous confie que dans le fond de moi-même, j'ai toujours eu le sentiment d'être choyée d'être une fille. Je pouvais mettre au monde un enfant. De plus, j'ai eu la chance de naître au Québec, d'avoir vécu de près la Révolution tranquille et le mouvement féministe.

Je vous avoue ne jamais avoir aimé les stéréotypes sexuels parce qu'ils tendent à inférioriser le féminin, et sont réducteurs pour les hommes et les femmes. Que l'on soit un homme ou une femme, nous voulons nous sentir aimés, utiles, satisfaits et en sécurité. Nous avons une même soif de reconnaissance.

Dans le complexe de castration des femmes dont parlait Freud, ce n'est pas le pénis que les femmes envient. Ce qui frustre les femmes, c'est la dévalorisation associée au sexe féminin. Aucun être humain équilibré ne désire être considéré comme inférieur du fait de déterminismes tels son sexe ou sa race. Lorsqu'il est permis à une femme d'être libre et de se sentir d'égale valeur à un homme, elle peut enfin exister pour elle-même. Elle a le droit et la possibilité de jouir de sa vie.

Pour plusieurs femmes, porter un enfant et le voir naître de son corps relève à la fois du mystère et du miracle, et accoucher peut être vu comme un sport extrême. « Ma maternité m'a rendue davantage femme et épanouie », est une phrase que j'ai souvent entendue. Il y a une intensité à être mère qui fait que plusieurs femmes considèrent leur rôle maternel comme important et unique. Ces femmes retirent de leur maternité une satisfaction profonde.

De nos jours, de plus en plus d'hommes se prévalent de leur paternité, et en retirent eux aussi une satisfaction profonde. J'approuve totalement.

Pour certains, il est difficile de choisir entre la maternité (ou la paternité), et la carrière. Moi, je n'ai rien voulu sacrifier. Cependant, comme tout être humain libre, j'ai dû faire des choix – et les assumer.

Pourquoi est-ce que je vous parle des besoins affectifs des êtres humains dans un livre qui parle d'hormones? Parce que consciemment ou inconsciemment, parler d'hormones sexuelles touche à nos valeurs profondes. C'est l'une des raisons pour lesquelles le sujet enflamme tant.

Le mépris des hormones sexuelles féminines peut être considéré à certains égards comme une forme de mépris des femmes. Ce mépris constitue à mon sens une entrave importante à l'évolution humaine. Ce n'est pas un hasard si les pays riches et développés sont généralement ceux où les femmes ont le plus de droits. Femmes et hommes, nous avons une vie intimement reliée, et ce, au quotidien. Nous sommes tous des mères ou des pères, des sœurs ou des frères, des filles ou des fils, des collègues, des amies ou des amis, des conjointes ou des conjoints…

Un jour, alors que j'avais environ dix ans, mon père et moi discutons des différences entre les gars et les filles. Mon père m'expliquait que la force moins grande des filles les empêchait d'exercer certains emplois. À cette remarque, j'ai répliqué du tact au tact : « Mais papa, si les gars avaient la force et la grandeur des filles, le travail serait-il moins bien fait? Les maisons seraient-elles moins solides et moins belles? » Mon père m'a répondu : « Ce que tu as les yeux clairs ma Sylvie! », fier de sa fille.

En fait, presque tout dans la vie est une question de perspective. Les instruments de travail seraient ajustés en fonction de la force et de la taille de ces nouveaux hommes et le monde extérieur n'en serait pas moins beau.

Je trouve indécents les gens qui évaluent les réalisations de l'histoire de l'humanité sous un angle exclusivement masculin. Il ne faut jamais oublier que si l'humanité existe encore, c'est parce que les femmes en sont des actrices de premier ordre.

Les réalisations extérieures majoritairement attribuées aux hommes ne sont pas dues au fait qu'ils soient plus costauds ou plus intelligents, mais parce que les fonctions reproductrices des femmes et les activités domestiques monopolisaient la quasi-totalité de leur vie. Sans compter qu'au début du XXe siècle, l'âge de la ménopause coïncidait avec l'espérance de vie des femmes. De plus, n'oublions pas que jusqu'à récemment, la majorité des femmes ne maîtrisaient pas leurs fonctions reproductrices. Quand vous ajoutez à cela les droits juridiques et sociaux limités des femmes, alors là!

Il n'y aurait d'ailleurs rien de surprenant à ce que la paternité de découvertes faites par des femmes ait été attribuée à des hommes.

Certains sortent des arguments primaires comme : « Les femmes sont en moyenne moins intelligentes que les hommes parce qu'elles ont en moyenne un cerveau plus petit. » Ne pensez-vous pas que la grosseur du cerveau a quelque chose à voir avec la grosseur corporelle ? Un corps plus gros a plus de masse à innerver. Point à la ligne.

Ce qui explique que l'éléphant ait un cerveau plus gros que l'humain et qu'il ne soit pas considéré comme plus intelligent. La grosseur du cerveau n'est pas un indicateur des interconnexions nerveuses... et l'estradiol-17β favorise justement les interconnexions nerveuses...

Il existe peu de différences génétiques entre les femmes et les hommes.
Il en existe bien davantage entre chacun de nous.

Au point de vue génétique, les femmes et les hommes, ne diffèrent à peu près pas. Tous les êtres humains ont 46 chromosomes, dont la moitié viennent de la mère et l'autre moitié du père.

Il est important de réaliser qu'il y a davantage de différences entre les individus eux-mêmes qu'entre les sexes. Quarante-cinq chromosomes sur 46 ne sont pas reliés au sexe. Ce qui fait que l'immense majorité de nos gènes (plus de 99 %) sont sans rapport à notre sexe.

Un seul chromosome est vraiment lié au sexe. C'est le chromosome Y qui détermine le sexe mâle. Ce chromosome possède des gènes qui jouent un rôle dans la détermination des caractéristiques masculines.

Les femmes n'ont donc pas ce chromosome Y. Cependant, la nature ne les a pas désavantagées pour autant. Comme les femmes ont deux chromosomes X et les hommes un seul, les hommes sont plus vulnérables aux maladies génétiques reliées au chromosome X (telle l'hémophilie). Toute médaille a deux côtés.

Biologiquement, il n'y a ni sexe inférieur ni sexe supérieur.

L'évolution naturelle a privilégié la reproduction sexuée, et cela n'a rien à voir avec la notion d'une quelconque supériorité d'un des deux sexes. Le but ultime de la reproduction sexuée est de permettre la diversité génétique (c'est-à-dire un mélange des gènes transmis à nos descendants). C'est cette diversité qui assure les meilleures chances de survie à notre espèce. Point à la ligne.

Ainsi, non seulement il y a peu de différences génétiques entre les femmes et les hommes, mais en plus, les deux sexes possèdent les mêmes hormones sexuelles. Femmes et hommes ont de l'estradiol-17β, de la progestérone et de la testostérone. Ce qui diffère principalement entre les sexes, ce sont les taux de leurs hormones sexuelles et les rapports entre ces taux.

Il existe une certaine confusion à propos de la terminologie « hormones sexuelles » laissant à penser qu'elles sont uniquement reliées à la sexualité. Les hormones sexuelles sont beaucoup plus qu'une affaire de sexe. Elles sont puissantes et essentielles à la vie dans tous les sens du terme.

Elles participent directement à notre longévité comme individu et jouent un rôle central dans la survie de notre espèce. Ces hormones relèvent de la plus haute noblesse et constituent l'essence même du féminin et du masculin sacrés.

Bien que la femme et l'homme aient beaucoup plus de similarités que de différences, celles-ci sont complémentaires et agréables : elles sont à l'origine du désir de l'un pour l'autre, de l'attirance de l'un pour l'autre. On se doit de protéger cette union du féminin et du masculin.

Les bonnes recherches sur l'hormonothérapie féminine : une responsabilité sociale

Il m'apparaît évident que la revalorisation des hormones féminines est essentielle pour favoriser l'essor de la recherche en santé des femmes.

Je considère que lorsque des problématiques de santé sont plus fréquentes chez les femmes que chez les hommes, nous devons logiquement nous demander si les hormones sexuelles peuvent y jouer des rôles.

Avant l'ère des contraceptifs féminins, un grand nombre de femmes avaient relativement peu de menstruations. Elles passaient une partie importante de leur vie enceintes ou en période d'allaitement et étaient donc soumises à un flot imposant d'hormones féminines.

Actuellement, je me demande si le nombre moindre de grossesses peut avoir des conséquences néfastes sur la santé des femmes, par exemple, en augmentant la fréquence de certaines maladies. Je me demande aussi si l'utilisation à long terme des contraceptifs oraux peut engendrer des maladies reliées à un déficit en progestérone, un déficit en testostérone ou un excès de cortisol.

Je prends des hormones féminines bioidentiques depuis plus de deux ans (progestérone, et estradiol-17β au besoin), bien que je sois toujours naturellement cyclée. Louise m'a dit : « Sylvie, tu ne connaîtras pas vraiment ce que c'est que de vivre les symptômes de ménopause ! » Je lui ai répondu : « Mais… tant mieux » !

Ai-je peur de prendre des hormones ? En toute sincérité, je vous avoue que j'aurais peur de ne pas en prendre. Je prends des hormones bioidentiques autant pour ma santé que pour mon bien-être. J'aurais certainement des inquiétudes si je consommais différents médicaments ou produits naturels pour traiter *à la pièce* mes symptômes de préménopause. Je désire être traitée de la manière la plus intelligente.

Plusieurs patientes me demandent : « À la ménopause, devrait-on mieux s'alimenter, prendre des antioxydants, des vitamines ? » Comme la ménopause est causée par une insuffisance ovarienne, le traitement consiste à traiter directement cette cause. Avec l'hormonothérapie féminine prescrite adéquatement, les femmes n'ont pas besoin de suppléments pour traiter l'insuffisance ovarienne.

D'ailleurs, au Centre, je vois régulièrement des femmes qui prennent des hormones féminines bioidentiques cesser graduellement certains médicaments et produits naturels, parce qu'elles n'en ont tout simplement plus besoin. Il est plausible de penser que l'utilisation judicieuse de ces hormones pourrait entraîner une diminution des coûts de soins de santé.

Il est clair qu'une bonne hygiène de vie doit être encouragée, et ce, peu importe le sexe ou l'âge. D'ailleurs, en tant que médecin, j'ai remarqué que les femmes autour de la cinquantaine ainsi que les femmes enceintes sont les personnes qui ont généralement les meilleures habitudes de vie. Il faut orienter la prévention bien plus du côté des hommes et des plus jeunes.

Selon moi, nous ne devrions consommer que ce dont notre corps a besoin, et il est préférable de prendre nos vitamines, minéraux, antioxydants, bons gras, etc. dans notre alimentation.

Souvent, les patientes me demandent : « Docteur, quand dois-je cesser de prendre mes hormones ? » Un jour, Louise a répondu : « Quand vous en aurez assez de vous sentir bien, madame, cessez vos hormones ! »

Honnêtement, je ne connais pas de raisons scientifiques ou logiques de faire cesser l'hormonothérapie féminine bioidentique aux femmes qui se sentent bien. Au contraire, je trouve de multiples raisons de les encourager à continuer.

Il reste tellement de recherches à faire sur l'hormonothérapie féminine bioidentique. Par exemple, quelles sont les meilleures doses à utiliser pour prévenir différents problèmes de santé ? Chez les femmes ménopausées, est-il préférable d'administrer l'hormonothérapie de manière continue ou cyclique (ou autre) ? Quelles sont les conséquences lorsque l'on commence l'hormonothérapie féminine bioidentique plus tardivement ?

Moi qui suis une admiratrice d'Agatha Christie, à l'instar d'Hercule Poirot, je dis : « Il faut faire travailler nos petites cellules grises » et faire preuve d'esprit de synthèse pour que des protocoles de recherche innovateurs, rigoureux et rationnels soient mis sur pied. Ces protocoles devront tenir compte de l'ensemble des systèmes du corps féminin afin d'utiliser l'hormonothérapie féminine dans des buts préventifs multiples. Quel beau défi et quelle belle médecine !

C'est donc une histoire passionnante à suivre. D'ici là, profitez de votre vie. À la prochaine !

INDEX

Estrogel™, 109, 113, 142

Estrogènes, 15, 18, 20, 24, 27, 30, 33, 37, 39, 45, 46, 48, 50, 53, 57, 58, 60, 61, 63, 64, 67-69, 72, 73, 75, 76, 83, 90, 91, 93, 94, 96, 101, 103, 105, 109, 113, 116-118, 120-126, 134, 136, 142, 146-148, 151-153, 156-162, 164, 169, 172, 173, 176, 180-185, 189-191, 193-195, 197, 199- 203, 205-208, 211, 215, 217, 221, 224, 225, 229, 230, 232, 239, 244, 245

Estrogènes cancérigènes, 47, 48, 115, 132

Estrogènes conjugués équins (ECE), 37-47, 50-52, 59, 61-63, 67, 68, 72, 73, 76, 77, 80, 86, 91, 101, 108, 110, 112, 119, 120-123, 125, 133, 160, 199, 204, 221, 222, 225, 245

Estrone, 20, 24, 39, 113, 126, 127, 130, 142, 143, 159, 164, 176, 179, 189, 192, 193, 225, 228, 229

Estropipate, 77, 112

État inflammatoire, 55, 60, 68, 70, 96, 97, 100, 107, 125, 228

Éthinylestradiol, 60, 112, 117-120, 133, 151, 166, 167

Excès d'hormones, 18, 126

Exercice physique, 14, 54, 55, 65, 87, 89, 105, 163, 216, 219, 244

Évista®, 90, 91, 95, 176

Evra™, 167

Fatigue, 15, 16, 23, 24, 49, 54, 80, 109, 116, 166, 167, 181, 182, 184, 215, 235

Fausse-licorne, 30

Femara®, 176

FemHRT™, 112, 117

Fertilité, 194

Fibrinogène, 61, 69, 107

Fibromyalgie, 167, 182, 213, 214, 226, 228, 236, 237

Fibromes utérins, 22, 207

Flatulences, 31

Flexeril®, 32

Fluctuations hormonales, 17, 20, 82, 233

Fluoxétine, 32

Foie, 14, 17, 30, 68, 118, 191, 201, 219, 224, 230

Forteo®, 90, 92

Fosamax®, 32, 87, 90-92, 95

Fractures, 34, 43, 46, 47, 50, 51, 88-93, 95, 115, 175, 187, 200, 215, 232, 236, 245

FSH (hormone folliculo-stimulante), 25-27, 183, 185, 209

GABA, 81

Gabapentine (anti-épileptique), 31, 32

Gaines de myéline, 85

Ganglions, 174, 175

Gattilier, 30

Ginkgo biloba, 28

Ginseng, 28

Ginseng de Sibérie, 30

Glucosamine, 219

Glucose, 102, 103, 159, 162

Glutamate, 84, 246

Glycémie, 54, 55, 100, 102, 103, 107, 159, 162, 226, 228, 245

Gonades, 20

Graines de lin, 28, 31, 219

Grenadier commun, 30

Grossesse, 15, 26, 30, 34, 68, 69, 118, 119, 121, 130-133, 151, 156, 166, 187, 190-192, 196, 197, 201, 202, 207-210, 212, 216, 217, 229, 249

Harvard Study of Moods and Cycle, 78

Hausse de libido, 20

Hausse d'énergie, 20

Hémostase, 69

Herceptin®, 177, 178, 206

Hippocampe, 74, 83, 84

Homocystéine, 69

Noradrénaline, 32, 74, 101, 221
Norvasc™, 101
Nurses' Health Study, 121

Obésité, 44, 52, 121, 122, 124, 133,
    158-163, 165, 169, 202, 203
Œdème cérébral, 83, 84
Oesclim®, 113
Ogen®, 77, 112, 235
Opiacé, 32
Organes reproducteurs, 170, 214
Organisation mondiale de la Santé
    (OMS), 88, 205
Os, 17, 46, 53, 87-94, 96, 97, 99, 146,
    159, 170, 176, 204, 231, 238
Ostéopénie, 23, 87, 88, 91, 166, 228
Ostéoporose, 16, 23, 28, 32-34, 41,
    51, 63, 87-89, 91-97, 106, 107, 109,
    111, 115, 139, 165, 176, 177, 200,
    202, 213, 216, 220, 228, 240
Ovaires, 14, 18, 20-22, 24, 25, 33, 34,
    53, 57, 68, 75, 80, 94, 139, 142,
    154, 159, 163, 166, 176, 185, 200,
    210, 212, 214, 215, 219, 223
Ovulation, 20, 21, 26, 127, 128, 154,
    163, 208
Ovule, 21, 127, 214

Pain d'abeilles, 219
Palpitations cardiaques, 106, 181
Pancréas, 17, 103, 104, 146, 220
Panique, 81, 82, 236, 237
Pantoloc®, 90, 138
Parathormone, 90, 92, 95
Parathyroïdes, 92
Paroxétine, 32
Paxil®, 25, 32, 78
Peau, 17, 106, 146, 170
Pertes de libido, 16, 17, 23, 25, 32, 49,
    54, 55, 80, 109, 159, 166, 167, 182,
    215, 234, 240
Pertes d'énergie, 17, 55, 80, 181
Pertes de poids, 105, 159, 237
Phase folliculaire, 21, 131, 132

Phase lutéale, 21, 127, 129, 131, 132,
    194
Phase ovulatoire, 129, 131, 132, 202,
    212
Phytoestrogènes, 28-30, 164
Placebo, 29-31, 41, 45, 52, 60, 62, 78,
    84, 101, 107, 155, 164, 183
*Postmenopausal Estrogen/Progestin
    Intervention (PEPI)*, 61, 91, 227
Premarin®, 30, 34, 38, 39, 42, 45, 46,
    77, 112
Préménopause, 13, 15-18, 22-25,
    27-33, 43, 49, 53, 55, 67, 72, 77-82,
    86, 87, 100, 104, 105, 109, 127,
    128, 130, 133, 139, 151, 167, 168,
    214, 217, 220, 223, 227, 228, 240,
    242, 249
Premplus®, 112
PremPro™, 40, 42
Pression artérielle, 54, 55, 100-102,
    107, 222, 226, 228, 245
Prevacid™, 182
Prise de poids, 15, 25, 32, 80,
    102-104, 159, 169, 182, 193,
    200, 240, 245
Problèmes cognitifs, 15
Problèmes de concentration, 74, 166,
    167, 212, 240
Produits naturels, 11, 13, 16, 28-31,
    33, 64, 68, 109, 138, 200, 201, 215,
    216, 230, 231, 249, 250
Prolactine, 132, 156, 168, 169, 173
Promensil, 31
Prometrium®, 101, 105, 106, 109, 114,
    167, 225, 227, 235-237
ProGest, 229
Progestines, 15, 40, 118, 121-124, 126,
    134, 147, 151, 168, 205, 213, 222
Progestérone, 15-18, 20-27, 33, 34,
    38, 40, 50, 55, 57, 59, 65, 67,
    71, 74, 77, 78, 81-86, 90, 94, 96,
    99, 100-102, 104-111, 114, 118,
    126-131, 133, 134, 140, 141, 143,
    146-149, 151, 153-156, 160, 161,

TABLE DES MATIÈRES

GRJ

Achevé d'imprimer au Canada
sur papier Quebecor Enviro 100 % recyclé
sur les presses de Quebecor World Saint-Romuald

100%